再生医療・細胞治療のための細胞加工物評価技術

Assessment Methods for the Quality, Safety and Efficacy of Cell-Based Therapeutic Products

監修：佐藤陽治
Supervisor : Yoji Sato

シーエムシー出版

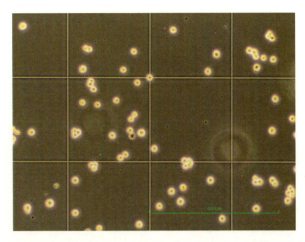

第1編 第6章 写真1 トリパンブルー染色された細胞の写真

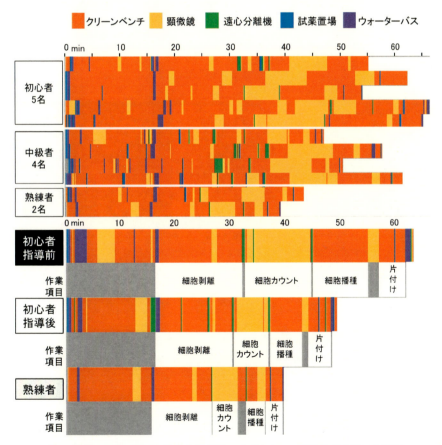

第1編 第10章 図3 培養作業行動のビデオカメラ画像情報を用いた評価
(1)同一プロトコルの継代培養を行ったときの作業者の違いによる作業効率の差,
(2)作業効率の分析を行った結果による指導前後での初心者の作業効率の改善
(名古屋大学・構造計画研究所共同研究)

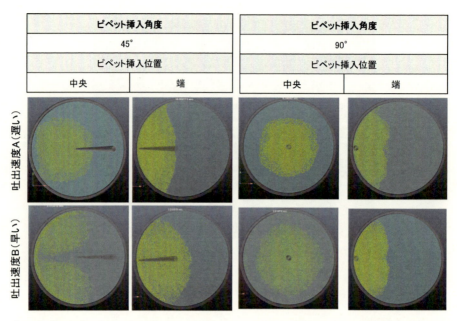

第1編 第10章 図4 粒子法による液体シミュレーションを用いた細胞播種効率最適化の例
（名古屋大学・構造計画研究所共同研究）

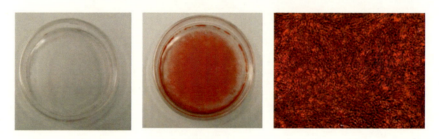

第2編 第13章 図6
左図：ヒト永久歯歯髄細胞を増殖培地で21日間培養後にアリザリンレッド染色を行うもカルシウム沈着は見られない。中図：歯髄細胞を骨芽細胞分化誘導培地で21日間培養後のアリザリンレッド染色陽性像。右図：アリザリンレッド染色後に位相差顕微鏡で染色部位を観察した。培養細胞の表層にカルシウム沈着が確認できる。

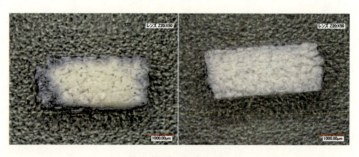

第2編 第13章 図7
左図：細胞を播種直後は，担体の表層のみに細胞が観察できる。（紫色が細胞の存在を示す）。
右図：細胞を播種後3週になると，担体の全体に細胞が存在しているように見える。

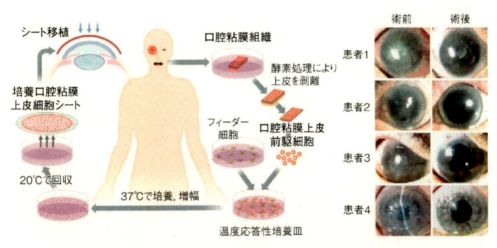

第2編 第15章 図2 体性幹細胞による角膜上皮再生治療法
自家培養口腔粘膜上皮細胞シート移植法の概要（左図）：口腔粘膜組織を患者自身から少量採取する。そこから口腔粘膜上皮前駆細胞を単離し，温度応答性培養皿上で培養する。温度を下げることで（20℃）培養口腔粘膜上皮細胞シートを回収し，疾患眼へ移植する。シート移植前後の診断画像（右図）：多くの症例で角膜の透明性は改善し，臨床成績は良好である。
（林竜平，iPS細胞を用いた難治性角膜疾患に対する再生医療開発，医学のあゆみ，Vol.253, No.8, 664-669, 2015.；図1より転記・一部改変。）

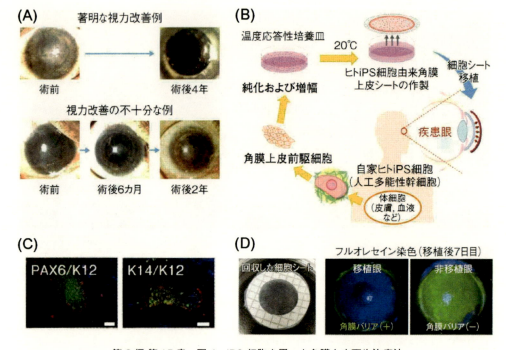

第2編 第15章 図4 iPS細胞を用いた角膜上皮再生治療法

A：自家培養口腔粘膜上皮細胞シート移植では，一部の症例では長期間の観察において角膜周辺部からの血管侵入が認められる。
B：iPS細胞を用いた自家角膜上皮再生治療法の概要。
C：ヒトiPS細胞の分化誘導によりPAx6，K12，K14陽性の角膜上皮細胞コロニーを確認。スケールバー＝100μm。
D：角膜上皮幹細胞疲弊症モデル家兎へのヒトiPS細胞由来角膜上皮細胞シート移植により，角膜バリア機能が改善した（左図；細胞シート，右図；フルオレセイン染色）。

(林竜平ら，iPS細胞を用いた難治性角膜疾患に対する再生医療開発，医学のあゆみ，Vol.253，No.8，664-669，2015.；図2より転記・一部改変。)

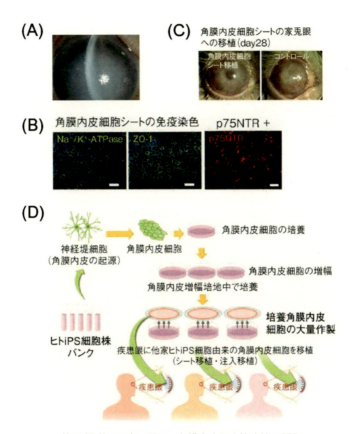

第2編 第15章 図6 角膜内皮再生治療法の開発

A：水疱性角膜症。角膜内皮細胞が障害を受けて細胞密度が減少すると角膜が混濁する。
B：角膜内皮細胞シートの免疫染色。p75NTR陽性角膜内皮前駆細胞を分化させることで，敷石状の角膜内皮様形態が形成され，Na$^+$/K$^+$ATPaseやZO-1等の成熟角膜内皮マーカーが確認された。
C：角膜内皮細胞シートの水疱性角膜症モデル家兎眼への移植により，角膜の透明性が改善した。
D：iPS細胞を用いた他家角膜内皮再生治療法の概要。
(林竜平ら，iPS細胞を用いた難治性角膜疾患に対する再生医療開発，医学のあゆみ，Vol.253, No.8, 664-669, 2015.；図3より転記・一部改変。)

はじめに

　平成25年成立の『再生医療推進法』（通称）を受け，従来の『薬事法』を改正・改称する形で成立した『薬機法』（通称）では，再生医療・細胞治療に使用することを目的とした加工細胞を含む製品（細胞加工物）が，遺伝子治療用製品とともに，医薬品からも医療機器からも独立した新規カテゴリーの「再生医療等製品」として分類されることになった。また同時に，一定要件を満たす再生医療等製品については，治験により効能，効果又は性能を有すると推定され，安全性の確認が行われた段階で，条件及び期限付製造販売承認を得ることができるようになるなど，特別な規制が適用されることになった。新たな『薬機法』の下，平成27年9月には，造血幹細胞移植後の急性移植片対宿主病を適応症としたヒト（同種）骨髄由来間葉系幹細胞「テムセルHS注」（JCRファーマ）が製造販売承認を取得すると同時に，虚血性心疾患による重症心不全を適応症としたヒト（自己）骨格筋芽細胞シート「ハートシート」（テルモ）が条件及び期限付承認を受けた初の再生医療等製品となっている。一方，医療として提供される再生医療・細胞治療に関しても，患者の安全性を確保するための法律として『再生医療等安全性確保法』（通称）が成立し，細胞培養加工については，医療機関から企業への外部委託が可能となるとともに，リスクに応じた審議を行うことなどが制度化された。このような再生医療・細胞治療の実用化促進に向けた法制度の整備により，今後多くの先端的再生医療・細胞治療および細胞加工物がわが国で実用化されることが期待されており，その開発動向や関連規制動向は海外からも注目を浴びている。

　これらの法整備に加えて実際に再生医療・細胞治療，およびそこで用いられる細胞加工物の実用化と持続的発展を推進するために重要なのは，加工細胞の安全性・有効性・品質の確保のための評価技術と基準の整備である。すなわち，安全性・有効性・品質の面で信頼性の高い細胞加工物を迅速に実用化するために，「何を」「どこまで」「どのように」明らかにすればよいかという点について，関係者が認識を共有することが必須となる。ただし，細胞加工物は，動的で複雑な生きた細胞を構成要素とし，滅菌・精製が不可能に近いなど，これまでの医薬品・医療機器にはない特徴をもつ先端的（すなわち経験の乏しい）製品であるため，安全性・品質関連リスクを評価するための技術が確立されていない，あるいは既存の評価技術をそのまま適用することが適切ではない場合が多いという点が問題となっている。そこで今回，細胞加工物の評価技術に焦点を当て，この分野の第一線で活躍されている先生方に現在の状況や課題などについてご執筆いただいた。本書が再生医療・細胞治療の実用化を目指す関係者の皆様のコンセンサス作りに役立てば幸いである。

2016年10月

国立医薬品食品衛生研究所

佐藤陽治

執筆者一覧（執筆順）

佐藤　陽治	国立医薬品食品衛生研究所　再生・細胞医療製品部　部長	
内田　恵理子	国立医薬品食品衛生研究所　遺伝子医薬部　室長	
古田　美玲	国立医薬品食品衛生研究所　遺伝子医薬部　博士研究員	
山口　照英	金沢工業大学　加齢医工学先端技術研究所　所長	
蘒島　由二	国立医薬品食品衛生研究所　医療機器部　部長	
清水　則夫	東京医科歯科大学　研究・産学連携推進機構　再生医療研究センター　准教授	
外丸　靖浩	東京医科歯科大学　研究・産学連携推進機構　再生医療研究センター　共同研究員	
渡邊　健	東京医科歯科大学　大学院医歯学総合研究科　発生発達病態学　特任助教	
森尾　友宏	東京医科歯科大学　大学院医歯学総合研究科　発生発達病態学　教授	
宮川　繁	大阪大学　大学院医学系研究科　先進幹細胞治療学講座　特任教授	
安田　智	国立医薬品食品衛生研究所　再生・細胞医療製品部第3室	
小原　有弘	(国研)医薬基盤・健康・栄養研究所　培養資源研究室　研究リーダー	
羽室　淳爾	京都府立医科大学　特任教授	
井家　益和	㈱ジャパン・ティッシュ・エンジニアリング　再生医療事業(皮膚領域)　首席；自家培養表皮「ジェイス®」開発最高責任者	
斉藤　大助	九州大学　生体防御医学研究所　助教	
須山　幹太	九州大学　生体防御医学研究所　教授	
小原　收	(公財)かずさDNA研究所　技術開発研究部　ヒトDNA解析グループ　副所長	
加藤　竜司	名古屋大学　大学院創薬科学研究科　准教授	
蟹江　慧	名古屋大学　大学院創薬科学研究科　助教	
水谷　学	大阪大学　大学院工学研究科　生命先端工学専攻　生物プロセスシステム工学領域　特任講師	

紀ノ岡 正 博	大阪大学　大学院工学研究科　生命先端工学専攻 生物プロセスシステム工学領域　教授	
髙 橋　　匠	東海大学　医学部　外科学系　整形外科学　特定研究員	
豊 田 恵利子	東海大学　医学部　外科学系　整形外科学　特定研究員	
佐 藤 正 人	東海大学　医学部　外科学系　整形外科学　教授	
大 島 勇 人	新潟大学　大学院医歯学総合研究科　教授	
本 田 雅 規	愛知学院大学　歯学部　教授	
齋 藤 充 弘	大阪大学　大学院医学系研究科　未来細胞医療学講座　特任准教授	
澤　　芳 樹	大阪大学　大学院医学系研究科　外科学講座　主任教授	
馬 場 耕 一	大阪大学　大学院医学系研究科　視覚再生医学寄附講座　准教授	
西 田 幸 二	大阪大学　大学院医学系研究科　脳神経感覚器外科学（眼科学）　教授	
舘 野 浩 章	(国研)産業技術総合研究所　創薬基盤研究部門　主任研究員	
佐 俣 文 平	京都大学　iPS細胞研究所　臨床応用研究部門　特定研究員	
土 井 大 輔	京都大学　iPS細胞研究所　臨床応用研究部門　特定拠点助教	
髙 橋　　淳	京都大学　iPS細胞研究所　臨床応用研究部門　教授	
廣 瀬 志 弘	(国研)産業技術総合研究所　生命工学領域　健康工学研究部門 主任研究員	
竹 内 朋 代	筑波大学　医学医療系　助教	
嶽 北 和 宏	㈱医薬品医療機器総合機構　再生医療製品等審査部　主任専門員	
尾 山 和 信	㈱医薬品医療機器総合機構　再生医療製品等審査部　主任専門員	
大 迫 洋 平	京都大学　iPS細胞研究所附属細胞調製施設(FiT)　品質部門 特定研究員	
金 子　　新	京都大学　iPS細胞研究所附属細胞調製施設(FiT)　施設長； 京都大学　iPS細胞研究所　増殖分化機構研究部門　准教授	

目　次

【第1編　細胞加工物の評価技術】

第1章　再生医療・細胞治療製品のマイコプラズマ検査
内田恵理子, 古田美玲, 山口照英

1　はじめに …………………………… 3
2　培養細胞を汚染するマイコプラズマの性質 …………………………… 4
3　日局17のマイコプラズマ否定試験の概要 …………………………… 4
4　培養法 …………………………… 5
　4.1　原理と特徴 …………………………… 5
　4.2　操作法と注意点 …………………………… 6
5　DNA染色法 …………………………… 6
　5.1　原理と特徴 …………………………… 6
　5.2　操作法と注意点 …………………………… 7
6　核酸増幅法（Nucleic Acid Amplification Test：NAT）…………………………… 8
　6.1　原理と特徴 …………………………… 8
　6.2　操作法と注意点 …………………………… 8
　6.3　NATのバリデーション …………………………… 9
7　再生医療製品にマイコプラズマ否定試験を適用する場合の考え方 …………………………… 13
　7.1　試験結果が被験者への投与後にしか得られない場合 …………………………… 13
　7.2　検体量が少ない場合 …………………………… 13
　7.3　接着細胞の場合 …………………………… 13
　7.4　培養上清を検体とする場合 …………………………… 14
　7.5　最終製品にNATを適用することが困難な場合 …………………………… 14
8　おわりに …………………………… 14

第2章　エンドトキシン規格値と検査法
莇島由二

1　はじめに …………………………… 16
2　in vitro LPS規格値の設定：培養細胞に対するLPSの影響 …………………………… 17
　2.1　細胞増殖に及ぼす影響 …………………………… 17
　2.2　分化能に及ぼす影響 …………………………… 18
3　in vivo LPS規格値の設定：LPSの生体影響 …………………………… 18
4　エンドトキシン試験 …………………………… 19
　4.1　測定法 …………………………… 19
　4.2　スキャホールド等の医用材料・実験器具等の測定 …………………………… 20
　4.3　培地，血清，培養上清および細胞等の測定 …………………………… 21
　4.4　HCPT …………………………… 21
5　おわりに …………………………… 22

第3章　ウイルス検査　　清水則夫，外丸靖浩，渡邊　健，森尾友宏

1　はじめに …………………………………25
2　検査対象ウイルス ………………………26
3　ドナー検査 ………………………………27
　3.1　血清学的検査 ………………………29
　3.2　核酸増幅検査 ………………………30
　3.3　ウインドウピリオドを勘案した検査
　　　 ……………………………………………31
4　生物由来原料の検査 ……………………31
5　細胞加工物のウイルス検査 ……………32
6　ウイルスの迅速検査系の開発 …………33
　6.1　網羅的ウイルス検査 ………………33
　6.2　ウイルスの迅速定量法 ……………34
7　データ収集 ………………………………36
8　おわりに …………………………………36

第4章　重症心不全治療に用いられる移植細胞に関する免疫学的考察　　宮川　繁

1　はじめに …………………………………38
2　自己細胞による細胞治療の利点と欠点
　　 ………………………………………………38
3　アロ体性幹細胞の心不全に対する有効性，免疫原性 ……………………………39
　3.1　他家骨髄間葉系幹細胞 ……………39
　3.2　他家筋芽細胞 ………………………39
4　iPS細胞由来心筋細胞の免疫原生 ………40
　4.1　移植急性期における宿主移植片反応
　　　 ……………………………………………40
　4.2　移植慢性期における宿主移植片反応
　　　 ……………………………………………41
　4.3　他家iPS細胞由来移植片の生着と寿命
　　　 ……………………………………………41
　4.4　iPS細胞の免疫原性に関する基盤研究
　　　 ……………………………………………42
5　免疫学的メカニズムを用いた細胞治療の有効性向上 ……………………………43

第5章　造腫瘍性評価　　安田　智，佐藤陽治

1　はじめに …………………………………45
2　ヒト細胞加工製品の造腫瘍性試験における考え方 ……………………………45
3　ヒト細胞加工製品における造腫瘍性関連試験 …………………………………48
　3.1　in vivo 造腫瘍性試験 ………………48
　3.2　フローサイトメトリー ……………49
　3.3　定量的逆転写PCR（qRT-PCR）……50
　3.4　ドロップレットデジタルPCR（ddPCR）………………………………50
　3.5　GlycoStem法 …………………………51
　3.6　Essential-8/LN521培養増幅法 ……51
　3.7　（デジタル）軟寒天コロニー形成試験
　　　 ……………………………………………52
　3.8　細胞増殖特性解析 …………………52
4　おわりに …………………………………53

第6章 生細胞数・生細胞率検査と細胞同一性検査　　小原有弘

1　はじめに ……………………………… 55
2　生細胞数・生細胞率検査 …………… 55
　2.1　細胞計数の方法 ………………… 56
　2.2　生死の判定 ……………………… 57
　2.3　自動計数機器 …………………… 58
　2.4　細胞計数のタイミング ………… 58
　2.5　計数結果の記録 ………………… 60
3　細胞同一性検査 ……………………… 60
　3.1　STR-PCR法によるヒト細胞認証試験 ……………………………………… 60
　3.2　その他の方法 …………………… 62

第7章 培養細胞の均質性検査　　羽室淳爾

1　はじめに ……………………………… 63
2　培養ヒト角膜内皮細胞の移入による角膜組織の再建 ………………………… 63
3　細胞の品質規格の重要性 …………… 64
4　臨床の安全性と有効性の再現性を支える品質 ……………………………… 65
　4.1　培養ヒト角膜内皮細胞の形態・細胞特性は不均質である ……………… 65
5　移植に適した目的細胞の選定と効能試験 …………………………………… 67
6　培養ロット・条件による不均質な細胞亜集団組成の変動 ………………… 68
7　移植目的細胞の確認試験法 ………… 68
　7.1　細胞密度，FACS，産生産物 … 68
　7.2　目的細胞の純度試験法（FACSによる目的細胞の純度検定） ………… 69
8　移植に用いる目的細胞の同質性の検証試験 ……………………………………… 69
　8.1　目的細胞の同質性確認試験法（細胞の機能性指標を用いる試験法）…… 70
9　目的細胞・非目的細胞の生体機能確認試験法 ……………………………… 71
10　おわりに …………………………… 72

第8章 非細胞成分由来不純物検査　　井家益和

1　はじめに ……………………………… 74
2　非細胞成分と製造工程由来不純物 … 75
　2.1　非細胞成分の安全性評価 ……… 76
　2.2　製造工程由来不純物の安全性評価 …………………………………… 76
3　非細胞成分由来不純物 ……………… 77
　3.1　原料および材料の品質 ………… 77
　3.2　製造工程由来不純物 …………… 78
4　実例 …………………………………… 81
　4.1　培地と添加物 …………………… 82
　4.2　ウシ血清 ………………………… 82
　4.3　抗生物質 ………………………… 82
　4.4　細胞剥離液 ……………………… 83
　4.5　スキャフォールド ……………… 83
　4.6　製品保存液 ……………………… 83
5　おわりに ……………………………… 84

第9章　次世代シーケンシングによる細胞のゲノム安定性評価

斉藤大助, 須山幹太, 小原 收

1　はじめに …………………………… 86
2　巨視的レベルのゲノム構造変化の次世代シーケンシングによる検出 ………… 87
3　微視的レベルのゲノム構造変化の次世代シーケンシングによる検出 ………… 90
4　エピゲノム変異の検出法 …………… 93
5　RNAプロファイリングによるゲノム構造変化の検出 ……………………… 95
6　現在の課題と今後の展望 …………… 96

第10章　画像を用いた細胞加工物および培養工程の評価

加藤竜司, 蟹江 慧

1　序論：細胞評価としての細胞観察 ……98
2　細胞画像を用いた細胞評価（細胞形態情報解析）……………………………… 100
　2.1　細胞評価に細胞画像を用いるためには ………………………………… 100
　2.2　細胞画像から得られる情報とは … 103
　2.3　細胞画像を用いた細胞評価適応例 ………………………………… 104
　2.4　細胞画像を用いた細胞評価の生物学的考察 ……………………… 107
3　細胞形態情報解析の展開 …………… 108
4　細胞形態情報解析を支える細胞加工工程情報 ……………………………… 110
5　最後に ……………………………… 112

第11章　製造のモニタリング評価

水谷 学, 紀ノ岡正博

1　はじめに …………………………… 114
2　再生医療等における製品形態の多様性と製造モニタリングの考え方 ………… 114
3　再生医療等製品の製造で生じる現状の課題 ……………………………… 116
4　製造モニタリングについて ………… 118
　4.1　環境モニタリング ……………… 119
　4.2　工程モニタリング ……………… 120
5　加速度センサーを用いた動作キャリブレータの可能性 ……………………… 120
6　おわりに …………………………… 122

【第2編　治療部位・疾患別の評価技術】

第12章　関節軟骨再生の細胞加工物（製品）評価技術
高橋　匠，豊田恵利子，佐藤正人

1　はじめに …………………………… 127
2　膝関節軟骨再生の原材料と最終製品の分類
　…………………………………………… 128
3　ヒト体細胞由来製品の評価項目 ……… 129
4　自己軟骨細胞シートにおける評価技術
　…………………………………………… 130
5　同種軟骨細胞シートにおける評価技術
　…………………………………………… 131
6　ヒト人工多能性幹（iPS）細胞由来製品の評価項目 ……………………………… 132
7　おわりに …………………………… 133

第13章　歯
大島勇人，本田雅規

1　はじめに …………………………… 134
2　歯髄の発生と構造 ………………… 134
　2.1　歯髄の発生 …………………… 134
　2.2　歯髄の構造 …………………… 137
3　歯髄の特徴と分化能 ……………… 138
4　永久歯，乳歯および過剰歯の歯髄幹細胞
　…………………………………………… 139
5　歯髄幹細胞の評価技術 …………… 140
　5.1　歯髄幹細胞の未分化性を評価する技術 …………………………………… 140
　5.2　in vitro における硬組織形成細胞への分化能を評価する技術 ……………… 141
　5.3　in vivo 実験を用いた硬組織形成能の機能評価技術 …………………… 142
　5.4　表面抗原解析による歯髄幹細胞の機能評価技術 …………………………… 145
6　iPS 細胞の樹立 …………………… 146
7　おわりに …………………………… 146

第14章　心臓・血管系
齋藤充弘，宮川　繁，澤　芳樹

1　はじめに …………………………… 148
2　移植細胞シートの機能評価 ……… 149
3　非臨床試験での評価 ……………… 149
　3.1　有効性を示唆するために必要な実験
　…………………………………………… 149
　3.2　非侵襲的評価方法（心エコー，CT，MRI） ……………………………… 149
　3.3　侵襲的評価（組織学的評価，遺伝子・タンパク質発現解析） ………… 150
　3.4　移植細胞の残存評価 ………… 150
　3.5　動物実験モデル ……………… 152
4　臨床試験での評価 ………………… 153
　4.1　筋芽細胞シート移植における細胞機能評価 …………………………… 153
　4.2　「ハートシート」における臨床評価
　…………………………………………… 153
5　おわりに …………………………… 154

第15章　培養細胞シートを用いた角膜再生治療への取り組み　　馬場耕一，西田幸二

1　はじめに …………………… 156
2　角膜上皮疾患と再生治療の背景 ……… 156
3　自己培養口腔粘膜上皮細胞シート移植による角膜再生治療 …………………… 158
4　ヒトiPS細胞由来培養上皮細胞シートを用いた角膜再生治療の開発 …………… 160
5　自家培養角膜上皮細胞シートを用いた企業主導治験 …………………………… 162
6　角膜内皮の再生治療 ……………… 162
7　おわりに ………………………… 164

第16章　糖鎖を標的としたヒト間葉系幹細胞の品質管理技術の開発　　舘野浩章

1　背景 …………………………… 165
2　糖鎖は「細胞の顔」？ …………… 165
3　細胞表層糖鎖を迅速高感度に解析する技術：レクチンアレイ ………………… 166
4　ヒト多能性幹細胞の糖鎖 ………… 167
5　ヒト間葉系幹細胞の糖鎖 ………… 169
6　α2-6シアリルN型糖鎖の機能 …… 171
7　まとめ ………………………… 171

第17章　神経　　佐俣文平，土井大輔，髙橋　淳

1　はじめに ……………………… 174
2　神経細胞の評価技術 …………… 174
  2.1　qPCR法 …………………… 175
  2.2　免疫細胞化学 ……………… 175
  2.3　フローサイトメトリー ……… 175
  2.4　神経突起の評価 …………… 176
  2.5　電気生理学的手法による評価 … 176
3　ドパミン神経細胞の評価技術 …… 176
  3.1　核型分析 …………………… 178
  3.2　SNP分析 …………………… 178
  3.3　CNV分析 …………………… 178
  3.4　高速液体クロマトグラフィー（HPLC）………………………… 179
  3.5　パーキンソン病ラットモデル … 179
4　おわりに ……………………… 179

【第3編　評価技術についての動向】

第18章　国際標準化の状況　　廣瀬志弘

1　はじめに ……………………… 183
2　再生医療等製品に関する試験法・評価法の国際標準化の状況 …………… 184
3　細胞加工装置に関する国際標準化の状況 ………………………………… 188
4　再生医療用途の足場材料に関する国際標

準化の状況 ………………… 189
5　再生医療分野の国際標準化の展望 …… 190
6　おわりに ………………………………… 191

第19章　研究用組織試料の収集と分譲　　竹内朋代

1　はじめに ………………………………… 193
2　組織試料の収集にあたって …………… 193
　2.1　インフォームド・コンセント …… 193
　2.2　組織試料採取の準備 ……………… 194
3　凍結組織試料の収集・保管 …………… 194
　3.1　組織の採取 ………………………… 194
　3.2　組織の処理・組織片試料
　　　（dry sample）の調整 …………… 195
　3.3　包埋組織試料
　　　（OCT sample）の調整 ………… 196
4　凍結組織試料の搬送 …………………… 198
5　感染性試料の扱い，試料の廃棄 ……… 198
6　ホルマリン固定パラフィン包埋試料の作
　　製・保管 ……………………………… 199
7　試料の分譲 ……………………………… 199
　7.1　倫理審査 …………………………… 199
　7.2　共同研究契約，試料分譲同意書 … 200
　7.3　分譲手数料 ………………………… 200
8　おわりに ………………………………… 201

第20章　ヒト細胞加工製品の品質及び非臨床安全性の確保に関する各種指針を踏まえた私見　　嶽北和宏

1　はじめに ………………………………… 203
2　ヒト細胞加工製品の品質確保 ………… 204
　2.1　一般的な品質確保の考え方について
　　　………………………………………… 204
　2.2　ヒト細胞加工製品の特徴 ………… 204
　2.3　ヒト細胞加工製品の品質確保を適正か
　　　つ合理的に行うための留意事項 … 205
　2.4　品質確保のまとめ ………………… 210
3　ヒト細胞加工製品の非臨床開発時点におけ
　　る品質からみた *in vivo* 試験や評価の
　　考え方 ………………………………… 210
　3.1　一般的留意事項 …………………… 210
　3.2　造腫瘍性評価について …………… 213
4　おわりに ………………………………… 214

第21章　再生医療等製品の製造管理及び品質管理　　尾山和信

1　はじめに ………………………………… 216
2　再生医療を取り巻く新たな規制の枠組み
　　………………………………………… 216
3　再生医療等製品の特徴と品質設計における課題 ………………………………… 217
4　再生医療等製品の品質における基本の考え方 …………………………………… 219
5　技術移管に向けた製品品質の理解と知識管理の重要性 …………………………… 221
6　再生医療等製品の製造管理及び品質管理における要点と課題 ……………………… 222
7　品質リスクマネジメントの考え方 …… 224

8	ベリフィケーションによる品質保証のアプローチ……………………… 224	10	再生医療等製品のCMC開発研究での留意点……………………… 226
9	治験製品の製造管理及び品質管理の要点 ……………………………………… 226	11	おわりに………………………………… 227

第22章　臨床用原材料細胞のセルバンク　　大迫洋平, 金子　新

1	はじめに ………………………… 229	4.1	ドナー適格性の判定 ……………… 232
2	再生医療用HLA-ホモiPS細胞ストックプロジェクト ……………………… 230	4.2	製造に使用する原料等・工程資材 ……………………………………… 232
3	「臨床用原材料細胞のセルバンク」としてのiPS細胞ストック ……………… 230	4.3	製造方法 …………………………… 233
4	FiTにおける臨床用iPS細胞の製造・品質管理 ……………………………… 231	4.4	品質管理方法 ……………………… 234
		5	おわりに …………………………… 237

第1編

細胞加工物の評価技術

第1章 再生医療・細胞治療製品の マイコプラズマ検査

内田恵理子[*1], 古田美玲[*2], 山口照英[*3]

1 はじめに

マイコプラズマは培養細胞を汚染する代表的な微生物である。細胞培養の過程で細胞がマイコプラズマに感染しても後述の理由により不顕性感染となり見逃されやすいが,汚染した細胞は各種サイトカインの産生など細胞の持つ本来の生物活性が変化し,またマイコプラズマの菌体成分が望ましくない免疫応答を引き起こす可能性もあり,医薬品の製造においてマイコプラズマ汚染は重大な問題となる[1,2]。日本薬局方(日局)参考情報「バイオテクノロジー応用医薬品/生物起源由来医薬品の製造に用いる細胞基材に対するマイコプラズマ否定試験」[3]は,バイオ医薬品の製造に用いる細胞基材について,適切な方法でマイコプラズマ否定試験を実施し,その存在を否定するための試験法として収載されている。

一方,再生医療製品でも,細胞のマイコプラズマ汚染は治療を受けた患者に重篤な感染症をもたらす可能性があることから,製品の安全性確保のための各指針[4~10]において,マイコプラズマ否定試験を最終製品の出荷試験として実施することが求められている。また試験方法については,日局を参考にし,実施することが必要とされている[11]。しかし,日局の試験法は,大量の製品を製造するバイオ医薬品のセルバンク等の試験法として用いることを想定しており,ロットを構成しない自己由来製品や1ロットの製造量が極めて限られる再生医療製品では,日局に準拠した形での試験の実施が困難な場合も多い。また,従来の日局の試験は長時間を要し出荷前に試験結果が得られないという問題も生じていた。

日局のマイコプラズマ否定試験は,平成28年3月に告示された第十七改正(日局17)で再生医療製品への適用も考慮して大きく改正され,迅速試験も利用可能となった。本項では,再生医療製品のマイコプラズマ否定試験について,日局17の改正点を中心に日局収載の各試験法の特徴や再生医療製品に適用する場合の考え方も含めて概説する。

[*1] Eriko Uchida 国立医薬品食品衛生研究所 遺伝子医薬部 室長
[*2] Birei Furuta 国立医薬品食品衛生研究所 遺伝子医薬部 博士研究員
[*3] Teruhide Yamaguchi 金沢工業大学 加齢医工学先端技術研究所 所長

2　培養細胞を汚染するマイコプラズマの性質

マイコプラズマは細胞壁のない原核生物で，自己増殖能を持つ最小の細菌である[12]。ヒトを含む様々な動物，植物，昆虫などから検出され，これまでに数百種が報告されている。自然界では宿主特異的感染を示すが，培養細胞では血清やトリプシン等の試薬類，培養作業の従事者等が汚染源となり，宿主域を超えて感染する。再生医療製品では細胞のドナーも汚染源となる。培養細胞にマイコプラズマが感染しても，マイコプラズマは培養細胞と共存して増殖するためウイルス感染のような細胞変性は生じず，培養液の混濁も認められない。また，マイコプラズマは細胞壁を持たず多形性で可塑性を示すため，0.22 μm のろ過滅菌フィルターを通過し，ペニシリン系抗生物質には感受性がない。これらの特徴から，研究者に気づかれないまま，培養細胞のマイコプラズマ汚染は国内でも高頻度に認められている[13]。

マイコプラズマは基本的に寄生性の細菌で，多くの場合，細胞表面に付着して増殖する。しかし，細胞内に寄生するものもあり，ヒトの肺炎マイコプラズマ *Mycoplasma pneumoniae* も細胞内への侵入が観察されている[14]。このため，マイコプラズマ否定試験は培養上清ではなく，細胞そのものを検体として実施することが基本となる。

3　日局17のマイコプラズマ否定試験の概要

日局17には，A.培養法，B.指標細胞を用いたDNA染色法（DNA染色法），C.核酸増幅法（Nucleic acid amplification test；NAT）の3種類の試験法が収載されている（表1）。各試験法の詳細については次項以降で紹介する。

日局16までは，C法として二段PCR法が例示されていた。また，各試験はそれぞれ長所，短所があることから，相互補完的に複数の方法で確認することが必要とされ，基本的にはA法とB法の実施が求められ，C法はこれらの試験を補完する二次的試験として位置づけられていた。しかし，特に培養法は試験に長時間を要するため，迅速な判断が求められるバイオ医薬品の製造工程管理試験や，最終製品の調製から投与（適用）まで十分な時間が取れない再生医療製品の試験として，PCRのような迅速試験法の採用が望まれた。そこで，C法見直しのための共同研究が実施され[15]，すでにNATを採用している欧州薬局方（EP）[16]の動向も考慮して，日局17でNAT法に改正された。日局17は特定のNATを採用するのではなく，NATの分析法バリデーションを提示し，この方法にしたがってNATを評価し，妥当性が立証された方法であればどのようなNATを用いてもよいとされた。また，日局17でも基本的にはA法とB法の実施が求められる。しかし，A法またはB法と同等の感度を示すことが立証されれば，迅速試験であるNATを代替法として用いることが可能である。

第1章 再生医療・細胞治療製品のマイコプラズマ検査

表1 日局17参考情報のマイコプラズマ否定試験

試験法	A法（培養法）	B法（指標細胞を用いたDNA染色法）	C法（核酸増幅法（NAT））
原 理	マイコプラズマを人工培地で培養・増殖して検出	指標細胞に依存して増殖したマイコプラズマをDNA特異的蛍光色素で染色して検出	検体から抽出したマイコプラズマの核酸を塩基配列特異的に増幅して検出
所要日数	28日以上	4～7日	1日以内
検体の種類	細胞懸濁液	培養上清	採用する方法により異なる
検体の必要量	10.4 mL 以上	1 mL 以上	採用する方法により異なる
長 所	・マイコプラズマの直接培養法	・培養法では検出できないマイコプラズマを検出可能	・迅速試験法 ・感度，特異性に優れる
短 所	・判定までの時間が長い ・人工培地では増殖できない菌種がある	・マイコプラズマ特異的な検出法ではない ・培養法よりも感度が低い ・判定に熟練を要する	・生きた菌とは限らない ・感度や特異性は使用するプライマーに依存 ・偽陽性が出やすい

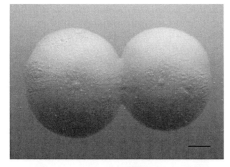
M. hyorhinis NBRC 14858

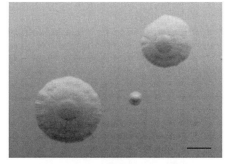
M. orale NBRC 14477

Bar = 100μm

図1 マイコプラズマのコロニー形成（文献[21]より改変引用）
（写真提供：独立行政法人製品評価技術基盤機構・特許微生物寄託センター佐藤真則先生）

4 培養法

4.1 原理と特徴

　培養法は，マイコプラズマを直接培養して検出する方法で，マイコプラズマに特有の目玉焼き状のコロニー形成の有無により判定する（図1）。培養法で陽性判定が得られた場合は，生きたマイコプラズマの存在の最も確実な証明となる。また，理論的には1コロニー形成単位（CFU）が存在すれば検出可能である。しかし，判定まで28日間以上を要すること，また培養細胞を汚染するマイコプラズマは細胞依存性が強いため，培養細胞の汚染頻度の高い *Mycoplasma hyorhinis* のように培養法では検出が困難な菌種も存在することが欠点となる。

4.2 操作法と注意点

　培地はカンテン平板培地と液体培地の両方を使用する。使用する培地はバッチ毎にマイコプラズマの発育性能試験を実施する必要がある。培地組成は生物学的製剤基準[17]を参考にするが，培地の性能試験に適合すれば他の培地を用いてもよい。マイコプラズマは長期間の継代培養により性質が変化し，同じ菌株でも継代数や保存条件，供給元によっては試験に適さない可能性があるため，陽性対照のマイコプラズマは公的又は適切と認められた機関より入手後，適切に管理された継代数の低いもの（EPには単離後15継代以内との規定がある）を使用する。

　培養法の試験操作法を表2に示す。検体にマイコプラズマ発育阻止因子が含まれると正確な結果が得られないため，培養法を実施する前に，マイコプラズマ発育阻止因子の有無をあらかじめ試験し，発育阻止因子を有する場合には適切な方法により発育阻止因子を除去あるいは中和しておく必要がある。マイコプラズマ発育阻止因子の測定は，生物学的製剤基準の方法が参考になる。

表2　培養法の試験操作法

カンテン平板培地	① 検体（細胞懸濁液）0.2 mL以上を一検体あたりカンテン平板培地のプレート2枚以上に接種。 ② 5〜10%のCO_2を含む窒素ガス中，適切な湿度のもと35〜37℃で14日間以上培養。
液体培地	① 一検体あたり100 mLの液体培地を入れた容器1本以上に検体（細胞懸濁液）10 mL以上を接種。 ② 35〜37℃で培養後，2, 3日毎に観察。 ③ 培地の色調変化を観察した日，および色調変化がない場合でも3日目，7日目及び14日目に液体培地1本から0.2 mLずつを採取し，カンテン平板培地2枚以上に移植。 ④ 移植したカンテン平板培地は5〜10%のCO_2を含む窒素ガス中，35〜37℃で14日間以上培養。
判定法	① 培養したカンテン平板培地全てについて，100倍以上の倍率の顕微鏡で観察し，マイコプラズマの集落の有無を判定。

5　DNA染色法

5.1　原理と特徴

　DNA染色法は，指標細胞に検体を接種して細胞表面でマイコプラズマを増殖させた後，DNA特異的蛍光色素で染色し，マイコプラズマを細胞核外の微小な蛍光斑点として検出する方法である（図2）。DNA染色法はマイコプラズマに特異的な検出法ではなく，細胞由来のDNA断片や他の細菌のDNAも染色されるため，結果の判定には熟練を要する。検体として細胞を用いると細胞密度が過剰となるため培養上清を検体とするが，細胞を検体とする培養法と比較して検出感度は低い。しかし，培養細胞を汚染するマイコプラズマは細胞依存性が強く，培養法では検出できないマイコプラズマでも検出できる利点がある。

第1章 再生医療・細胞治療製品のマイコプラズマ検査

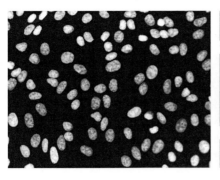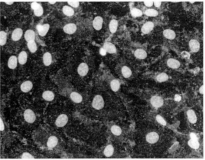

図2　DNA染色法の判定例（文献[21]より引用）
左：マイコプラズマ陰性Vero細胞，右：マイコプラズマ陽性Vero細胞
（写真提供：国立研究開発法人医薬基盤・健康・栄養研究所・JCRB細胞バンク）

5.2　操作法と注意点

　指標細胞には，比較的多くのマイコプラズマを積極的に増殖させる特性を有し，それにより検出感度を高めることが可能なVero細胞を用いる。Vero細胞は多数の種ストックを作製して凍結保存し，試験にはこのストックを解凍して6継代以内のものを使用する。また，試験の前には抗生物質を除いた培地で継代しておく。

　DNA染色法の試験操作法を表3に示す。35 mm径の培養ディッシュの代わりにチャンバースライドなどの容器を用いてもよいが，細胞密度が過剰になるとマイコプラズマDNAの検出が難しくなることから，容器の大きさを考慮して細胞の接種数を調節する。Vero細胞の培養に用い

表3　指標細胞を用いたDNA染色法の試験操作法

細胞培養～検体接種	① 細胞培養用dish（直径35 mm）に滅菌したカバーグラスを無菌的に置く ② 10％ウシ胎児血清を含むイーグルの最少必須培地を用いてVero細胞懸濁液 $1×10^4$ 細胞/mLを調製 ③ カバーグラスを沈めた各培養dishにVero細胞懸濁液 2 mLを接種し，5％ CO_2 を含む空気中，35～38℃で1日培養し，細胞をカバーグラスに接着させる ④ 培地を新鮮な培地 2 mLと交換した後，試験検体（細胞培養上清）0.5 mLを培養用dish 2枚以上に添加する。陰性対照（非接種）と2種類の陽性対照についても同じ操作を行う 　陽性対照：*M. hyorhinis* 及び *M. orale*，100 CFU以下又は100 CCU以下 ⑤ 5％ CO_2 を含む空気中，35～38℃で3～6日間培養
細胞固定～染色	⑥ 各dishより培養液を除去し，固定液（メタノール：酢酸＝3：1）2 mLを加え，5分間おく ⑦ 各dishより固定液を除去し，再度同量の固定液を加え10分間おく ⑧ 固定液を除去し，完全に風乾 ⑨ 各dishにビスベンズイミド蛍光染色液 2 mLを加え，室温で30分間おく ⑩ 染色液を除去し，蒸留水 2 mLで3回洗浄後，カバーグラスを取り出し乾燥 ⑪ カバーグラスをスライドグラスに封入液で封入
判定	⑫ 蛍光顕微鏡（400～600倍又はそれ以上）で検鏡 ⑬ 検体と陰性対照及び陽性対照の顕微鏡像を比較し，マイコプラズマ汚染の有無を判定。細胞核を囲むように微小な核外蛍光斑点を持つ細胞が1,000個のうち5個（0.5％）以上あれば陽性と判定

る血清はマイコプラズマの存在があらかじめ否定されたものを使用する。DNA染色にはHoechst 33258又は同等の染色剤を用いる。なお，陽性対照のM. hyorhinis DBS1050株（ATCC29052）は人工培地でのコロニー形成が難しく，コロニー形成に基づく"100CFU以下"という接種量の設定が困難なことがある[1]。この場合，カンテン平板培地で増殖しやすいBTS-7株（ATCC179811, NBRC 14858）を用いるとよい。

6 核酸増幅法（Nucleic Acid Amplification Test：NAT）

6.1 原理と特徴

　核酸増幅法（NAT）は，検体となる細胞懸濁液または細胞培養上清から抽出した核酸を鋳型とし，マイコプラズマに特異的な塩基配列をもつ核酸を試験管内核酸増幅技術により増幅して種々の方法により検出する方法である。ポリメラーゼ連鎖反応（PCR）法がよく用いられているが，PCR法以外にも様々な核酸増幅法が開発されており，NATと総称される。NATは，核酸の抽出から数時間で結果が得られ，また検体量が少なくても試験が可能である。しかし，NATによる検出の感度や特異性は使用するプライマーに依存し，プライマーの選択によっては検出可能なマイコプラズマ種が限定されたり，マイコプラズマ以外の細菌も検出される可能性がある。また，NATで検出されても核酸断片の存在を示すだけで，必ずしも感染性のあるマイコプラズマが存在するとは限らない。

6.2 操作法と注意点

　日局17において，培養法やDNA染色法は試験の操作法が定められているが，NATは試験に用いるプライマーや反応条件等の規定はなく，適切なバリデーションにより妥当性が立証された方法であれば，試験条件を含めてどのようなNATを用いてもよい。

　日局NAT試験として規定されているのは表4に示す点のみである。各試験における陽性対照（ランコントロール）は例示に限らず，表5のマイコプラズマのうち1種類を用いればよい。陽性対照はマイコプラズマ菌体からゲノムが適切に抽出されていることを評価するため，生菌を用いることが基本となる。プラスミドDNA等の核酸を陽性対照とする場合は，核酸抽出操作等が適切であることを別途確認する必要がある。また，マイコプラズマ汚染のないことが確認された細胞からは偽陽性シグナルが検出されないことをあらかじめ確認しておく。検体として培養上清しか使用できない場合には，細胞を汚染しているマイコプラズマを十分に検出可能な感度を有することを示し，試験法の妥当性を明らかにする必要がある。

　NATはキャリーオーバーによる汚染で偽陽性が出やすいため，使用する施設や機器，試薬，検体等が汚染しないよう細心の注意が必要となる。試薬の保管・調製，核酸の抽出，増幅産物の検出は可能な限り独立した施設・設備を用いることが望ましい。また，核酸の抽出効率が低い場合やNATの阻害物質の影響による偽陰性でないことを確認するための方法として，細胞のハウ

第 1 章　再生医療・細胞治療製品のマイコプラズマ検査

表 4　NAT の試験操作法

> ① 試験は，陽性対照（ランコントロール）と陰性対照を置く。
> ② 陽性対照には，例えば 100CFU 以下又は 100CCU 以下の *M. hyorhinis* を用いる。
> ③ 妥当性が示された方法を用いて，検体（細胞懸濁液または細胞培養上清）から核酸を抽出し，その中のマイコプラズマ特異的塩基配列を増幅し，検出する。
> ④ 検体からマイコプラズマ特異的塩基配列が増幅されないときは試験に適合とする。

表 5　マイコプラズマ NAT の評価に用いる菌株

菌　種	株	宿主	主な分離部位
Acholeplasma laidlawii	ATCC 23206，NBRC 14400 又は同等の株	ウシ	口腔咽頭，尿生殖器
Mycoplasma fermentans	ATCC 19989，NBRC 14854 又は同等の株	ヒト	口腔咽頭
Mycoplasma hyorhinis	ATCC 17981，NBRC 14858 又は同等の株	ブタ	鼻腔
Mycoplasma orale	ATCC 23714，NBRC 14477 又は同等の株	ヒト	口腔咽頭
Mycoplasma pneumoniae	ATCC 15531，NBRC 14401 又は同等の株	ヒト	咽頭，呼吸器
Mycoplasma salivarium	ATCC 23064，NBRC 14478 又は同等の株	ヒト	口腔咽頭
Mycoplasma arginini	ATCC 23838 又は同等の株（NBRC111899）	ウシ，ヤギ	口腔咽頭，尿生殖器

スキーピング遺伝子（GAPDH 等）の検出系を内部対照として同時に試験することが推奨される。

6.3　NAT のバリデーション

　日局 17 では NAT の方法は規定されていないが，妥当性が立証された NAT を用いる必要がある。NAT の妥当性は検出感度，特異性および頑健性で評価する。検出感度と特異性の評価には表 5 の 7 種の参照マイコプラズマを用いる。これらの菌種は *M. pneumoniae* を除き培養細胞での汚染の出現頻度が高い菌種であり，系統発生と細胞培養に用いられる原料の由来動物を考慮して選択されている。EP のバリデーション用菌種に準じているが，国内で培養細胞の汚染が確認されている *Mycoplasma salivarium* が日本独自に設定されている点，および輸入禁止菌種と鳥類・昆虫・植物を宿主とする菌種は除外されている点が異なる。

6.3.1　NAT の評価に用いるマイコプラズマ調製法

　NAT の評価に用いる表 5 の 7 菌種は，American Type Culture Collection（ATCC）又は製品評価技術基盤機構バイオテクノロジーセンター（NBRC）から入手後，増幅・分注・凍結し，CFU 値を測定してから使用するか，または ATCC から CFU 値が既知のマイコプラズマ参照品を入手して使用する。国内でも CFU 値を定めたマイコプラズマ参照品の整備が検討されているが，現時点ではまだ利用できるものはない。

　マイコプラズマ参照品を自家調製する場合，*A. laidlawii*, *M. hyorhinis*, *M. pneumoniae* はグルコース添加 Hayflick の変法培地で，他の菌種はアルギニン添加 Hayflick の変法培地で培養し，培地の色調が変化した直後に集菌・分注し，希釈せずに −80℃ で凍結保存したものを使用する。

指標菌の培養法や保存方法等は，PCR法見直しの共同研究で使用した参照品の作製方法[18]に準じて調製することが望ましい。マイコプラズマは細胞壁を欠き，通常の細菌と同様に凍結・融解を行うと菌が死滅する。むしろ培養細胞に近い取扱いが必要である。

なお，NATの評価に使用するマイコプラズマのCFU値は，凍結前の値ではなく凍結融解後の測定値（Post-preservation titer）を用いる。ゲノムコピー数（GC）とCFU値の比率（GC/CFU値）が1に近いほどNATの検出がCFU値を反映していることになるが，良好な試験結果を得るにはGC/CFU値が100を超えない範囲で集菌したものを用いることが望ましい。

6.3.2 特異性，検出感度，頑健性の評価法

NATの特異性は，プライマーやプローブ配列の選択，試験条件に依存する。特異性の評価はデータベースによる塩基配列の比較だけでなく，7菌種の検出を実証することが必要となる。

検出感度の評価では，CFU値が明らかなマイコプラズマ7菌種を用いて，最低3つの異なる希釈列の検体を作製して核酸抽出・増幅・検出という一連の試験を日を変えて繰返し，各希釈段階について合計24の繰返し数となるように試験を実施する（図3）。得られた結果から，プロビット法等の適切な統計学的解析により，95％の確率で検出されるマイコプラズマの濃度を検出感度として算出する。なお，ここでのNATの検出感度とは，核酸の増幅効率だけではなく検体からの核酸の抽出効率も含めた試験の全工程の評価が必要であり，細胞のマイコプラズマ汚染の検出を目的とするNATの検出感度の評価では，細胞懸濁液中にスパイクしたマイコプラズマを対象として評価することが必要となる。

NATの頑健性は，NATに使用する塩化マグネシウムやプライマー，dNTPなどの試薬濃度を意図的に小さく変動させた試験を行い，十分な感度が得られることにより評価する。試験の頑

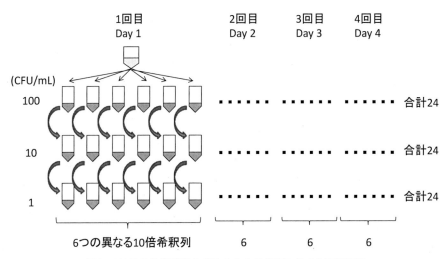

図3　NATの検出感度を求めるための繰返し数24の試験例
一日に6つの異なる3段階（1, 10, 100CFU/mL）の希釈列を作製して試験する場合，日を変えて4回実施すると各希釈段階の繰返し数は合計24となる。

第1章 再生医療・細胞治療製品のマイコプラズマ検査

健性は開発段階で検討するものであり,市販のキットでは使用者が改めて検討する必要はない。

6.3.3 NATを代替法として用いるための同等性試験

日局では,培養法とDNA染色法の2種類の方法での試験の実施が求められるが,同等性試験としてバリデーション用7菌種の検出感度を比較し,次の条件を満たせばNATを代替法とすることができる。

培養法の代替法:7種全てについて10CFU/mLを検出可能

DNA染色法の代替法:7種全てについて100CFU/mLを検出可能

ここで10CFU/mLを検出可能とは,細胞懸濁液1mLに10CFUのマイコプラズマが混入しているものを検出可能という意味である。採用するNATが7種のマイコプラズマ全てについて10CFU/mL以上の検出感度があれば,培養法,DNA染色法をともに代替可能となり,マイコプラズマ否定試験としてはNATのみ実施すればよいことになる。

なお,日局16にC法として例示されていた二段PCR法は,*A. laidlawii*と*M. pneumoniae*について100CFU/mLを検出できないことが確認されているため[12],この試験を代替法として用いることはできない。

6.3.4 市販のNAT試験用キットを利用する場合

再生医療製品の試験としてNATを実施する場合,多くは市販のマイコプラズマ検出キットを利用すると思われる。EPには2007年からNATが収載され,EPのバリデーション要件を満たすとされる品質管理試験用マイコプラズマNATのキットが複数市販されている(表6)。国内でも日局17準拠という製品が最近発売された。

MycoTOOL PCR(Roche Diagnostics社)は,欧米で承認されたバイオ医薬品の品質管理試験として使用実績がある。タッチダウンPCR法を用いており,使用するプライマー配列はユニバーサルプライマーとして論文で公開されている[19]。MycoTOOL Real-Time PCR(Roche Diagnostics社),MycoSEQ(Thermo Fisher Scientific社)はリアルタイムPCR法であり,PCR法よりもさらに短時間で結果が得られる。いずれも配列非公開の複数のプライマー・プローブを用いて検出する。MilliPROBE(Merck Millipore社)は他のキットがDNAを検出するのに対し,リボソームRNAをTMA(Transcription-mediated Amplification)法で検出する。最大20mLの検体から濃縮することで高感度に検出可能とされるが,専用の装置が必要である。CytoCheck(Greiner Bio-Pne社)は,PCRで増幅後,DNAチップにより検出するもので,陽性と判定された場合,同時に種の同定を行うことができるが,専用の装置が必要となる。Myco Finder(日水製薬)は国内で開発されたリアルタイムPCR法である。日局17準拠とされるが,検体からの抽出試薬はキットには含まれないため,目的に合う抽出法を独自に採用する必要がある。

市販キットの多くは,すでに製造業者により十分なバリデーション試験が実施され,EP又は日局にしたがってNATの妥当性が検証済とされる。この場合,キットの使用者が再度フルバリデーションを行う必要はないが,これらの製品の多くは,バイオ医薬品の製造用細胞の品質管理試験用に確立されており,再生医療製品にそのまま当てはめることができるわけではない。被験

表6 マイコプラズマ NAT 試験用市販キットの例

	製品名	MycoTOOL PCR	MycoTOOL Real-Time PCR	MycoSEQ	CytoCheck	MilliPROBE	Myco Finder
	メーカー	Roche Diagnostics		Thermo Fisher Scientific	Greiner Bio-One	Merck Millipore	日水製薬
抽出	推奨検体量	1 mL		100 μL〜10 mL	1 mL	〜20 mL	―
	細胞濃度／細胞数上限	$5×10^6$ cells/mL		$1×10^6$ cells	上清	細胞と分離後抽出	―
核酸増幅・検出	標的配列	16S rRNA (DNA)	16S rRNA (DNA)	非公開 (DNA)	16S-23S rRNA spacer (DNA)	16S rRNA (RNA)	非公開 (DNA)
	プライマー・プローブ配列	公開	非公開	非公開	非公開	非公開	非公開
	PCR 原理	Touch-Down PCR	Real-time Touch down PCR	Real-time PCR	PCR	TMA 法	Real-time PCR
	検出法	PAGE	プローブ法	SYBR Green 法	DNA-chip	蛍光プローブ	プローブ法
	所要時間	6時間以内	5時間以内	約4時間	約4時間	約4時間	1時間以内（増幅〜検出のみ）
	公表検出感度	<10CFU/mL (EP 準拠)	<10CFU/mL (EP 準拠)	<10CFU/mL (EP 準拠)	<10CFU/mL (EP 準拠)	<10CFU/mL (EP 準拠)	<10CFU/mL (日局準拠)
	備考	抽出キットは共通		公表感度は10 mL 使用時	菌種を同定可能専用の装置が必要	専用の装置が必要	抽出試薬はキットに含まれない

　細胞の種類や細胞濃度，使用する検体量が異なると，核酸の抽出効率や検出感度が変わるため，必ずしもメーカーの公表検出感度が得られるとは限らない．例えば，MycoTOOL PCR はバイオ医薬品製造に繁用される CHO 細胞のマイコプラズマ汚染の検出に最適化されており，CHO 細胞では 10CFU/mL のマイコプラズマを検出可能である．しかし，筆者らが間葉系幹細胞に混入するマイコプラズマの検出を検討したところ，CHO 細胞と同一の条件では同等の検出感度は得られず，細胞濃度の変更やキャリア DNA の添加など，試験条件の最適化が必要であった．一方，MycoSEQ の検出感度は EP 適合とあるが，これは培養法と同じ検体 10 mL からマイコプラズマを回収した場合の感度であり，検体量が少ない場合でも十分な検出感度が得られるかどうかは個別に確認することが必要となる．さらにキットの方法とは異なる抽出操作を用いたり，キットの試薬を一部，独自に変更するような場合も検出感度の確認が必要となる．

　市販のキットを再生医療製品に用いる場合は，必ず対象細胞を用いて使用者の系で検出感度を含むキットの性能確認を行い，使用目的に十分適うことを確認する必要がある．検査会社に検査を依頼する場合でも，対象細胞毎に検出感度が異なる可能性があるので，個別に性能の確認，試験条件の最適化が必要になると思われる．なお，性能確認では，例えば，培養法の代替法とする場合は，7菌種全てについて 10CFU/mL を再現性良く検出できることを確認する必要がある．ただし，検出の再現性が確認できればよいので，24 の繰返し試験により検出感度を求める必要はない．また，性能確認で使用する細胞は患者の細胞である必要はなく，同じ種類の細胞を用いて検証を行うので良い．

7 再生医療製品にマイコプラズマ否定試験を適用する場合の考え方

再生医療製品のマイコプラズマ否定試験の適用に関する考え方は厚生労働省・PMDAからガイダンス[11]やQ&A[20]の形で示されており，再生医療製品でも日局に準じた試験が望ましいが，必ずしもこれを適用できない場合，日局に厳格に準じた試験方法ではなく，科学的に合理的な試験方法を採用することが可能とされている。以下は筆者らの検討結果に基づいた合理的な考え方について示す。

7.1 試験結果が被験者への投与後にしか得られない場合

再生医療製品では迅速試験が求められるが，これについては日局17よりNATによる迅速試験が実施可能となった。しかし，採用するNATの感度が十分でなく，培養法を併用して試験結果が投与（適用）後にしか得られない場合には，試験結果が投与後にしか得られないことについて被験者に適切に情報提供するとともに，仮に試験結果が陽性であった場合には，被験者に対する適切な処置を迅速に行うことが必要である[20]。

7.2 検体量が少ない場合

培養法は被検液として10 mL必要だが，日局が対象としている細胞バンクを形成する細胞基材は大量培養が可能で，数百mLの細胞懸濁液が得られるため，そのうちの10 mLを被検液とすることは合理的である。しかし，非常に少量しか培養されない再生医療製品の場合，大量の検体を用いてマイコプラズマ試験を実施するのは合理的ではない。

英国薬局方（BP）は，細胞治療製品に無菌試験を適用する際の総製品量と検体採取量に関する考え方として，細胞懸濁液が10 mLを超える十分な量がある場合には総量の1％，1 mL以上10 mL未満の場合には0.1 mL，総量が1 mL未満の場合には適用しないとの考え方を示している。マイコプラズマNATでは適切な検体量が確保できれば実施が可能であり，適用しないという考え方は必ずしも適切ではないが，市販のキットの推奨検体量は1～10 mL程度であり，これより少量の場合は十分な感度は得られない可能性がある。このような場合，使用検体量から得られる検出感度を明らかにすることが必要であろう。また，被検サンプル数を増やしたり，Vero細胞に接種してマイコプラズマを増殖させ，検体量と検出感度を上げるということも可能と考えられる。

7.3 接着細胞の場合

接着細胞は通常はトリプシン等により細胞懸濁液を調製するが，この操作により細胞に接着しているマイコプラズマが除去される可能性がある。このような細胞懸濁操作の必要な製品を対象とする場合には，目的とする細胞でマイコプラズマの添加回収試験を実施し，十分な感度が担保されることを確認しておく必要がある。

7.4 培養上清を検体とする場合

　細胞のマイコプラズマ汚染は基本的には細胞懸濁液を検体とすることが求められる。しかし，再生医療製品の最終製品で，培養角膜シートのように細胞シートの完全性が要求されるものの場合，細胞懸濁液へのNATの適用は困難な場合もある。このような場合，試験用に別途パイロット培養した被検細胞を調製し，最終製品の試験に用いることも想定されるが，パイロット培養された被検液は患者に投与される培養製品と同様の操作が適用され，汚染等のリスクが同一とみなせると十分に説明可能であることが必要である。

　また，細胞そのものではなく培養上清を検体とすることも想定される。細胞からマイコプラズマが十分に回収できていることが示されれば培養上清を検体としてもよいと考えられる。しかし，筆者らがVero細胞に *M. hyorhinis* を感染させて培養上清と細胞画分のマイコプラズマの比率を検討したところ，上清中のマイコプラズマは細胞を汚染するマイコプラズマ全体のわずか5％未満で，大部分は細胞画分に回収された。このような場合，上清が大量にあれば，上清中のマイコプラズマを濃縮後に検出するなどの方法により，検出感度を上げることが必要となる。

　検出感度を上げる別の方法として，Vero細胞に検体を接種してマイコプラズマを増殖後，NATで検出する方法が日局に収載されている。筆者らの検討では，Vero細胞で3日間培養すると $10 CFU/mL$ が $10^6 CFU/mL$ まで増殖することが確認され，数日間の培養により低濃度の検体を十分な感度で検出できることが確認された。これは検体量が少ないために検出感度が低い場合にも適用可能である。

7.5 最終製品にNATを適用することが困難な場合

　培養軟骨・培養骨細胞製品のように医療材料等に包埋して投与される製品で，最終製品にNATを適用することが困難な場合もある。このような場合，包埋後にそれ以上の汚染の可能性がないことを前提に，混合する直前の細胞と医療材料を対象にそれぞれDNA抽出操作を行って各検体でNAT試験を行うことにより，マイコプラズマの存在を否定することも可能であろう。また，特定の医療材料の中で培養され，簡単な洗浄の後にそのまま投与されるような製品の場合には，スキャホールドから直接，NAT検査用のDNA抽出が必要とされる場合もあると考えられる。このような場合には，指標となるマイコプラズマをスキャホールドに添加し，十分な添加・回収ができることを示すことで評価が可能と考えられる。

8　おわりに

　再生医療製品は使用する細胞の種類や性質，細胞数，投与（適用）形態がそれぞれ大きく異なっており，マイコプラズマ否定試験の考え方や検出感度については個別に考慮・検討すべきことが多い。本稿では筆者らの考え方をいくつかの例を取り上げて示したが，個別製品の試験に関する考え方については，薬事戦略相談等によりPMDAに確認することが望まれる。

第 1 章　再生医療・細胞治療製品のマイコプラズマ検査

文　　献

1) 佐々木次雄ほか，新 GMP 微生物試験法第 2 版，p171，じほう（2013）
2) 日本工業標準調査会，マイコプラズマの検出法，JIS K3810-3（2003）
3) 厚生労働省，第十七改正日本薬局方，p2395（2016）
4) ヒト（自己）由来細胞や組織を加工した医薬品又は医療機器の品質及び安全性の確保について（平成 20 年 2 月 8 日薬食発第 0208003 号）
5) ヒト（同種）由来細胞や組織を加工した医薬品又は医療機器の品質及び安全性の確保について（平成 20 年 9 月 12 日薬食発第 0912006 号）
6) ヒト（自己）体性幹細胞加工医薬品等の品質及び安全性の確保について（平成 24 年 9 月 7 日薬食発 0907 第 2 号）
7) ヒト（同種）体性幹細胞加工医薬品等の品質及び安全性の確保について（平成 24 年 9 月 7 日薬食発 0907 第 3 号）
8) ヒト（自己）iPS（様）細胞加工医薬品等の品質及び安全性の確保について（平成 24 年 9 月 7 日薬食発 0907 第 4 号）
9) ヒト（同種）iPS（様）細胞加工医薬品等の品質及び安全性の確保について（平成 24 年 9 月 7 日薬食発 0907 第 5 号）
10) ヒト ES 細胞加工医薬品等の品質及び安全性の確保について（平成 24 年 9 月 7 日薬食発 0907 第 6 号）
11) 再生医療等製品（ヒト細胞加工製品）の品質，非臨床試験及び臨床試験の実施に関する技術的ガイダンスについて（平成 28 年 6 月 27 日厚生労働省医薬・生活衛生局医療機器審査管理課事務連絡）
12) 原澤亮，最新マイコプラズマ学，p2，近代出版（2016）
13) 小原有弘ほか，Tiss. Cult. Res. Commun., **26**, 159（2007）
14) 桑野剛一，最新マイコプラズマ学，p31，近代出版（2016）
15) 内田恵理子ほか，医薬品医療機器レギュラトリーサイエンス **45**（5），442（2014）
16) 2.6.7. Mycoplasmas, European Pharmacopoeia 8.0（2011）
17) 生物学的製剤基準一般試験法「マイコプラズマ否定試験法」 http://www.nih.go.jp/niid/ja/mrbp.html
18) 菊池裕，厚生労働科学研究成果データベース，201427032A, 201427032A0013.pdf
19) Eldering JA *et al*, *Biologicals*, **41**, 377（2004）
20) PMDA，無菌試験及びマイコプラズマ否定試験の考え方について（平成 26 年 1 月 17 日版）https://www.pmda.go.jp/files/000161478.pdf
21) 内田恵理子，先端バイオ医薬品の評価技術，p151，シーエムシー出版（2010）

第2章 エンドトキシン規格値と検査法

配島由二[*]

1 はじめに

エンドトキシンはグラム陰性細菌の細胞壁表層に存在する耐熱性の菌体抗原（O-抗原）である[1]。化学的にはリポ多糖体（lipopolysaccharide, LPS）であり，マクロファージ等の免疫担当細胞が生体における一次標的細胞となる。LPSが循環血に混入すると極微量で発熱を惹起するほか，様々な生物活性を発現するため[2]，注射用医薬品や血液と接触する医療機器のほか，再生医療等製品へのLPSの混入は厳格に管理される必要がある。

これらの製品のLPS汚染に係る品質管理法は古くから検討されてきたが，比較的単純な組成をもつ注射用医薬品と異なり，医療機器や再生医療等製品においてはいまだ解決されていない課題が残されている。レギュラトリーサイエンスの観点から取り組むべき課題としては，LPSの回収法・不活化法の確立，科学的根拠に基づいたLPS規格値の設定，ヒト細胞を利用した in vitro 発熱性試験法（Human Cell based-Pyrogen Test, HCPT）の有用性評価等が挙げられる。また，医療機器規格・基準におけるエンドトキシン試験の取扱いについても整合すべき点が残っている。

LPSは一般的な滅菌法では十分に不活化できず，特に乾燥条件下における不活化は困難なことが知られている。乾燥条件下で汎用される不活化法には乾熱処理（250℃/30分）があり，対数減少値として6Log以上を示し，耐熱性の金属やガラス製器具等の脱パイロジェン化に利用されている。LPS不活化に対する放射線滅菌，EOG滅菌および過酸化水素ガス滅菌等の効果も検討されてきたが，実用可能なレベルに達していない。グラム陰性細菌は，水中（河川水および海水），大気中，土壌中に広く分布している。それ故，天然由来材料は，原料自体がグラム陰性細菌により汚染されている可能性があると共に，合成高分子，セラミックおよび金属材料等であっても，その製造工程中での混入により，最終製品が同細菌により汚染されることも考えられる。細菌自体は各種の滅菌処理により殺滅あるいは除去することができるが，菌体成分であるLPSは通例の滅菌条件では分解を受けず，その除去も困難である。

エンドトキシン試験の方法論は第17改正日本薬局方に収載されている。また，エンドトキシン試験を実施する際の基本的注意事項については，過去に著者が執筆した書籍[3]に掲載した経緯があることから，本稿においては医用材料および再生医療等製品の安全性を考える上で重要となる，in vitro および in vivo LPS規格値，エンドトキシン試験の前処理法および第3の発熱性物

---

[*] Yuji Haishima 国立医薬品食品衛生研究所 医療機器部 部長

第 2 章　エンドトキシン規格値と検査法

質試験法と注目されている HCPT を中心に著者らのグループの研究成果も交えて概説する。

2　*in vitro* LPS 規格値の設定：培養細胞に対する LPS の影響

　Toll-like receptor（TLR）を発現している間葉系幹細胞等の増殖・分化能は LPS を初めとした TLR アゴニストにより影響を受けることが知られているが，用量が比較的高濃度であると共に，論文間で矛盾する結果が得られている[4~7]。著者らのグループは，現在までに報告されている知見を精査すると共に，幹細胞に対する LPS 規格値の設定を目的として，由来の異なる幹細胞に対する LPS の影響を評価した。

2.1　細胞増殖に及ぼす影響

　3 種のヒト骨髄由来間葉系幹細胞（hMSC：African American/21Y/M, African American/36Y/M, Caucasian/43Y/M）およびヒト脂肪組織由来幹細胞（ADSC）を培養用フラスコ（75 cm^2）に 4.5×10^5 個播種し，LPS 添加（用事調製：大腸菌 O3 株 LPS＝0 – 1000 ng/mL）／非添加の増殖用培地を用いて 50 日間培養した。培養開始後 3, 7, 14, 22, 38 および 49 日目の細胞から回収したタンパク質をショットガン解析および Mascot/Sprot/i-RUBY 解析に供し，タンパク質の同定と比較定量を行った。

　43Y ドナー由来 hMSC は増殖能が低く，LPS 添加による影響を受けなかったが，その他の細胞の増殖能は LPS 添加によって顕著に促進された。特に，21Y ドナー由来幹細胞の増殖能は 0.1 ng/mL 以上の濃度で用量依存的に増強された。LPS が有する hMSC および ADSC 増殖能促進作用のメカニズムを解明するため，プロテオミクス解析を行った結果，LPS 非添加群と比較して，LPS 添加群では全培養期間を通して SOD2 の発現が顕著に増加していた。細胞内 SOD の誘導状況を ELISA により測定した結果，SOD1 産生量に変化は認められないが，SOD2 誘導は LPS 添加により 10 倍程度増強された。また，21Y ドナー由来 hMSC の増殖能は SOD2 添加により LPS 添加時と同程度まで増強された。アポトーシス関連タンパク質の変動をプロテオミクス解析により検討した結果，LPS 添加群では KPCB, SUGT1 および TANC2 をはじめとしたアポトーシス誘導タンパク質の発現が低下していた。その他，細胞増殖や感染防御系タンパク質等の発現も LPS 添加により変動することが確認された。

　これらの成績から，hMSC および ADSC の増殖能に対する LPS 規格値としては，NOAEL に相当する 0.01 ng/mL を設定することが妥当であると考えられる。また，LPS が示す hMSC および ADSC の増殖促進作用は LPS 刺激に対するストレス応答機構に由来する反応であり，少なくとも細胞内における SOD2 の発現上昇およびアポトーシス抑制が密接に関与していることが示唆された。

2.2 分化能に及ぼす影響

　骨分化については，前培養した3種のhMSCおよびADSCを培養用フラスコ（75 cm^2）に7.75×10^{4}個播種し，LPS添加／非添加の骨芽細胞分化誘導用培地を用いて1-4日間培養した。細胞数とアパタイト形成能はHoechst 33288およびOsteoImageにより蛍光染色後，画像解析により評価した。細胞内タンパク質のプロテオミクス解析を行い，骨分化に与える影響を分子レベルで検討した。脂肪細胞分化については，LPS添加／非添加下，4種の幹細胞を増殖用培地および脂肪細胞分化用培地を用い，常法にしたがって培養した。細胞数および油滴数はHoechst 33288とBODIPYにより蛍光染色後，画像解析により評価した。

　これらの幹細胞からの脂肪細胞分化はLPS添加により大きな影響を受けなかったが，骨芽細胞への分化能は0.1 ng/mL以上のLPSにより有意に増強された。また，増殖促進能と同様，骨芽細胞分化に対するLPSの増強作用はドナー年齢の上昇に伴って低下する傾向が認められた。LPSによるhMSCの骨分化促進作用のメカニズムをプロテオミクス解析により検討した結果，LPS添加群では，非添加群と比較して培養開始1日目にTLR4の発現が上昇した。グルタミン酸受容体（GRIK3，GRM3），ビタミンD情報伝達エンハンサー（SMRD1，SMHD1），Wnt/βカテニン情報伝達コレセプター（LRP6），骨芽細胞分化制御因子（CHD9，NO66），IGF情報伝達制御因子（PHF7），Type Iプロコラーゲン活性化因子（PCNA）等のほか，主要なステロイド受容体および感染制御関連タンパク質も培養1日目から発現が上昇していた。また，BMP受容体（BMR1A，BMP3B）は2又は3日目，エストロゲン受容体制御因子（GREB1）は2日目，RUNX2エンハンサー（MINT）は4日目に発現上昇が認められる等，hMSCおよびADSCの骨芽細胞分化はLPS刺激により促進されることがタンパク質レベルでも確認された。これらの成績から，hMSCおよびADSCの骨分化能に対するLPS規格値としては，増殖促進能同様，NOAELに相当する0.01 ng/mLを設定することが妥当であると考えられる。

3　in vivo LPS規格値の設定：LPSの生体影響

　注射用医薬品のLPS規格値は適用部位に応じて日本薬局方により定められている。一方，医薬品と比較して複雑な組成を持ち，適用部位も様々である医療機器の場合，公的なLPS規格値は設定されていないのが現状である。医療機器に関するLPS規格値は日本薬局方を参考として，製品中のLPS総含量からワーストケースを想定して自主的に設定される事例が多い。しかし，医療機器や医用材料に混在するLPSの生体に対する実際のリスク強度を正確に判定するためには，製品の適用部位や生体内分解挙動等を考慮する必要がある。再生医療等製品についても，適用部位を考慮したLPS規格値の設定が望まれる。

　これらの背景から著者らのグループでは，医療機器のグラム陰性細菌汚染による生体影響を評価し，科学的根拠に基づいた in vivo LPS規格値を設定することを目的として，種々の量のLPS又は乾燥死菌体を添加したコラーゲンシートを試料としてラット埋植試験を行い，組織や臓器へ

第2章 エンドトキシン規格値と検査法

の影響，創傷治癒および骨再生に対する影響について検討した。

大腸菌乾燥菌体含有コラーゲンシートを埋植した時の生体影響を定量的に解析した結果，皮膚に適用する創傷被覆材には，特段，LPS規格値を設定する必要はないが，皮下および腹腔内に適用する材料並びに骨再生用材料には適切なLPS規格値を設ける必要があることが明らかとなった。当該シートを皮下および腹腔内（肝臓表面）に埋植した際に誘導される炎症反応のNOAELは，精製コラゲナーゼ／塩酸抽出法適用時の実測値として，433.8EU/mgであった。また，骨欠損部に埋植した時に認められる骨再生の遅延に関するNOAELは9.6EU/mgであった[8]。皮下埋植において観察された炎症反応は菌体重量として同用量の黄色ブドウ球菌乾燥菌体によっても惹起されることが確認された。一方，黄色ブドウ球菌死菌体含有コラーゲンシートは骨再生の遅延を誘導しないことから，グラム陰性細菌の細胞外膜成分であるLPSが骨再生の過程において何らかの影響を及ぼしていることが示唆された[8]。

4 エンドトキシン試験[9]

医薬品および医療機器・医用材料等の発熱性を評価する手法として，現在，ウサギを利用した発熱性物質試験とエンドトキシン試験を利用することができる。ウサギ発熱試験は発熱性物質によって誘導される生体発熱反応の真の強度を判定できるが，動物を使用する点と検出感度が比較的低い欠点を持っている。エンドトキシン試験はLPSを高感度で測定できる反面，LPS以外の発熱性物質を検出できない欠点を持っている。

再生医療等製品に混入する発熱性物質は，試験に要する時間を考慮して，エンドトキシン試験により評価することが基本となるが，両試験法の欠点を補うと共にウサギを利用した発熱性物質試験の代替法になり得るヒト末梢血細胞又はヒト由来ライン化細胞を用いた in vitro 評価法（HCPT）が欧州を中心に利用され始めている。HCPTは生きた細胞やサイトカイン等を含有する培養上清の測定には不向きであるが，将来，日本にも導入される可能性が高いと共に，再生医療等製品の製造に利用される各種器材等の評価にも応用できる。

4.1 測定法

エンドトキシン試験法に関しては，第十七改正日本薬局方・一般試験法のエンドトキシン試験法とJIS K 8008 4.3が参考となる。その他，日本薬局方の技術情報誌JPTI[10]およびその他の資料[11〜13]には，測定手法，試験例，注意事項，分析法バリデーション等が記載されている。

エンドトキシン試験法は，グラム陰性細菌由来のLPSがカブトガニ（*Limulus polyphemus* 又は *Tachypleus tridentatus* 等）の血球抽出成分LAL（Limulus Amebocyte Lysate）を活性化し，ゲル化を引き起こす反応に基づき，LPSを検出又は定量する *in vitro* 試験法である。試験方法としては，ゲル形成を指標とするゲル化法，ゲル形成時の濁度変化を指標とする比濁法および合成基質の加水分解による発色を指標とする比色法がある。比色法と比濁法にはカイネティック測定

法とエンドポイント測定法があり，カイネティック測定法はさらに反応速度法と到達時間法に分類される。日本薬局方においては，いずれの測定法も利用できることになっているが，実際に利用されている測定法はゲル化法，反応速度法によるカイネティック比色法，エンドポイント比色法および到達時間法によるカイネティック比濁法の4法である。エンドトキシン試験法は，LPSに対する反応特異性が高く，また，ウサギによる発熱試験に比較して数百倍もの高感度であることより，LPSを対象とした発熱性物質試験法の代替法として製薬，臨床，医療機器の分野で汎用されている。

従来，エンドトキシン試験に使用する試薬は，その起源からLAL試薬と呼ばれていたが，*Tachypleus tridentatus* の追加により，ライセート試薬と改称された。真菌の細胞壁構成成分である$β$-グルカンやセルロース系の物質（キュプロファン膜による人工腎臓抽出物等）等は発熱活性を示さないとされているが，LALに対して強く反応することがわかり，現在では，$β$-グルカン類によって活性化されるLAL成分であるFactor Gを除去又はその機能を飽和させることにより，LPSと特異的に反応するライセート試薬が開発・市販されている[14]。また，天然資源保護の観点から，組換えタンパク質を利用したライセート試薬も開発されており，日本薬局法収載へ向けた検証試験が進められている。

エンドトキシン試験法は一連の酵素によるカスケード反応に基づいているため，温度およびpHにより大きく影響されると共に，プロテアーゼ阻害剤，金属，界面活性剤，高濃度の塩類，タンパク質および糖質等による阻害又は促進効果を受けることが知られている[15]。被検体からLPSを抽出する際，ライセート試薬の反応性に影響を及ぼす物質も同時に回収される可能性が十分あるため，エンドトキシン試験を実施する際は必ず反応干渉因子試験を行う必要がある。

4.2 スキャホールド等の医用材料・実験器具等の測定

通常，エンドトキシン試験用の試料は水（注射用蒸留水）抽出により調製するが，LPSの回収率は材料の種類により大きく異なる。水抽出により100％近い回収率を得ることができる材料も存在するが，プラスチック，金属，ハイドロキシアパタイトのほか，コラーゲン，キチン，キトサン等の天然医用材料から効率良くLPSを回収するためには工夫を要する。プラスチックからのLPS回収率は，EDTA，PEG/Tween20/EDTA又はヒト血清アルブミン等の溶媒を利用することにより改善されることがある。金属からの回収にはEDTA溶液が有効である。ハイドロキシアパタイト，コラーゲン，キチン，キトサンからのLPS回収には塩酸抽出を利用することができる。また，ハイドロキシアパタイトについてはEDTA抽出，コラーゲンの場合は精製コラゲナーゼ／塩酸抽出を使用することによりさらに回収率を改善することができる。

LPS溶液を加熱処理すると活性が失われることがあり，その現象はLPS濃度，加熱の温度並びに時間の3因子に依存することが示されている[16～18]。LPSの血清型（O-抗原性）を決定する多糖体部分は非常に強い耐熱性を示すが，LPSの生物活性を担うリピドA部分は弱酸性およびアルカリ性条件下では容易に加水分解（リピドA遊離による溶解度低下，活性低下に直接関係

第2章　エンドトキシン規格値と検査法

するグリコシド結合型リン酸又は脂肪酸残基の脱離）を受ける。また，LPS の活性は緩衝液中で加温・加熱した場合でも低下することが確認されている。そのため，加温条件で抽出した場合，材料表面に存在する活性基又は材料から遊離する化学物質の影響による抽出液の pH 変動のほか，LPS 自体の物性（酸性）により，リピド A 部分の分解が起こり得ることから，LPS の抽出は室温で行うことを基本とする。また，LPS 濃度が低い場合は，材料表面への非特異的吸着やイオン結合による回収損失も無視できない。

4.3　培地，血清，培養上清および細胞等の測定

血清を含まない基礎培地はエンドトキシン試験に直接供することができるが，血清および培養上清には多量のタンパク質が含まれているため，原液を検体とした場合，ライセート試薬の反応性が阻害される。反応阻害が確認された場合の回避策としては，通常，希釈法が利用されており，血清および培養上清についても血清濃度を 1% 程度まで低下させることにより干渉を受けることなく測定できる。細胞試料の場合も同様に希釈法が利用できるが，希釈と同時にパイロスパーツ分散剤を併用することにより回収率が向上する。パイロスパースは金属修飾されたポリアニオン系分散剤であり，LPS 又はリピド A 部分に結合し，ライセート試薬の活性を阻害する成分を含む検体の測定に有益である。添加量は検体量の 1/200 以下であり，添加後 15 秒撹拌してエンドトキシン試験に供することができるため，ハンドリングにも優れている。

4.4　HCPT

現在，動物愛護の観点から，動物を利用した幾つかの試験法は *in vitro* 代替法に移行される方向にある。HCPT は固形試料を用いる直接法（direct HCPT）と，従来同様，抽出液を試料として用いる間接法（indirect HCPT）に大別される。ヒト細胞としては，ヒト血液（全血）のほか，THP-1，MM6，MM6-CA8，U937，HL-60 等の株化細胞を利用することができる[19〜23]。いずれの測定系も，①ヒトに対する発熱性を直接予測できる，②エンドトキシン以外の発熱性物質（主に微生物成分）を比較的感度良く広範囲に探知できる，③直接法においては，煩雑な抽出を必要とせず，発熱性物質の回収率に留意する必要がない，④動物を使用しない等の利点があるため，HCPT はウサギを用いた発熱性物質試験法とエンドトキシン試験法に次ぐ，第3の試験法として有用な手法となる。

HCPT においては，単球やマクロファージ等の免疫応答細胞の細胞膜上に発現している TLR をはじめとした生体防御に関与する受容体を介して認識される全ての発熱性物質が探知される。HCPT では，各種の TLR アゴニストによって活性化されたマクロファージ等の免疫応答細胞が産生する炎症性サイトカイン（IL-1β，IL-6，TNFα 等）を発熱マーカとして ELISA により検出・定量する。HCPT では，マクロファージ等に貪食される摩耗粉等の微粒子が生体に及ぼす影響も評価できる可能性があるが，その原理上，サイトカインネットワークを介することなく発熱を惹起する物質（Material-mediated pyrogen）は探知されない可能性が非常に高い。また，

HCPTでは，細胞に影響を及ぼす物質を含む検体や生きた細胞から成る再生医療品等の発熱性を評価できないほか，直接法に適用できる検体の大きさに制限がある等の欠点が存在する。ウサギを用いた発熱性物質試験法，エンドトキシン試験法およびHCPTにはそれぞれ特徴があるため，目的に応じて適切な試験法を選択することが重要である。

著者らのグループが実施したHCPTの有用性評価において得られた成績を以下に示す。IL-6産生誘導能を指標として評価した結果，ヒト末梢血細胞は全てのTLRリガンドを認識し，特にLPSに対して非常に高い応答性を示すことが確認された。MM6-CA8細胞はヒト末梢血細胞と同等以上のLPS応答性を示すが，THP-1細胞のLPS応答性は両細胞と比較して，1,000倍程度劣ることが明らかになった。MM6-CA8細胞はTLR2（TLR2/1およびTLR2/6）リガンドも高感度で認識するが，TLR3，TLR7，TLR8，TLR9を発現していない可能性が示唆された。THP-1細胞も同様の特性を示したが，TLR3アゴニストに対する応答性は保持していることが確認された。MM6-CA8細胞の細胞形態，老化状況およびIL-6産生能は10代目まで大きな差異はないが，20代目では老化が進行し，30代目では形態変化とIL-6産生能の低下が認められた。各種TLRリガンドにより誘導されるサイトカインおよびケモカインの一斉分析をBioPlexにより行った結果，ヒト末梢血細胞ではMCP-1，MM6-CA8細胞ではIL-8，RANTESおよびMIP-1βの産生が顕著に誘導されることが確認された。一方，バックグラウンド値（S/N比）を考慮した場合，ヒト末梢血細胞ではIL-1β又はIL-6，MM6-CA8細胞ではIL-6が有益なマーカとして利用できることが判明した。若干感度は劣るが，ヒト末梢血細胞およびMM6-CA8細胞ともに微粒子の貪食作用による影響も検出可能であることが確認された。

市販製品にHCPTを適用した結果，エンドトキシン試験およびウサギを利用した発熱性物質試験との相関性が認められたと共に，混入するLPSの種特異性に関する情報も得られた。また，天然医用材料，プラスチックおよび金属製品のLPS汚染状況は煩雑な抽出操作を行わなくとも，固形試料を用いるdirect HCPTにより評価できることも明らかとなった。

Direct HCPTは感度的にエンドトキシン試験と大差がなく，種々の発熱性物質を探知できる利点を持つと共に，試料に対するヒト免疫担当細胞の応答性を指標としているため，医療機器・医用材料をヒトに適用した際の生体反応を評価する上で大きな利点を持つことが確認された。

医療機器分野においては，HCPTを含めた発熱性物質試験3法に係るテクニカルレポートがISO/TC194/WG16により作成されたため，HCPTを利用する基本的な環境は整備されている。医薬分野においては，平成22年12月にJaCVAMが*in vitro*発熱性試験（HCPT）に関する評価報告書を作成しているが，日本薬局方への収載は今後の課題となる。

5 おわりに

細胞培養に利用される市販血清や培地のほか，プレート，チップおよびコラゲナーゼ等の器具・試薬等の中には，「パイロジェンフリー」と称されていてもLPSが検出される製品が存在す

第2章　エンドトキシン規格値と検査法

る。これらの事実は，再生医療等製品の製造にあたり，細胞ソースの品質管理や操作過程におけるコンタミネーションへの留意は勿論のこと，使用する器具・試薬等の選定も重要であることを意味している。日常的に細胞培養実験を行っている研究者でも，器具・試薬レベルでLPS汚染への対策を十分に講じているケースは決して多くない。LPSは様々なルートを経由して最終製品に混入する可能性を秘めているため，再生医療等製品の製造にあたっては，通常の細胞培養実験とは一線を画す視点を加味し，全過程において細心の注意を払う必要がある。

文　献

1) Rietschel ET, Brade L, Schade U, Seydel U, Zahringer U, Lindner B, Morgan AP, Kulshin VA, Haishima Y, Holst O, Rohrscheide-andrzeweski E, Ulmer AJ, Flad HD and Brade H. Chemical structure and biological activity of lipopolysaccharides. In：Baumgarthner JD, Calandra T and Carlet J, eds. Endotoxin from pathophysiology to therapeutic approaches. Paris：Flammarion Medicine-Sciences；1990. p.5-18
2) Rietschel ET, Mayer H, Wollenweber HW, Zahringer U, Luderitz O, Westphal O and Brade H. Bacterial lipopolysaccharides and their lipid A component. In：Homma JY, Kanegasaki S, Luderitz O, Shiba T and Westphal O, eds. Bacterial endotoxin；Chemical, biological and clinical aspects. Basel：Verlag Chemie；1984. p.11-22
3) 配島由二, エンドトキシン試験, 医療材料・医療機器の安全性と生体適合性, p.43-50, シーエムシー出版（2003）
4) Kadono H, Kido J, Kataoka M, Yamauchi N and Nagata T. Inhibition of osteoblastic cell differentiation by lipopolysaccharide extract from Porphyromonas gingivalis. *Infect. Immun.*, **67**, 2841-2846（1999）
5) Yang H, Kaneko M, He C, M. A. Hughes MA and Cherry GW. Effect of a lipopolysaccharide from E. coli on the proliferation of fibroblasts and keratinocytes *in vitro*. *Phytother. Res.*, **16**, 43-47（2002）
6) Hwa Cho H, Bae YC and Jung JS. Role of toll-like receptors on human adipose-derived stromal cells. *Stem Cells.*, **24**, 2744-2752（2006）
7) Pevsner-Fischer M, Morad V, Cohen-Sfady M, Rousso-Noori L, Zanin-Zhorov A, Cohen S, Cohen IR and Zipori D. Toll-like receptors and their ligands control mesenchymal stem cell functions. *Blood.*, **109**, 1422-1432（2007）
8) Haishima Y, Hasegawa C, Todoki K, Sasaki K, Niimi S and Ozono S. A biological study establishing the endotoxin limit of biomaterials for bone regeneration in cranial and femoral implantation of rats. *J. Biomed. Mater. Res. Part B：Appl. Biomater.*, in press（2016）
9) ISO/TC 194 国内委員会, 第7章 発熱性物質試験, 医療機器の製造販売承認申請等に必要な生物学的安全性評価の基本的考え方について（和英対訳版）, p.164-187, 薬事日報（2013）

10) 日本薬局方技術情報 1995：エンドトキシン試験法，p.46-53，薬業時報社（1995）
11) 田中重則，検査材料からの直接検査法（エンドトキシン検査法），臨床と微生物，18，81-87（1991）
12) 田中重則，血中エンドトキシンの微量定量法；エンドトキシンの試験法（細菌学技術叢書 11 巻）日本細菌学会教育委員会編，p128-147，菜根出版（1990）
13) Haishima Y, Hasegawa C, Yagami T, Tsuchiya T, Matsuda R and Hayashi Y. Estimation of uncertainty in kinetic-colorimetric assay of bacterial endotoxins. *J. Pharm. Biomed. Anal.*, **32**, 495-503（2003）
14) 土谷正和，高岡 文，時岡伸行，松浦修治，大過剰のカルボキシメチル化カードランによる G 因子系阻害作用を利用したエンドトキシン特異的リムルステストの開発とその応用，日本細菌学雑誌 **45**，903-911（1990）
15) Haishima Y, Murai T, Nakagawa Y, Hirata M, Yagami Y and Nakamura A. Chemical and biological evaluation of endotoxin contamination on natural rubber latex products. *J. Biomed. Mater. Res.*, **55**, 424-432（2001）
16) 小川義之，村井敏美，川崎浩之進，医療用具のエンドトキシン試験法—リムルス試験と発熱試験の関係—，防菌防黴，**19**，561-566（1991）
17) Kanoh S, Mochida K and Ogawa Y. Studies on heat-inactivation of pyrogen from Escherichia coli. *Biken Journal*, **13**, 233-239（1970）
18) Miyamoto T, Okano S and Kasai N. In activation of Escherichia coli endotoxin by soft hydrothermal processing. *Appl. Environ. Microbiol.*, **75**, 5058-5063（2009）
19) Hoffmann S, Peterbauer A, Schindler S, Fennrich S, Poole S, Mistry Y, Montag-Lessing T, Spreitzer I, Löschner B, van Aalderen M, Bos R, Gommer M, Nibbeling R, Werner-Felmayer G, Loitzl P, Jungi T, Brcic M, Brügger P, Frey E, Bowe G, Casado J, Coecke S, de Lange J, Mogster B, Naess LM, Aaberge IS, Wendel A and Hartung T. International validation of novel pyrogen tests based on human monocytoid cells. *J. Immunol. Methods*, **298**, 161-173（2005）
20) Jahnke M, Weigand M and Sonntag HG. Comparative testing for pyrogens in parenteral drugs using the human whole blood pyrogen test, the rabbit *in vivo* pyrogen test and the LAL test. *European. Journal of Parenteral & Pharmaceutical Sciences* **5**, 39-44（2000）
21) Hasiwa M, Kullmann K, Aulock VS, Klein C and Hartung T. An *in vitro* pyrogen test for immune-stimulating components on surfaces. *Biomaterials*, **28**, 1367-1375（2007）
22) Nakagawa Y, Maeda H and Murai T. Evaluation of the *in vitro* pyrogen test system based on proinflammatory cytokine release from human monocytes：Comparison with a human whole blood culture test system and with the rabbit pyrogen test. Clin. Diagno. *Lab. Immunol.*, **9**, 588-597（2002）
23) Nakagawa Y, Murai T, Hasegawa C, Hirata M, Tsuchiya T, Yagami T and Haishima Y. Endotoxin contamination in wound dressings made of natural biomaterials. *J. Biomed. Mater. Res. Part B：Appl. Biomater.*, **66B**, 347-355（2003）

第3章 ウイルス検査

清水則夫[*1]，外丸靖浩[*2]，渡邊　健[*3]，森尾友宏[*4]

1　はじめに

　再生医療は法律的な位置づけが不明確だったが，「再生医療推進法」，「再生医療等安全性確保法」および「薬事法の一部を改正する法律」が成立・施行され，再生医療用細胞加工物は改正薬事法（医薬品，医療機器等の有効性および安全性確保等に関する法律：薬機法）に「再生医療等製品」と法的に明確に位置づけられた（表1の13）。「再生医療等安全確保法」（表1の6）では，リスクに応じて再生医療が3種類に分類され，さらに再生医療に使用する特定細胞加工物（再生医療等に用いられる細胞加工物のうち，薬機法に定義される「再生医療等製品」以外のもの）の製造は，PMDAの調査を経て厚生労働省が許可した製造所（外国の製造施設の場合は認定・医療機関内で行う場合には届け出）に委託することが可能になった。専門の事業者に細胞加工を委託できるため細胞製剤の安全性が十分に確保されるものと期待されるが，「再生医療等の安全確保等に関する法律施行規則：安全確保法施行規則」に施設面・管理面から細胞の取り違えや微生物汚染を防止するために必要なことが明記されているものの，特定細胞加工物自体の微生物安全性の確保に関しては，「特定細胞加工物等から採取した検体の試験検査を行うこと」との記載があるのみで，実際にはどのような微生物をどのような方法で検査すれば良いのか明確ではない。

　再生医療に使用する細胞加工物は生きた細胞・組織を原材料とし，培養操作による増殖・分化誘導などを行ったうえで簡単な洗浄操作を行って患者に投与するのが一般的で，原材料，培養工程の中間体，最終製造物のいずれに対しても十分な消毒・滅菌処理を施すことが出来ないとの本質的な問題を抱えている。また，ヒトには多くの微生物が持続感染していることが知られており，微生物汚染に関する問題は治療の安全性確保において避けては通れない課題である。本稿では，再生医療のウイルス安全性の考え方・検査対象ウイルス・ウイルス検査法・筆者らが開発した新

[*1]　Norio Shimizu　東京医科歯科大学　研究・産学連携推進機構　再生医療研究センター　准教授

[*2]　Yasuhiro Tomaru　東京医科歯科大学　研究・産学連携推進機構
　　　再生医療研究センター　共同研究員

[*3]　Ken Watanabe　東京医科歯科大学　大学院医歯学総合研究科　発生発達病態学
　　　特任助教

[*4]　Tomohiro Morio　東京医科歯科大学　大学院医歯学総合研究科　発生発達病態学
　　　教授

しい検査法と実際のデータなどを紹介する。

2 検査対象ウイルス

再生医療等製品の微生物検査に関しては，生物由来原料基準（表1の11）にヒト細胞組織原料等を採取する際には【採取されたヒト細胞組織原料等について，必要に応じて感染症に関する最新の知識に照らして適切な検査が行われ，病原微生物その他疾病の原因となるものに汚染されていない旨が確認されていること】，【ヒト細胞組織原料等を採取するに当たって，それらの利用の目的に応じ，問診，検診，検査等により，細菌，真菌，ウイルス等の感染が否定されていること】，【検査項目および検査方法が感染症等に関する最新の知見に照らして適切なものであること】，【ウインドウピリオドを勘案した検査又は管理がなされていること】と記載されているが，具体的にどのようなウイルス検査が必要か明記されていない。ドナーの適格性を示すため感染していないことを確認すべきウイルスとしては，表1の1～4指針に具体的な記載がある。自己細胞を原材料とする際の指針（表1の1, 3）では細胞提供者に対する留意点として，【採取細胞・組織を介して感染する可能性がある感染症に関する検査項目を定め，その妥当性を明らかにすること】とし，具体的には【B型肝炎（HBV），C型肝炎（HCV），ヒト免疫不全ウイルス（HIV）感染症，成人T細胞白血病（HTLV）】が留意すべきウイルス感染症として記載されている（表

表1 再生医療のウイルス安全性に関係する主な法律・指針等

1	ヒト（自己）体性幹細胞加工医薬品等の品質及び安全性の確保について	（平成24年9月7日 薬食発0907 第2号）
2	ヒト（同種）体性幹細胞加工医薬品等の品質及び安全性の確保について	（平成24年9月7日 薬食発0907 第3号）
3	ヒト（自己）iPS（様）細胞加工医薬品等の品質及び安全性の確保について	（平成24年9月7日 薬食発0907 第4号）
4	ヒト（同種）iPS（様）細胞加工医薬品等の品質及び安全性の確保について	（平成24年9月7日 薬食発0907 第5号）
5	ヒトES細胞加工医薬品等の品質及び安全性の確保に関する指針	（平成24年9月7日 薬食発0907 第6号）
6	再生医療等の安全性の確保等に関する法律	（平成25年11月27日法律第85号）
7	再生医療等の安全性の確保等に関する法律施行規則	（平成26年9月26日厚生労働省令第110号）
8	「再生医療等の安全性の確保等に関する法律」，「再生医療等の安全性の確保等に関する法律施行令」及び「再生医療等の安全性の確保等に関する法律施行規則」の取扱いについて	（平成26年10月31日 厚生労働省医政局 医政研発1031 第1号）
9	ヒト又は動物細胞株を用いて製造されるバイオテクノロジー応用医薬品のウイルス安全性評価について（ICH-Q5A）	（平成12年2月22日 医薬審第329号）
10	再生医療等製品の製造管理及び品質管理の基準に関する省令（GCTP省令）	（平成26年8月6日厚生労働省令第93号）
11	生物由来原料基準	（平成26年9月26日厚生労働省告示第375号）
12	血液製剤のウイルスに対する安全性確保を目的とした 核酸増幅検査（NAT）の実施に関するガイドライン	（薬食発0730別添：平成26年7月30日）
13	医薬品，医療機器等の品質，有効性及び安全性の確保等に関する法律	（平成26年11月27日法律第122号）
14	自己iPS細胞由来網膜色素上皮細胞に関する評価指標	（薬食機発0529第1号 平成25年5月29日 別添1）
15	同種iPS（様）細胞由来網膜色素上皮細胞に関する評価指標	（薬食機参発0921第2号 平成26年9月12日 別紙1）

第3章 ウイルス検査

2：自己細胞を用いる場合）。一方，同種細胞を原材料とする際の指針（表1の2, 4, 5）では，ドナーの選択基準にパルボウイルスB19（B19）感染症が加わりHBV，HCV，HIV，HTLV，B19を【問診および検査（血清学的試験や核酸増幅法等）により否定すること】が求められ，加えて【サイトメガロウイルス（CMV）感染，EBウイルス（EBV）感染及びウエストナイルウイルス（WNV）感染については必要に応じて検査により否定すること】とされている（表2：同種細胞を用いる場合）。特定細胞加工物を用いた再生医療に関しては，「再生医療等安全確保法施行規則の取扱いについて」（表1の8）に「同種の場合には」と限定して，上記のHBV，HCV，HIV，HTLV1，B19の検査を行い細胞提供者が感染していないことを確認することとしている（免疫抑制状態の患者に特定細胞加工物を投与する場合には，必要に応じて細胞提供者がCMV，EBV，WNVに感染していないことも確認する必要がある）。

　一方，厚生労働科学研究川崎班から，細胞組織加工医薬品を移植する際に患者への影響を排除しないウイルスとして138種類のウイルスをリスト化した結果が報告されている[1]。牛胎児血清・ブタトリプシン・フィーダー細胞などからの混入が懸念される動物ウイルスを除くと，混入の危険性が大きいウイルスとしてヒトの持続感染ウイルスが挙げられている。良く知られているように，ヒトには多数のウイルスが持続感染しており（表3）その多くは末梢血からも検出されるが，再生医療の原材料となる組織・細胞には末梢血の混入が避けられないため，ウイルス汚染は不可避の問題である。また，いくつかの細胞種の評価指標が示されているが，ヒト同種iPS（様）細胞網膜色素上皮細胞に関する評価指標（表1の15）には，【網膜色素上皮細胞に親和性が高くかつ持続感染しているウイルス（HSV1，HSV2，VZV，EBV，CMV，HHV6）が原材料へ混入する可能性を検査により否定されることが望ましい】と記載されている。このような，培養する細胞の種類に応じた評価指標も検査対象ウイルスを選択する際の参考になる。

3　ドナー検査

　ドナーの選択に際し，自己細胞を使用する場合には必ずしもドナー検査は必要ではないが，【患者，製造従事者及び医療従事者の安全性を確保する観点等から，採取細胞・組織を介して感染する可能性がある各種感染症を考慮して感染症に関する検査項目を定め，その妥当性を明らかにすること。特にB型肝炎（HBV），C型肝炎（HCV），ヒト免疫不全ウイルス（HIV）感染症，成人T細胞白血病（HTLV）に留意すること】（表1の1）として，医療・製造事業者の安全性に重きが置かれているが，同種細胞を使用する場合には，【特にB型肝炎（HBV），C型肝炎（HCV），ヒト免疫不全ウイルス（HIV）感染症，成人T細胞白血病（HTLV），パルボウイルスB19感染症については，問診および検査（血清学的試験や核酸増幅法等）により否定すること。また，サイトメガロウイルス感染，EBウイルス感染およびウエストナイルウイルス感染については必要に応じて検査により否定すること】（表1の2）と記載されている。実際の同種体性幹細胞を使用した再生医療等医薬品のドナー検査に関しては，同種細胞を用いた初の再生医療等製

表2 指針等で検査が求められているウイルス

★ 自己細胞を用いる場合（表1の1, 3）	
・原材料となるヒト細胞・組織	HBV, HCV, HIV, HTLV
・最終製品	HBV, HCV, HIV, HTLV（患者の段階で否定し得ず，かつこれらのウイルスを増殖させる可能性がある細胞の場合）
★ 同種細胞を用いる場合（表1の2, 4, 5）	
・原材料となるヒト細胞・組織	HBV, HCV, HIV, HTLV, B19（必要に応じて：CMV, EBV, WNV）
・最終製品	HBV, HCV, HIV 等（バンク化されておらず，ウインドウピリオドが否定できず，製造工程中で増殖させる可能性がある細胞を用いる場合）

表3 ヒトに持続感染する主なウイルス

ウイルス名	関連疾患	感染細胞（存在部位）	成人の陽性率（％）	備考
B型肝炎ウイルス（HBV）	B型肝炎	肝実質細胞（肝臓，血液，体液）	0.9	輸血による感染および母子感染が減り，若年者の陽性率が低くなりつつある
C型肝炎ウイルス（HCV）	C型肝炎	肝実質細胞（肝臓，血液）	1～1.5	医療行為による新たな感染が激減し，中高年層が主なウイルスキャリアーである
単純ヘルペスウイルス1型（HSV-1）	口唇ヘルペス，ヘルペス脳炎	上皮細胞，神経細胞（唾液，血液）	80～100	性器ヘルペスの原因にもなる（主な原因は2型）
サイトメガロウイルス（CMV）	先天性サイトメガロウイルス感染症	マクロファージ（血液）	70～95	代表的な日和見感染症の原因ウイルスで，間質性肺炎，腸炎，網膜炎などの原因
水痘帯状疱疹ウイルス（VZV）	水痘，帯状疱疹	上皮細胞，神経細胞（滲出液，血液）	90～95	水痘発症時に体内に潜伏し，加齢などが誘引となり帯状疱疹を発症
EBウイルス（EBV）	伝染性単核症，バーキットリンパ腫，胃がん	B細胞，上皮細胞（唾液，血液）	70～90	T細胞，NK細胞に感染することがある
ヒトヘルペスウイルス6型（HHV6）	突発性発疹	T細胞（唾液，血液）	95～100	ほとんどが，乳幼児期に感染し，日和見感染症の原因となる
ヒトT細胞向性ウイルスI型（HTLV-1）	成人T細胞性白血病，HTLV-I関連脊髄症	T細胞（血液，母乳）	1	九州（特に南部）に多く5～7%が陽性，一部地域では30%以上が陽性
ヒト免疫不全ウイルスI型（HIV-1）	エイズ，エイズ関連症候群	T細胞，マクロファージ（血液，体液）	僅少	我が国では，感染者，エイズ患者ともに増えつつある
JCウイルス（JCV）	出血性膀胱炎，進行性多巣性白質脳症	尿管上皮細胞（尿，まれに血液）	70以上	無症状でも時々尿中からウイルスが検出され，ときに末梢血からも検出される
パルボウイルスB19型（B19）	りんご病，赤芽球癆	赤芽球（血液，骨髄）	～0.01（抗原）～60（抗体）	通常は一過性に症状が出た後治癒するが，持続感染患者は希にだが存在する

第3章 ウイルス検査

```
                ドナーセレクション
・■-■歳の健康成人
・骨髄液提供の履歴が●回までであること
・直近の骨髄細胞数：■■■■cells/mL 以上
・CMV を含む特定の感染症歴：陰性
・男性：BMI≦■■、又は体重≦■■■kg
・女性：BMI≦■■、又は体重≦■■■kg
```
CMV：サイトメガロウイルス、BMI：Body mass index

ドナースクリーニング

項目	基準
血液検査	
全血球計算	適合
血液化学検査	
ABO 及び Rh 式血液型	
ヒト白血球型抗原（HLA）	
血清学的検査及び核酸増幅検査	
ヒト免疫不全ウイルス（HIV-1、HIV-2）	陰性
C 型肝炎ウイルス（HCV）	
B 型肝炎ウイルス表面抗原	
B 型肝炎ウイルス抗体	
ヒト T 細胞白血病ウイルス（HTLV-1、HTLV-2）	
梅毒トレポネーマ	
ヒト免疫不全ウイルス（HIV-1）	
B 型肝炎ウイルス DNA	
C 型肝炎ウイルス RNA	
西ナイル熱ウイルス	
ヒトパルボウイルス B19	
シャーガス病	

図1 テムセル® のドナーセレクションとスクリーニング

品である「テムセル® HS 注」の製造の際に実施されたドナースクリーニングが参考になる。図1は「テムセル® HS 注」に対する PMDA の審査結果報告書の抜粋で，ドナーセレクションの基準やドナースクリーニングの検査項目が記載されている。

3.1 血清学的検査

ドナーの適格性検査として，血清学的検査（検査対象ウイルスに対する IgM 抗体と IgG 抗体の有無）が実施されている。検査が必須のウイルス（表2に記載）の IgG 抗体が検出される場合には当該ウイルスに感染歴があることが，IgM 抗体陽性の場合には検査日から近い過去に当該ウイルスに初感染したことが分かる。表4は，ウイルスの血清学的検査に使用される抗原抗体系と検査結果の解釈例を示す。自己細胞を用いた再生医療の場合には元々患者が感染していたウイルスが細胞加工物に少量混入したとしても危険性は限定的と考えられるが（培養中に当該ウイルスが増幅する場合には注意が必要），同種細胞を使用した再生医療ではウイルス未感染の患者へウイルスを含む細胞加工物が投与される可能性があるため感染事故の発生が懸念され，ウイルス安全性の確保が極めて重要となる。表2〜4に示すウイルスに対する血清学的検査は臨床検査会社各社に委託可能である。

表4 ウイルスの血清学的検査とウインドウピリオド

ウイルス名	検査対象抗原・抗体	検査からわかること	ウインドウピリオド	備考
B型肝炎ウイルス（HBV）	HBs抗原・抗体（HBs Ag/HBs Ab）	HBVの感染の有無	50～100日	HBVの外殻の構成タンパク質であり，B型肝炎患者やHBVキャリアの末梢血中に大量に存在する
	HBc抗原／抗体（HBc Ab）	通常の検査ではHBc抗原は検出されないが，HBc抗体は，長期間持続する	HBc抗体の出現はHBs抗原の出現より遅れる	HBVの外殻の内部を構成するタンパク質フリーのHBc抗原は検出されないため抗原検査は行われない
C型肝炎ウイルス（HCV）	HCV抗体	HCVの感染歴を示す	約100日間	医療行為による新たな感染が激減し，中高年層が主なウイルスキャリアーである
ヒト免疫不全ウイルスⅠ型（HIV-1）	HIV-1抗原・抗体	HIVの感染歴を示す（抗体は終末期を除いて持続陽性）	約28日間	HIV-RNA量はエイズ発症少し前から急激に上昇する
サイトメガロウイルス（CMV）	CMV抗原・抗体（抗IgM, IgG抗体）	CMVの感染歴を示す（抗体は終生陽性）	7～10日間	代表的な日和見感染症の原因ウイルスで，間質性肺炎・腸炎・網膜炎の原因となる 1年程度IgM抗体が持続的に検出される例もある
EBウイルス（EBV）	抗VCA-IgM, IgG抗体	EBVの感染歴を示す（抗体は終生陽性）	伝染性単核症を発症した時点でVCA-IgM陽性	大多数の成人が持続感染し抗体陽性であるが，抗体価の測定には診断的価値がある
ヒトT細胞向性ウイルスⅠ型（HTLV-1）	HTLV-1抗体	HTLV-1の感染歴を示す（抗体は終生陽性）	36～72日間	九州（特に南部）に多く5～7％が陽性，一部地域では30％以上が陽性 成人T細胞性白血病，HTLV-Ⅰ関連脊髄症の原因ウイルス
パルボウイルスB19型（B19）	B19 IgM抗体	感染時期	10～14日間	IgM抗体は5か月間程度持続する。体内で持続感染が成立し，IgG抗体陽性が遷延化することがある

3.2 核酸増幅検査

すでに述べたようにドナー検査や期間をおいての再検査は原材料のウイルス安全性確保のために重要なステップであるが，血清学的検査に加えてウイルス遺伝子を直接検出する核酸増幅検査が繁用されている。多くのウイルスを同じプラットフォームで簡便に検査が可能なことと，感度が高くウインドウピリオドも短縮できることがその理由である。様々な核酸増幅法が考案されているが，多くの場合PCR法やリアルタイムPCR法が利用されており，多数のウイルス検査キット（多くは研究用試薬：HBV，HCV，HIV検査キットなど一部は体外診断薬）が市販されている（リアルタイムPCRの詳細や検査系の設計，検査法の実際などに関しては文献2～4を参照）。一方，上記のように検査が必須のウイルスが5種類（HBV，HCV，HIV，HTLV，B19：自己細胞を用いる場合はB19を除いた4種類）に加え，原材料への混入のリスクが高い持続感染ウイルスを加えると約20種類程度のウイルスの検査が必要となる。筆者の研究室では多くのウイルスを網羅的・同時・迅速に検査することが可能なウイルス検査系の開発を進めており，一部は検査キットとして市販されている（詳細は後述）。なお，筆者らの研究室では，検査系の開発や検

第3章 ウイルス検査

査実施は「血液製剤のウイルスに対する安全性確保を目的とした核酸増幅検査（NAT）の実施に関するガイドライン」[5]に準拠して行っている。PCR法を利用した検査はコンタミネーションによる偽陽性のリスクが高いため，上記ガイドラインなどを参考に十分に注意をして実施する必要がある。

3.3 ウインドウピリオドを勘案した検査

一方，生物由来原料基準（表1の11）のヒト由来原料基準第3「ヒト由来原料総則」の1「ヒト細胞組織原料基準」(3) ウには【アの検査項目，検査方法（問診，検診，検査等により，細菌，真菌，ウイルス等の感染が否定されていること：引用者追記）等に応じた再検査が適切な時期に行なわれている等ウインドウピリオドを勘案した検査または管理がなされていること】と記載されている。ウインドウピリオドとは実際にウイルスに感染してから検査により感染したことが明らかになるまでの期間のことであり，同種細胞を原材料とする際にはウインドウピリオドを勘案したドナーの再検査が必須と解される。原材料採取から再検査までの時期は，ウイルス種により抗体陽性となるまでの期間に相違があるため一概には決められない。表4に一応の目安を示すが，従来の研究結果などを参考に検査対象ウイルス毎に決定するべきである。また，核酸増幅法を用いた検査法は感度が良いためウインドウピリオドを短くすることができ，実際核酸増幅法による検査を導入後に輸血のウイルス安全性が飛躍的に高まっている。なお，上記の「ヒト細胞組織原料基準」(3) に【ただし，医薬品等の使用の対象者とドナーが同一のものである場合には必ずしもドナースクリーニングを必要としない】と記載されており，自己組織・細胞を原材料とする場合には必ずしもドナースクリーニングを行う必要はないが，他の製品とのクロスコンタミネーションの防止や作業者の安全性の観点から，患者（原材料提供者）の感染症検査結果情報の入手を検討することが重要である。さらに，すべての細胞や組織などの原材料は感染性物質を含むものとみなして取り扱うとともに，クロスコンタミネーションの防止や作業者の安全性を考慮した適切な対応策を検討・実施することが求められる。

4 生物由来原料の検査

細胞加工物の製造に際し，牛胎児血清（FBS），細胞分散剤やフィーダー細胞が用いられることがあるが，これらの生物由来原料を用いる際にはウイルス安全性に留意することが重要である。牛胎児血清や細胞分散剤に関しては，FDA 9CFR111.53（https://www.law.cornell.edu/cfr/text/9/113.53）やEMEA/CPMP/BWP/1793/02（http://www.ema.europa.eu/docs/en_GB/document_library/Scientific_guideline/2013/06/WC500143930.pdf）に準拠したウイルス否定試験を実施した血清やトリプシンが入手可能である。安全性を高めるためにはさらにガンマ線照射などのウイルスの不活化工程を加えることも検討するべきであろう。表1の1〜5の5指針には【異種血清および異種もしくは同種の血清に由来する成分については，細胞活性化又は増殖等の加工に必須

でなければ使用しないこと】とされ，使用が避けられない場合の考慮点が5つ挙げられている。なお，自己血清の使用は問題とはされていないが，血清の使用に際しては血清にも持続感染ウイルスが含まれる可能性があることに十分に配慮して作業者の安全性を確保するとともに，血清の取り違えによる感染事故の発生を防止する管理体制の構築が必要である。フィーダー細胞に関してはICH-Q5A ガイドラインに記載のウイルス試験の実施を考慮すべきである。ICH-Q5A は日米 EU 医薬品規制調和国際会議（ICH）からだされたウイルス安全性に関するガイドラインで，本邦では厚生労働省から発出された医薬審第329号通知「ヒト又は動物細胞株を用いて製造されるバイオテクノロジー応用医薬品のウイルス安全性評価」に記載されている。この通知では，フィーダー細胞のマスターセルバンクやワーキングセルバンクに対して，レトロウイルス試験・*in vitro* 試験・*in vivo* 試験・抗体産生試験の実施が推奨されている（表1の9）。なお，これらの試験法の詳細は，バイオ医薬品ハンドブック[6]に記載されている※。

5　細胞加工物のウイルス検査

　治療の安全性を確保するためには，投与形態の細胞加工物の一部を検査用として分取し投与前にウイルス検査を行うことが理想である。しかし，自己細胞を利用した再生医療では患者に投与される細胞はロットを形成せず，また，一般に投与形態にした細胞はできるかぎり速やかに患者に投与する必要があるため，最終的な細胞加工物を直接検査することは難しい。そのため，細胞を回収する前日に一部の細胞を分取してウイルス検査を行うことが一般的である。この点を勘案し，開発段階では，投与形態にした細胞加工物の一部を分取してウイルス汚染に関するデータを予め十分に収集しておくべきである。検査結果が細胞の投与後に得られる場合には，検査陽性となった際の対処方法を予め決めておき，適切に対処できる体制の整備も必要である。

　表1の1-4の4指針には【最終製品の品質管理】として，ウイルス試験に関しては【必要で適切な規格及び試験方法を設定し，その根拠を明らかにすること】とされている。ウイルス検査に関しては，自己細胞を使用する場合，【HBV, HCV, HIV, HTLV につき，患者の段階で否定し得ず，かつこれらのウイルスを増殖させる可能性のある細胞の場合には，増殖可能性のあるウイルスについてその存在量に関する試験を実施し，体性幹細胞（iPS（様）細胞）加工医薬品等の投与が患者の不利益にならないことを確認する必要がある】と記載されている（表1の1, 3）。一方，同種細胞を使用する際の指針（表1の2, 4）では，同様に【バンク化されておらず，ウインドウピリオドが否定できず，HBV, HCV, HIV 等を製造工程中に増殖させる可能性のある細胞を用いる際には，中間製品，最終製品等についてもウイルス等の存在を否定する適切な試験を実施すること】と記載されており，「等」の文字が入ることにより，培養中のウイルス増殖に

※　ICH-Q5A の検査依頼などに関する相談先：㈱エスアールエル　特殊検査T課　バイオロジクス分野担当　上野高嗣，TEL　042-777-7320，e-mail　uenot@srl.srl-inc.co.jp

第3章　ウイルス検査

ウイルス試験	電子顕微鏡観察	電子顕微鏡観察
	in vitro 試験（Vero、MRC5、Hs68 細胞）	細胞変性 血球凝集反応 血球吸着反応
	in vivo 試験	成熟マウス 乳飲みマウス 発育鶏卵 発育鶏卵
	HIV-1	PCR法
	HIV-2	PCR法
	HTLV-1/2	PCR法
	HHV-6	PCR法
	HHV-8	PCR法
	HBV	PCR法
	HCV	PCR法
	B19	PCR法
	CMV	PCR法
	EBV	PCR法
	HPV	PCR法

図2　テムセル®ドナーセルバンク（DCB）のウイルス試験

一層の注意を払うことを求めている。

　ヒト同種iPS（様）細胞網膜色素上皮細胞に関する評価指標（表1の15）には，【ICH-Q5A（「ヒト又は動物細胞株を用いて製造されるバイオテクノロジー応用医薬品のウイルス安全性評価」について（平成12年2月22日付け医薬審第329号厚生省医薬安全局審査管理課長通知）に従った検査により否定されることが望ましい）と記載されているが，同種細胞を使用した再生医療等製品として初めて製造販売承認を受け薬価基準収載された「テムセル® HS注」（JCRファーマ）の審査報告書（PMDA）には，ドナーセルバンクに対してICH-Q5Aに準拠したウイルス検査を実施していることが記載されている。また，テムセルの製造工程については実生産スケールでプロセス評価が実施されているが，原料（骨髄液）の品質特性に由来する製造工程の変動要因が特定されていないとの理由で製造毎にベリフィケーションを実施することとしており，ベリフィケーションとしてDCBの製造毎にICH-Q5Aに準拠したウイルス検査を実施している（図2）。再生医療の場合，原材料が一定ではないため，このベリフィケーションの概念は極めて重要である。

6　ウイルスの迅速検査系の開発

6.1　網羅的ウイルス検査

　検査必須の5種類のウイルス検査試薬に関しては，東京医科歯科大学との共同研究の成果に基づいた検査キットがタカラバイオ社から市販されている（HIV, HTLV, HCV, HBV, ParvoB19：製品コードRR271A，EBV, CMV, WNV：製品コードRR272A, http://www.takara-bio.co.jp/release/?p=1554）。

　また，同様の試薬を用いてウイルス検査を委託することも可能である（http://catalog.takara-

表5 「日和見感染症セット」の試薬レイアウト

ウェル	検査対象（蛍光色素）	
A	GAPDH （FAM）， TBP （ROX）	陽性コントロール
B	HSV1 （ROX） HBV （FAM）	
C	BKV （FAM） HHV7 （ROX）	
D	EBV （FAM） VZV （ROX）	
E	HHV6 （ROX） HSV2 （FAM） HHV8 （HEX）	
F	ADV （ROX） JCV （FAM）	
G	CMV （ROX） B19 （FAM）	
H	リザーバー	DNAサンプル溶液の調製時に使用 （黄色の着色液入り）

bio.co.jp/PDFS/quality_test_of_cells_leaf2.pdf）。

　一方，状況によっては上記の5種類以外の持続感染ウイルスの検査も考慮すべきである。指針や評価指標などに記載されているように8種類のヘルペスウイルスやBKV，JCV，ADVなどは混入の可能性が高く注意が必要である。これらのウイルスを網羅的に検査可能な試薬キットは東京医科歯科大学と島津製作所との共同研究の成果として「日和見感染症ウイルス検出キット」の名称で販売準備が進んでいる（検査項目は表5を参照）。本試薬を使用すれば，13種類のウイルスの有無を網羅的に10copies/μg DNAの感度で1時間以内に検出することが可能である。上記のキットはいずれもリアルタイムPCR法を応用し，タックマンプローブを使用した蛍光検出によりウイルスの有無を判定する。検出に使用するプライマー・プローブは各ウェルに安定化剤とともに固相化されている。さらに，日和見感染症ウイルス検出キットでは核酸増幅酵素も固相化されているため，原材料や細胞加工物から抽出した核酸を一定量加えるだけで検査が可能なReady-to-Use試薬となっている（現在でも特注品として入手可能）。

6.2　ウイルスの迅速定量法

　前述のように持続感染ウイルスが混入するリスクは避けられないため，自己細胞を使用した再生医療であっても，治療のリスクとベネフィットを評価するためには混入するウイルスの有無，種類，量を正確に測定することが必要である。筆者らは上記のプライマー・プローブおよび核酸増幅酵素を固相化する技術を応用した簡便・迅速な遺伝子定量系を作成している（図3）。

　例示したEBV-DNAの定量系では，A-Cの3つのwellに既知濃度（10^5，10^3，10^1 copies）の

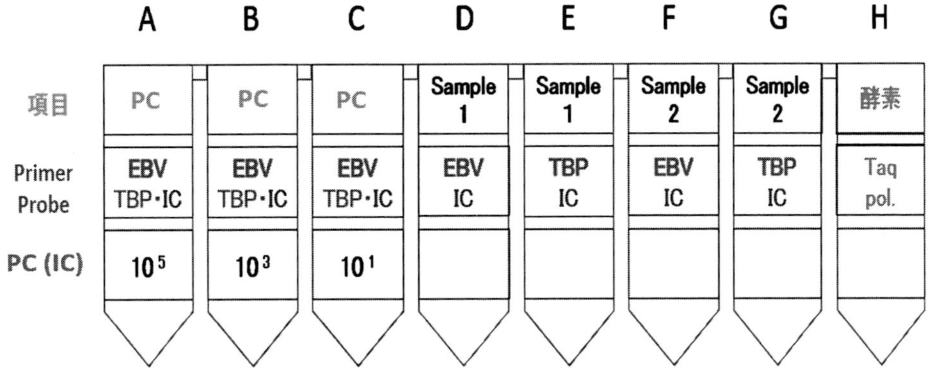

第3章　ウイルス検査

項目	A	B	C	D	E	F	G	H
	PC	PC	PC	Sample 1	Sample 1	Sample 2	Sample 2	酵素
Primer Probe	EBV TBP・IC	EBV TBP・IC	EBV TBP・IC	EBV IC	TBP IC	EBV IC	TBP IC	Taq pol.
PC (IC)	10^5	10^3	10^1					

図3　「定量ストリップ」の一例（EBVの定量）
A-CでEBVとTBPの検量線を描き，その結果とD-Gで測定したEBVとTBP結果からEBVのコピー数が算出できる（copies/μg DNA）。A-GにPC特異的なICの検出系が組み込まれており，PCの混入の有無を判別できる。Hには核酸増幅酵素を固相化してあるため，室温あるいは4℃保存が可能である。

EBV（測定対象）とTBP（TATA binding protein：細胞 DNA 測定用）の陽性コントロール（Positive control：PC）が固相化されて，A-Gの7 wellすべてにEBVとTBPのプライマー・プローブが固相化されている（3つのプローブは別々の蛍光色素で標識されており，蛍光波長の違いにより識別可能）。一方，EBVとTBPの陽性コントロールには2つの配列と全く別の内部コントロール（internal control：IC）配列が挿入されており，A-G wellにはIC特異的蛍光プローブも固相化されている。H wellには核酸増幅酵素が固相化されているため「定量ストリップ」は室温あるいは4℃で保存することが可能である。検査実施に際しては，水（A-C well）やサンプル（D-G：2検体）を加え，バッファーをH wellに加え溶解して酵素液としA-G wellに加えるだけであり，セットアップ時間が著しく短縮するとともに試薬の入れ間違いやピペッティングに伴うコンタミネーションの危険を大きく低下することができる。さらに，PCあるいはPCの増幅産物が混入した場合，EBVあるいはTBP由来の蛍光に加えIC由来の蛍光も検出されるため，コンタミネーションによる擬陽性か真の陽性かが容易に判別できる。「定量ストリップ」はRNAの定量にも応用でき，多くのDNAおよびRNAウイルスの定量ストリップが日本テクノサービス社から入手可能である[※※]。

※※　http://www.ntsbio.com/virus.htm：担当　森　良仁

7 データ収集

再生医療のウイルス安全性を担保するためには，使用する原材料へ混入する可能性のあるウイルスの種類，混入の頻度，ウイルス量や，それらのウイルスの細胞加工物を製造する過程における動態に関するデータをあらかじめ収集し，対応策を考えておくことが必要である。表6にこれまでに筆者らが開発した網羅的ウイルス検査系を使用して得られているデータおよびウイルスを積極的に培養系に添加して細胞への影響やウイルス動態を解析したウイルススパイク試験により得られたデータをまとめた。紙面の都合で詳細は記せないが，骨髄液や滑膜や骨などを含む関節内組織にはパルボウイルス B19（B19）が高率（20～40％）に混入するとのデータが得られており注意が必要である。また，末梢血には EBV や HHV6 を主体としたヘルペスウイルス科のウイルスの混入率が高いとのデータもある。したがって，使用する原材料に混入する可能性のあるウイルスをリストアップし，その頻度・量・培養中での動態に関するデータの取得や対応策の策定は極めて重要である。また，重要なウイルスに関してはウイルススパイク試験の実施も検討すべきであり，筆者の研究室では B19, EBV, CMV, HHV6, HSV1 のウイルススパイク試験を受託研究として実施している※※※。

表6　再生医療・細胞治療を実施する際に特に注意すべきウイルス

細胞	種類	注意すべきウイルス	コメント
末梢血T細胞	原材料	EBV, HHV6, HHV7, CMV, HTLV1, HBV, HCV, B19	血液中に混入の可能性がある
活性化T細胞	細胞加工物	EBV, HHV6, HHV7, HTLV1	培養中に増幅する可能性がある
骨髄液	原材料	B19, EBV, HHV6, HHV7, CMV, HTLV1, HBV, HCV	B19の頻度が特に高い
滑膜	原材料	B19, EBV, HTLV1	B19の頻度が特に高い
iPS細胞	培養細胞	HSV1	感染性を持つとのデータあり
iPS由来網膜色素上皮細胞	細胞加工物	HSV1, CMV	感染性を持つとのデータあり

8 おわりに

平成28年2月に同種細胞を使用した初の再生医療等製品であるヒト（同種）骨髄由来間葉系幹細胞製剤「テムセル® HS 注：造血幹細胞移植後の急性移植片対宿主病の治療薬」が発売された。現在，多くの同種細胞を使用した製品が開発されているが，同種細胞由来の細胞加工物を使用した再生医療等製品は自己由来の特定細胞加工物や再生医療等製品以上にウイルス安全性の確

※※※　連絡先：東京医科歯科大学 再生医療研究センター 清水則夫，nshivir@tmd.ac.jp，
　　　TEL：03-5280-8080

第 3 章　ウイルス検査

保が重要な課題となる。また，再生医療等製品は原材料が一定ではなく品質特性が変動するため，通常のプロセスバリデーションでは不十分であり，実際に薬事申請に当たっては製造ロット毎にウイルス試験を含め様々な試験を実施する「ベリフィケーション」により安全性を担保することが求められている。したがって，ウイルス検査の簡便・迅速化は重要な課題であり，本稿で示した東京医科歯科大学で開発された技術を基に開発されたウイルス検査試薬が再生医療のウイルス安全性確保のための一助になることを願っている。

文　　献

1) 小林哲，遊佐敬介，川崎ナナ，ウイルス等感染性因子安全性評価に関する研究，*Bull. Natl. Inst. Health Sci.*, **131**, 7-15, 2013.
2) 原理からよくわかるリアルタイム PCR 完全実験ガイド 最強のステップ UP シリーズ．北條浩彦編，「基礎編—原理と基礎知識— リアルタイム PCR を使った解析の基本 9, 10 プライマー／プローブ設計の基本 ①, ②」，p.64-74，羊土社，2013.
3) 清水則夫，渡邊健，外丸靖浩，原理からよくわかるリアルタイム PCR 完全実験ガイド 最強のステップ UP シリーズ．北條浩彦編，「実践編—プロトコールを中心に—IV 章 遺伝子量解析 15 ウイルス感染症を診断する ウイルスゲノムの定性的検査と定量的検査」，p.192-202，羊土社，2013.
4) 清水則夫，外丸靖浩，渡邊 健，森尾友宏，再生医療のための細胞製造ハンドブック，紀ノ岡正博監修，第 7 章 培養細胞の微生物安全性，p.159-170，シーエムシー出版，2015.
5) 血液製剤のウイルスに対する安全性確保を目的とした核酸増幅検査（NAT）の実施に関するガイドライン（平成 26 年 7 月 30 日付 薬食発 0730 号第 1 号厚生労働省医薬食品局長通知），http://www.mhlw.go.jp/new-info/kobetu/iyaku/kenketsugo/140814_01.html
6) バイオ医薬品ハンドブック（日本 PDA 製薬学会バイオウイルス委員会／編：じほう社）

第4章　重症心不全治療に用いられる移植細胞に関する免疫学的考察

宮川　繁*

1　はじめに

　重症心不全治療として最も重要な治療法である心臓移植は，極めて深刻なドナー不足であり，新しい移植法案が可決されたものの，欧米レベルの汎用性の高い治療法としての普及は困難が予想される。一方，左室補助人工心臓（LVAD）については，日本では移植待機期間が長期であるため，感染症や脳血栓等の合併症が成績に大きく影響している。このような状況を克服するため，世界的に再生医療への期待が高まっているが，重症心不全を治癒させるまでに至らず，心臓移植やLVADに代わる新しい治療開発が急務である。

　このような現状のなか，重症心不全においては，細胞移植，組織移植の研究が進み[1]，臨床応用化が進んでいる。これまでの細胞治療の臨床応用は，低い免疫原性，安全性，倫理性を主軸においた応用であったため，自己細胞を用いた臨床応用がほとんどであったが，自己細胞においては，細胞の均一性，治療の汎用性，産業化においては，幾分か不向きである可能性がある。このような問題点の解決には，他家細胞の臨床への導入が必要であるが，免疫原性の問題点がある。本稿では，これまでの自己細胞，他家細胞の基礎的研究に関して紹介し，今後の展望に関して概説する。

2　自己細胞による細胞治療の利点と欠点

　現在，筋芽細胞，骨髄間葉系幹細胞，他様々な体性幹細胞の臨床応用が行われているが，多くは自己細胞を用いた治療である。自己細胞による細胞治療には利点と欠点があり，この細胞の特性を考慮した臨床応用が必要である。自己細胞を用いた治療法の利点は，自己細胞であるため倫理的ハードルが低いこと，治療をうける患者が自分の細胞による治療であるため受け入れやすいこと，免疫原性が少なく，移植臓器に生着しやすいことが挙げられる。一方で，欠点としては，産業化するためには，細胞の品質を一定にすることが重要であるが，自己細胞であれば，細胞の品質の均一化が難しいことが挙げられる。また，培養に多くの時間を有し，緊急対応が難しいことが挙げられる。

　一方，他家細胞移植においては，拒絶による効果の減弱をいかにして回避するかが大きな課題

---

*　Shigeru Miyagawa　大阪大学　大学院医学系研究科　先進幹細胞治療学講座　特任教授

第4章　重症心不全治療に用いられる移植細胞に関する免疫学的考察

であると同時に，培養細胞の均一性の担保を要求されすぎて，かえって製造コストがかかる等の問題点を有しており，自己細胞，他家細胞の特性を考えて，使用用途を考えることが必須である。

3　アロ体性幹細胞の心不全に対する有効性，免疫原性

我々は，他家筋芽細胞，他家骨髄間葉系細胞の心不全に対する有効性，*in vitro*，*in vivo* での免疫原生を検証したので，具体的データをもとに報告する。

3.1　他家骨髄間葉系幹細胞

現在，欧米を中心に他家骨髄間葉系幹細胞を用いた臨床応用が行われているが，その免疫原性に関しては，詳細な報告はない。我が国においても，GVHDに対する他家骨髄間葉系幹細胞移植の保険収載が行われており，他家細胞の産業化に向けた試みが始まろうとしている。当科における他家骨髄間葉系幹細胞移植の有効性を免疫学的な視点も含めながら考察する。

ラット他家骨髄間葉系幹細胞をLewisラット梗塞モデルに移植し，心機能の検証，残存細胞，免疫学的応答を検証し，自家移植の系と比較を行った。他家細胞移植，自家細胞移植ともに，心機能の改善，血管新生，線維化抑制といった組織学的にも有効性を認め，特に，細胞治療の最も大きなメカニズムである血管新生サイトカインの産生は，他家細胞移植にて高度であった。また，移植細胞の生存率を検証すると，他家細胞，自家細胞ともに有意差を認めず，臨床的有効性を考えると，他家細胞でも，自家細胞と同様の有効性を期待できることが示された[2]。

in vivo での細胞移植後の炎症反応と移植された細胞残存数を検証したところ，移植後1日目の早期に，マクロファージの活性化が起こり，MCP-1，IL1ベータ産生が促され，自然免疫が活性化されており，この自然免疫のコントロールが細胞生着を延長する大きな鍵であることが示唆された。一方，移植部位にマクロファージの集積が認められるが，ヘルパーT，キラーT細胞の浸潤は認めず，細胞性免疫の活性化は起こっていない。上記他家骨髄細胞間葉系細胞の基礎的データを検証すると，他家骨髄間葉系幹細胞は，自己骨髄間葉系幹細胞と比較して，自然免疫系を惹起する可能性があるが，臨床的有効性の観点では，自己骨髄間葉系幹細胞と同等であり，現在の自己骨髄間葉系幹細胞を用いた細胞治療と同等の有効性が期待できるものと考えられる。

3.2　他家筋芽細胞

現在，自家筋芽細胞はハートシートとして，虚血性心筋症において，保険償還を受けている[3]。しかし，自己細胞を用いた場合，単離した細胞の均一性の点で問題があり，重篤な心不全のため歩行がままならない患者においては，骨格筋が未発達であり，骨格筋を起源とする筋芽細胞の品質が維持できない。このような自己筋芽細胞の問題点を考えると，品質を維持しやすい他家筋芽細胞は臨床的魅力のある細胞である。当科において，他家筋芽細胞の臨床的有用性，および同細胞の免疫原生を検証した。

ラット他家筋芽細胞を Lewis ラット梗塞モデルに移植したところ，自家筋芽細胞移植と比較して，他家筋芽細胞移植群において，心機能改善を認めなかった。また，自家筋芽細胞と比較して，他家筋芽細胞移植群において IL-2R，INFγ の発現は有意に高値であり，ともに CD4，CD8 陽性の T 細胞の浸潤を認めた。他家筋芽細胞は自然免疫と同時に細胞性免疫の攻撃を受け，拒絶され，心機能の改善効果を得ることができないと示唆された。自家筋芽細胞は in vivo での生着率は他家筋芽細胞と比較して，移植後 28 日まで良好であり，最終的には他家筋芽細胞と比較して，生着細胞数は変わらなかった。また，他家骨髄間葉系幹細胞において副刺激シグナル分子の発現を認めず，他家筋芽細胞において副刺激シグナル分子 B7.1 の発現を認め，他家筋芽細胞は他家骨髄間葉系幹細胞と比較して，免疫的な寛容を受けず，臨床的有効性に乏しいことが示唆された[4]。

上記のように，体性幹細胞であっても，細胞種によって，免疫原性が著しく異なり，他家体性幹細胞移植の有効性を向上させるためには，免疫寛容を受けやすい細胞を検証し，同細胞を他家細胞移植の細胞種として選択することが重要である。

4 iPS 細胞由来心筋細胞の免疫原生

iPS 細胞を用いた細胞移植においては，自己 iPS 細胞の持つゲノムの不安定性により，安全性が懸念されるため，臨床応用にはゲノムの安定した他家 iPS 細胞が有用であると考えられている。しかし，他家 iPS 細胞移植を用いて臨床を行う際，十分な免疫学的検証を行い，免疫反応による拒絶をいかにして抑えるかの対策を講じるべきである。本稿においては，iPS 細胞の特性を免疫学的観点から述べる。

4.1 移植急性期における宿主移植片反応

移植急性期における iPS 細胞由来移植片の生着につき，移植片側の因子，生体側の因子，そして移植片と生体の相互関係に起因する因子を述べる。まず移植片側の因子として，①移植片そのものの脆弱性，②培養環境から宿主へと移植片を移植させる際の手技的な構造および機能の傷害，が挙げられる。移植片の培養環境は，目的となる細胞・組織・臓器を作成するために最適化された安定した環境である。すなわち移植片は，培養皿上，培養液中に浮遊，あるいは何らかの培養液による灌流などの環境にあるが，これらの装置から移植片を着脱し，宿主へ移植する際に，移植片の構造そして機能を機械的生理的に傷害し，結果として移植片の機能と寿命を短縮することが予想される。

そして，宿主側の因子として，①虚血・炎症など移植部位の環境，②感染などの状態，が挙げられる。移植片を受ける宿主は臓器不全に陥っている。機能不全に陥った臓器は，炎症・虚血など様々な反応に移植前からさらされており，特に不全臓器に直接移植片を移植する場合には，移植片に虚血や炎症が波及する可能性がある。また，臓器不全に陥った宿主は何らかの全身病変を

第 4 章　重症心不全治療に用いられる移植細胞に関する免疫学的考察

来しており，これが移植片に対して悪影響を及ぼす可能性がある。

さらに，移植片と宿主の相互関係の因子として，①移植片への血液供給，②宿主免疫反応，が挙げられる。移植片は，宿主の動脈系を介して血液供給を受け，静脈系により老廃物を回収されるという，血液灌流が確立されないと生着できない。血管網を有する移植片ならば，宿主と移植片との間に動脈および静脈の機能的結合が必要となり，血管網を有さない移植片ならば，宿主の毛細血管網が移植片と機能的に交通する必要がある。この血液灌流が確立されるまでは，移植片は虚血状態にさらされ，機能と寿命に深刻な影響を及ぼす。また，宿主が移植片を「異物」と認識した場合，直接経路あるいは間接経路を介した細胞性免疫が賦活化され，移植片を特異的に傷害する急性免疫拒絶反応が発生し，移植片の寿命は極めて短縮される。

4.2　移植慢性期における宿主移植片反応

移植慢性期とは，移植片が宿主に生着すなわち宿主からの血液灌流を受けて機能し，宿主の臓器機能を補完している状態である。まず，移植片側の因子として，テロメア長や病的遺伝子の残存など，iPS 細胞ドナー，リプログラミングあるいは培養過程で生じる iPS 細胞に由来するものが挙げられる。次に宿主側の因子として，臓器不全に陥る原因の持続が重要である。例えばウイルス性肝炎による肝硬変に対して，iPS 肝臓を移植した場合，移植後もウイルスが活発であれば移植片も再び傷害を受ける可能性がある。また，移植片・宿主関係では，慢性拒絶反応と移植片の環境が重要である。急性拒絶反応が何らかの手法で克服されても，慢性拒絶反応が発症することがあることは，臓器移植の基礎的臨床的研究により知られている。また，宿主の活動・加齢・新たな病態の発症にともない移植部位の環境が悪化することが考えられる。

これらの移植片・宿主・相互関係は，それぞれ独立にではなく相互に関与しながらダイナミクに移植片の生着に重大な影響を及ぼす。しかしながら，これらそれぞれの因子につき個別に検討し適切な対応策を採用することで，移植片の生着を延長させることが理論的には可能であり，いくつかの臓器においてはその理論がある程度立証されている。

4.3　他家 iPS 細胞由来移植片の生着と寿命

自己細胞由来の iPS 細胞から臓器を作成することが iPS 細胞による再生医療の最終目標であるが，現時点での技術では安全かつ安定した iPS 細胞の樹立と分化誘導効率の高い iPS 細胞の選別などに大きな課題があり，特に心臓再生においては他家 iPS 細胞の使用が現実的と考えられている。一方，他家 iPS 心筋組織移植においては，獲得免疫による宿主拒絶反応が不可避である。他家 iPS 心筋組織の移植においては，直接経路を活性化させる免疫提示細胞が移植片に混入していることは極めて少ないと考えられ，移植片を貪食した宿主由来の免疫提示細胞を介した間接経路による宿主免疫応答が主体となると考えられる。

この間接経路による拒絶反応を抑制するために，①免疫抑制剤による宿主免疫応答の抑制，②主要抗原である HLA をマッチさせた iPS 心筋を移植することにより，間接経路の活性化を最小

限とする，という二つの手法が考えられる．当研究室では，カニクイザルモデルを用いてこの仮説を検証してきた．主要抗原 MHC ゲノムがホモ接合体であるカニクイザル由来の iPS 心筋を作成し，これをヘテロ接合体に移植することにより MHC をマッチさせた iPS 心筋移植を行ったところ，MHC 非マッチ移植に比べて，宿主免疫反応が大幅に減少し移植片の生存が向上した[5]．また免疫抑制剤の併用により，さらに移植片の生存が向上した．以上より，他家 iPS 心筋移植において移植片の機能と寿命は，宿主免疫反応に大きな影響を受けることが示された．一方，自己 iPS 細胞由来の組織に対しても，宿主免疫反応が作動するとの報告もあり[6]，免疫系に関する研究成果に注目する必要がある．

4.4 iPS 細胞の免疫原性に関する基盤研究

体細胞を初期化して作成される iPS 細胞は，拒絶反応を受けない自家移植による再生医療を可能にするものとして研究が進められてきた．しかしながら 2011 年，Zhao らによって iPS 細胞は ES 細胞と比べて免疫原性が高く，自家移植の動物実験モデルであるマウス同系移植において拒絶され得るとの報告がなされた[6]．また ES 細胞との比較から，iPS 細胞特異的に発現し免疫原性をもたらす遺伝子が複数提示された．体細胞を人為的に初期化することで発現する抗原性の存在が示唆されたことで，iPS 細胞移植による再生医療を実現する上で，その免疫原性の評価が重要視されることとなった[7]．

その後，Zhao らに相反する 2 つの報告がなされた．Araki らは，Zhao らと同じマウス未分化 iPS，ES 細胞同系移植の奇形腫形成率で，iPS 細胞と ES 細胞に差が認められず，前述の iPS 細胞の抗原性をもたらす遺伝子の発現が認められないことから，未分化 iPS 細胞は ES 細胞と同等の免疫原性であるとした[8]．また iPS 細胞のキメラ個体からの臓器移植（血球細胞，皮膚）が同系マウスに生着することから，iPS 細胞由来の分化細胞（組織）が拒絶反応を受けない可能性を示した．Prajna らは，*in vitro* で分化させた iPS 細胞由来の内皮細胞，肝細胞，神経細胞が同系マウスに生着し，前述の iPS 細胞の抗原性をもたらす遺伝子の発現を認めないことから，iPS 細胞を用いた拒絶反応を受けない自家細胞移植療法が実現可能であると結論している[9]．一方で，Kawamura らは，iPS 細胞から心筋細胞へ分化誘導した場合，既存の心筋細胞の糖鎖抗原の発現パターンに近づくが，完全に一致せず，HLA 抗原をマッチングさせても，免疫原性を有する可能性があることを報告している[10]．

iPS 細胞の免疫原性に関する検討は，これまでのところ結論は得られていない．その理由として，細胞移植における拒絶反応の定量的評価方法が確立されていないことがある．例えば，Zhao や Araki らが示した，未分化 iPS 細胞の免疫原性の評価方法である奇形腫形成の有無は，未分化細胞の増殖能または生着に関する環境因子が拒絶反応を上回れば認められる現象で，ES 細胞との比較評価にならざるを得ない．今後細胞移植の定量的な解析方法を確立することが，iPS 細胞の免疫原性を明らかにすることにつながると考えられる．

第4章　重症心不全治療に用いられる移植細胞に関する免疫学的考察

5　免疫学的メカニズムを用いた細胞治療の有効性向上

　これまで，細胞治療の有効性を向上させるための，重要なポイントは，いかにして生着率を向上させるかである。生着率を左右する因子として，移植後の細胞への血流供給，移植細胞膜上のレセプターとレシピエント心の細胞外基質のマッチング，また忘れてはいけないのは，移植後の免疫系の制御である。移植後他家細胞は自然免疫，および細胞性免疫による拒絶を受け，移植細胞の脱落は当然のことであり，同拒絶を緩和できる免疫抑制剤も現存し，細胞性免疫を減弱させることは可能である。しかし，細胞移植において，自然免疫がどの程度関与しており，どう自然免疫を制御するかが重要なポイントである。そのためには，自然免疫のターゲットとなる抗原の同定，および Tall like receptor をターゲットとした新しい免疫制御法の開発が急務である。今後自然免疫の制御法が開発されれば，細胞治療の有効性を向上させることが可能であると思われる。

　また，iPS 移植片の長期的な寿命を考える場合も，宿主免疫反応は最も重要な課題である。特に他家 iPS 移植片を移植した場合には，宿主免疫反応を減弱させることは極めて重要である。前述のごとく HLA マッチ移植および免疫抑制剤の使用により，免疫反応をある程度減弱させることが可能であるものの[5]，糖鎖に代表される HLA 以外のマイナー抗原の存在，免疫抑制療法の適正性などから，完全に宿主免疫反応を抑制することは困難と考えられる[10,11]。また，長期にわたる免疫抑制剤使用による副作用の発現も問題である。一方，肝臓や腎臓などの他家臓器移植においては，免疫抑制剤不使用下においても宿主免疫反応が発現しない，いわゆる免疫寛容が誘導されることがあることが知られている。この臓器移植における免疫寛容のメカニズムは，完全には解明されていないものの，移植片に含まれるある種の細胞と宿主の免疫担当細胞の相互作用であると考えられている。また iPS 細胞を用いた移植医療においては移植片に様々な形で工夫ができるという大きな利点があり，免疫寛容のメカニズム解明とともに大幅に研究が進み，宿主免疫反応を惹起しない iPS 臓器移植医療が開発されることが期待される。

文　　　献

1) Miyagawa S, Roth M, Saito A, Sawa Y, Kostin S. Tissue-engineered cardiac constructs for cardiac repair. *The Annals of thoracic surgery*. 2011；**91**：320-329
2) Imanishi Y, Saito A, Komoda H, Kitagawa-Sakakida S, Miyagawa S, Kondoh H, Ichikawa H, Sawa Y. Allogenic mesenchymal stem cell transplantation has a therapeutic effect in acute myocardial infarction in rats. *Journal of molecular and cellular cardiology*. 2008；**44**：662-671
3) Sawa Y, Yoshikawa Y, Toda K, Fukushima S, Yamazaki K, Ono M, Sakata Y, Hagiwara N,

Kinugawa K, Miyagawa S. Safety and efficacy of autologous skeletal myoblast sheets (tcd-51073) for the treatment of severe chronic heart failure due to ischemic heart disease. *Circulation journal : official journal of the Japanese Circulation Society.* 2015 ; **79** : 991-999

4) Imanishi Y, Miyagawa S, Saito A, Kitagawa-Sakakida S, Sawa Y. Allogenic skeletal myoblast transplantation in acute myocardial infarction model rats. *Transplantation.* 2011 ; **91** : 425-431

5) Kawamura T, Miyagawa S, Fukushima S, Maeda A, Kashiyama N, Kawamura A, Miki K, Okita K, Yoshida Y, Shiina T, Ogasawara K, Miyagawa S, Toda K, Okuyama H, Sawa Y. Cardiomyocytes derived from MHC-homozygous induced pluripotent stem cells exhibit reduced allogeneic immunogenicity in MHC-matched non-human primates. *Stem cell reports.* 2016 ; **6** : 312-320

6) Zhao T, Zhang ZN, Rong Z, Xu Y. Immunogenicity of induced pluripotent stem cells. *Nature.* 2011 ; **474** : 212-215

7) Miyagawa S, Fukushima S, Imanishi Y, Kawamura T, Mochizuki-Oda N, Masuda S, Sawa Y. Building a new treatment for heart failure-transplantation of induced pluripotent stem cell-derived cells into the heart. *Current gene therapy.* 2016 ; **16** : 5-13

8) Araki R, Uda M, Hoki Y, Sunayama M, Nakamura M, Ando S, Sugiura M, Ideno H, Shimada A, Nifuji A, Abe M. Negligible immunogenicity of terminally differentiated cells derived from induced pluripotent or embryonic stem cells. *Nature.* 2013 ; **494** : 100-104

9) Guha P, Morgan JW, Mostoslavsky G, Rodrigues NP, Boyd AS. Lack of immune response to differentiated cells derived from syngeneic induced pluripotent stem cells. *Cell stem cell.* 2013 ; **12** : 407-412

10) Kawamura T, Miyagawa S, Fukushima S, Kashiyama N, Kawamura A, Ito E, Saito A, Maeda A, Eguchi H, Toda K, Miyagawa S, Okuyama H, Sawa Y. Structural changes in n-glycans on induced pluripotent stem cells differentiating toward cardiomyocytes. *Stem cells translational medicine.* 2015 ; **4** : 1258-1264

11) Kawamura T, Miyagawa S, Fukushima S, Yoshida A, Kashiyama N, Kawamura A, Ito E, Saito A, Maeda A, Eguchi H, Toda K, Lee JK, Miyagawa S, Sawa Y. N-glycans : Phenotypic homology and structural differences between myocardial cells and induced pluripotent stem cell-derived cardiomyocytes. *PloS one.* 2014 ; **9** : e111064

第5章　造腫瘍性評価

安田　智[*1]，佐藤陽治[*2]

1　はじめに

　ヒト細胞加工製品を用いた再生医療は，治療法に乏しく，重篤・致死的ないし QOL を著しく損なう疾病・損傷に対して，極めて有効な治療法になると期待されている。平成28年8月現在，ヒト体細胞・体性幹細胞を原料とする再生医療等製品である自家培養表皮（ジェイス），自家培養軟骨（ジャック），ヒト同種骨髄由来幹細胞（テムセル HS 注），ヒト自己骨格筋芽細胞（ハートシート）の4品目が，国内で製造販売承認または条件及び期限付製造販売承認を受けている。また近年，無限に自己増殖する能力と様々な組織や臓器の細胞に分化する能力を有する多能性幹細胞の，ヒト細胞加工製品の原料としての有用性がより注目されてきており，胚性幹細胞（ES細胞）や人工多能性幹細胞（iPS細胞）を用いたヒト細胞加工製品の開発が，盛んに行われている。しかしながら，ヒト細胞加工製品のリスクとして，製品中に混在する形質転換細胞に起因する腫瘍形成がある。さらに，多能性幹細胞を原料とする製品の場合は，製品に未分化細胞が混在することによる腫瘍形成のリスクもある。したがって，臨床利用されるヒト細胞加工製品の造腫瘍性を適切に評価し，製品の品質を管理することは，安全性確保のための重要な課題である。本章では，ヒト細胞加工製品の品質・安全性試験として行う造腫瘍性試験における考え方と，混在する造腫瘍性細胞を検出する試験系について概説したい。また現在，厚生労働省が行っている革新的医薬品・医療機器・再生医療製品実用化促進事業において，「再生医療等製品（ヒト細胞加工製品）のための未分化・形質転換細胞の検出試験ガイドライン策定合同ワーキンググループ」が設けられており，「ヒト細胞加工製品の品質・安全性評価のための未分化多能性幹細胞検出試験及び形質転換細胞検出試験に関する留意点（案）」の作成を行っている。詳細に関してはこちらも参照されたい。

2　ヒト細胞加工製品の造腫瘍性試験における考え方

　最初に，本章で用いる造腫瘍性に関連する用語の定義を示したい。「腫瘍（tumor）」とは，組織・細胞が生体内の制御に反して，自律的に過剰に増殖することによってできる組織塊のことである。腫瘍の中でも「悪性腫瘍（malignant tumor）」は，特に浸潤性を有し，増殖・転移する

[*1]　Satoshi Yasuda　国立医薬品食品衛生研究所　再生・細胞医療製品部第3室
[*2]　Yoji Sato　国立医薬品食品衛生研究所　再生・細胞医療製品部　部長

など悪性を示すものを指す。「造腫瘍性（tumorigenicity）」とは，動物に移植された細胞集団が増殖することにより，悪性又は良性の腫瘍を形成する能力のことをいう。「形質転換（transformation）」は，培養細胞が性質を変えて，腫瘍細胞に類似の性質をもつことをいう。ちなみに「がん（cancer）」は，悪性腫瘍のことであり，腫瘍全般を指すものではない。

ES細胞やiPS細胞といった多能性幹細胞は，テラトーマ（奇形腫）形成能，すなわち造腫瘍性を元来の特性として保持しており，この点が，造腫瘍性がほとんどないと考えられているヒト体細胞・体性幹細胞とは大きく異なる。したがって，ヒト多能性幹細胞を原料としたヒト細胞加工製品においては，未分化細胞の混入・残留により異所性組織や腫瘍が形成される可能性があり，最終製品の造腫瘍性の評価と管理が重要な課題となる。それでは，ヒト多能性幹細胞加工製品及びヒト体細胞・体性幹細胞加工製品の造腫瘍性試験における考え方[1]について説明したい。

ヒト多能性幹細胞加工製品についての造腫瘍性試験には，目的別に以下の3種類があり得る。①原料・原材料の品質特性解析のための造腫瘍性試験，②中間製品又は最終製品中に混在する可能性のある造腫瘍性細胞の検出・定量のための試験，③最終製品に含まれる可能性のある造腫瘍性細胞の動物体内での生着部位での腫瘍形成能を評価するための試験，である。

①原料・原材料の品質特性解析のための造腫瘍性試験：ヒト多能性幹細胞加工製品を製造するための原料・原材料は，文字通り，ヒトES細胞やヒトiPS細胞である。ヒトES細胞やヒトiPS細胞のセルバンクを樹立した際に，その品質特性の一つとしてテラトーマ形成能（造腫瘍性）を確認することになる。この際の造腫瘍性試験に関しては，生物薬品製造用細胞基材やセルバンクの評価の留意点を記した文書である，世界保健機関（WHO）生物薬品標準化専門委員会第61次報告（Technical Report Series No.978, WHO TRS 978）のAnnex 3[2]が参考になる。

②中間製品又は最終製品中に混在する可能性のある造腫瘍性細胞の検出・定量のための試験：ヒト多能性幹細胞加工製品の中間製品又は最終製品となる細胞集団には，目的細胞ないしその前駆細胞に加え，残存する未分化なヒトiPS/ES細胞及びその他の目的外細胞が含まれている可能性がある。したがって，造腫瘍性関連の懸念事項としては，「どのくらい未分化なヒトiPS/ES細胞が残存しているか」ということと，「どのくらい目的外細胞として造腫瘍性形質転換細胞が含まれているか」という2点がある。「どのくらい未分化なヒトiPS/ES細胞が残存しているか」ということに関しては，in vitro 試験で評価することが可能である。in vitro 試験の方法としては，フローサイトメトリー[3]，定量的逆転写PCR[3]，ドロップレットデジタルPCR[4]，GlycoStem法[5]，Essetial-8/LN521培養増幅法[6]が挙げられる。製品中の未分化ヒトiPS/ES細胞の検出や混在量については，評価対象や感度を考慮すると，一般に適切なin vitro 試験が考慮されることになる。ただし，中間製品又は最終製品における未分化ヒトiPS/ES細胞の混在量は，免疫不全動物への移植後の腫瘍形成を指標にして，数か月に及ぶ長期間の（生体内）培養するin vivo 造腫瘍性試験によって評価することも可能である。「どのくらい目的外細胞として造腫瘍性形質転換細胞が含まれているか」に関しては，（デジタル）軟寒天コロニー形成試験[7,8]や細胞増殖特性解析[9]といったin vitro 試験によって評価が可能である。また，腫瘍形成能を持つ形質転換細胞

第5章　造腫瘍性評価

は，適切な細胞特性指標を用いて *in vitro* 試験で検査し否定することが望ましいが，中間製品又は最終製品における形質転換細胞の混在量は，免疫不全動物での造腫瘍性を指標にした *in vivo* 造腫瘍性試験で評価することも可能である。

③最終製品に含まれる可能性のある造腫瘍性細胞の動物体内での生着部位での腫瘍形成能を評価するための試験：最終製品の造腫瘍性試験においては，「投与細胞が，生着する微小環境で腫瘍を形成するか」という懸念に対して，ヒトでの生着部位での腫瘍形成能を考察することが要求される。その場合に考慮すべき点としては，a) 試験動物の選択，b) 対照細胞の選択・試験系の検出限界，c) 試験動物の数，d) 細胞投与の部位と投与細胞の数及び態様，e) 観察期間，f) 投与部位の観察，g) 投与部位の組織評価，投与ヒト細胞の同定や生着していたことの確認，分化度を示す組織学的評価，h) 結果の解釈法などが挙げられる。特に，投与部位は，可能な範囲でヒトでの投与部位に相当する部位を選択することを考慮する。

体細胞・体性幹細胞を原料とする製品の造腫瘍性に関しては，最終製品における形質転換細胞の混在量と，生着部位での投与細胞の腫瘍形成能について検討すればよい。体細胞・体性幹細胞加工製品に関しては臨床応用が進んでいるが，移植や投与に伴う腫瘍形成の報告は数限られている。我々の知る限りでは，毛細血管拡張性運動失調症の患者にヒト胎児神経幹細胞を移植した治療における脳腫瘍形成[10]，自己嗅粘膜細胞を用いた脊髄損傷治療における腫瘤形成[11]，分裂刺激剤処理した自己培養表皮を広域かつ複数回移植した全層性熱傷治療における腫瘍形成[12,13]，脳卒中治療を目的とした間葉系幹細胞とES細胞及び胎児由来神経幹細胞の投与後に脊髄と包膜嚢で発生した投与細胞由来の腫瘍形成[14]，の報告がある。ただし，投与細胞の製造管理・品質管理について，これらの報告には不明な点が多いことには注意が必要である。ヒト間葉系幹細胞を原料とした製品のみを投与した再生医療・細胞治療に限れば，これまで腫瘍形成の報告はない。過去にヒト間葉系幹細胞の *in vitro* 培養時の自発的な悪性形質転換が4件報告されているが，このうち2件[15,16]は，がん細胞株のクロスコンタミネーションによるものであることが後に判明している。また残りの2件[17,18]では，*in vitro* 培養時に既に細胞の不死化が検出されている。これらのことは，製品への悪性腫瘍細胞のクロスコンタミネーション防止と，製品の *in vitro* 培養による細胞増殖特性の把握が，重要であることを示している。したがって，GCTP省令（再生医療等製品の製造管理及び品質管理の基準に関する省令）に準拠して培養・加工され，細胞増殖特性解析で異常がないことを確認したヒト体細胞・体性幹細胞の移植については，非臨床安全性試験としての *in vivo* 造腫瘍性試験を行う必要性は高くないと考えられる。ただし，過去に腫瘍形成が報告された製品に含まれていた細胞種又はそれと同様な細胞が投与製品中に含まれる場合など，投与後に生着部位において腫瘍が形成されることが非常に強く懸念される場合には，既定の培養期間を超えた細胞の増殖特性解析等の試験に加え，免疫不全動物を用いたヒト生着部位での腫瘍形成能を評価する *in vivo* 造腫瘍性試験の実施を検討する必要がある。

なお，移植医療として実施される同種造血幹細胞移植において，ドナー由来細胞の異常増殖により白血病が発症する場合がある[19]。しかし，投与対象患者が重篤であること，ドナー由来白血

病は非常に稀であること，同一原料細胞から製造される造血幹細胞が投与される患者数が限られていることなどの理由により，通常，造腫瘍性試験は実施されない。

3 ヒト細胞加工製品における造腫瘍性関連試験

ヒト細胞加工製品に混在する造腫瘍性細胞を検出する試験法として，免疫不全動物を用いた *in vivo* 造腫瘍性試験に加え，フローサイトメトリー，定量的逆転写 PCR，ドロップレットデジタル PCR，GlycoStem 法，Essential-8/LN521 培養増幅法，（デジタル）軟寒天コロニー形成試験，細胞増殖特性解析といった *in vitro* 試験が挙げられる。各々の造腫瘍性関連試験法の概要，検出感度，利点・欠点・注意点について記載したい。

3.1 *in vivo* 造腫瘍性試験

移植細胞を免疫不全動物に投与し，その腫瘍形成の有無を観察することによって，移植細胞に混在する未分化 iPS/ES 細胞および形質転換細胞を検出することができる。造腫瘍性試験には，異種であるヒト移植細胞の生着性が高い免疫不全動物が使われている。特に，NOG（NOD/SCID/γc^{null}）マウス[20]や NSG（NOD/SCID/IL-2RγKO）マウス[21]といった重度免疫不全動物は，T 細胞，B 細胞及び NK 細胞が欠失した系統であり，ヌードマウスと比べてヒトの組織や細胞の生着が高く，SCID マウスや NOD/SCID マウスのような胸腺腫の自然発症も稀である。また，造腫瘍性細胞を，ラミニン 111，コラーゲン IV，エンタクチンを主成分とするマトリゲル基底膜マトリックスと混合して，免疫不全動物への投与を行うことにより，その生着性が上昇することが知られている[7]。

in vivo 造腫瘍性試験では，移植細胞又は陰性対照細胞となるヒト二倍体細胞に陽性対照細胞をスパイクした陽性対照群が設けられていることが望ましい。移植細胞中の未分化ヒト iPS/ES 細胞の残存を対象とする場合は，一般に，移植細胞に混在が考えられる製品の原料である iPS/ES 細胞を陽性対照細胞として用いる。なお，ヒト iPS/ES 細胞は，トリプシン処理等による単一細胞への分散によりアポトーシスを起こす性質を持つため，マウスへの投与時にはこれを防ぐ対策が必要である。ヒト iPS/ES 細胞の分散誘導性アポトーシス防止策としては，製品をトリプシン処理せずに投与する方法[22]以外に，トリプシン処理により分散した製品細胞を ROCK 阻害薬及びヒト新生児由来線維芽細胞とともにマトリゲルに懸濁して投与する[23]，などの方法がある。一方で，移植細胞中の形質転換細胞の残存を対象とする場合は，混在する可能性のある形質転換細胞の特性が予め推定されており，かつこれに類似する表現型を示す細胞株が利用可能であれば，その細胞株を陽性対照細胞として選択する。そのような細胞株が利用可能でない場合は，HeLa 細胞など，腫瘍形成能がよく研究され認知されている細胞を陽性対照細胞として使用する。設定した陽性対照群においては，異なる用量の陽性対照細胞を含む細胞試料を移植した複数の群を設定し，最低腫瘍形成用量（TPD_{min}, minimum tumor-producing dose）と腫瘍出現までの時

第 5 章　造腫瘍性評価

間をあらかじめ確認する。陽性対照群の中のすべての用量において腫瘍形成率が一定値に達する時点を十分に超えた時点まで観察を行う。

　細胞投与の部位，経路及び方法については，①中間製品・最終製品に混在する造腫瘍性細胞の定量を目的とするのか，②最終製品のヒトでの生着部位での腫瘍形成能の評価を目的とするのか，で異なるアプローチが適用される。①の場合は，多くの細胞の投与が可能であり，手技が簡単で，手技熟練度によるバラツキを防ぎ，かつ容易に腫瘍形成の時間経過を観察することができる背部皮下が一般的に用いられる。また投与細胞の様態については，混在する造腫瘍性細胞を検出する際の感度や定量性の高さを考慮に入れる。一方で，②の場合は，実際の最終製品の移植を行う投与部位での試験が優先される。物理的障害を生ずるなどの理由により，ヒトでの投与時と同様な部位に同様な経路で投与する細胞数に限界がある場合には，可能であれば投与部位を変更するのではなく，動物とヒトとの間の当該投与部位の相対的スケール比に応じた投与細胞数の調節などを行う。すなわち，生着する微小環境と投与細胞との相互作用による腫瘍形成の可能性を考察することを優先する。ただし，ヒトでの投与部位に相当する部位への投与が技術的に困難である場合，試験結果の解釈が困難である場合，別の部位に投与する方が手技や感度などの試験性能面で優れることが明らかな場合など，合理的に妥当性が説明できる場合にはこの限りではない。また投与細胞の態様は，可能であれば，最終製品の態様と同様なものとする。

　試験動物の匹数は，1 群につき 10 匹以上で実施することが望ましい。定量的測定項目におけるデータのばらつきが母集団のばらつきを概ね反映しているようにするためには，1 群につき最低でも 6 匹で実施することが必要である。陽性対照群の TPD_{min} 以上の混入がないことを統計学的確からしさとともに示すための匹数の設定方法も知られている[7]。

　iPS 細胞の検出に関しては，NOG マウスにマトリゲルと混合させた細胞を皮下投与した場合，ヒト網膜色素上皮細胞 2.5×10^5 個に 1,000 個の割合で含まれる iPS 細胞を 50％の確率で検出することが報告されている[24]。また形質転換細胞の検出に関しては，NOG マウスとマトリゲルを組み合わせて皮下投与を同様に行った場合，ヒト間葉系幹細胞 1×10^7 個に 10 個の割合で含まれる HeLa 細胞を 17％の確率で検出することが報告されている[7]。in vivo 造腫瘍性試験の利点としては，①直接的である，②高感度である，③臨床適用部位の微小環境での造腫瘍性を評価可能である，ことが挙げられる。欠点・注意点としては，①費用と時間がかかる，②専用動物施設が必要である，③腫瘍の由来が形質転換細胞か多能性幹細胞かを区別するには，病理学的評価が必要である，ことが挙げられる。

3.2　フローサイトメトリー

　フローサイトメトリーにより，未分化 iPS/ES 細胞マーカーに特異的に反応する抗体を用いて，その陽性細胞数を測定し，移植細胞に混在する未分化 iPS/ES 細胞を検出することができる。フローサイトメトリーに用いる分析装置はフローサイトメーターと呼ばれ，懸濁した細胞を 1 個ずつ高速に定量測定することができる。iPS/ES 細胞の細胞膜マーカーを認識する抗体としては，

抗TRA1-60抗体や抗TRA1-81抗体などがある。また，iPS/ES細胞の核マーカーを認識する抗体として，抗OCT3/4抗体や抗NANOG抗体などがあるが，細胞を固定した後に膜透過処理を行うことにより，これらの抗体においても未分化iPS/ES細胞を認識できるようになり，フローサイトメトリーによる解析を行うことが可能である。FITC標識した抗TRA1-60抗体を使用したフローサイトメトリーでは，初代培養網膜色素上皮細胞に0.1％（1,000個中に1個）の割合で混在するiPS/ES細胞の検出が可能であることが報告されている[3]。フローサイトメトリーの利点としては，①短時間・簡便である，②個々の細胞を解析し，マーカー分子の発現量を評価可能である，ことが挙げられる。欠点・注意点としては，①iPS/ES細胞マーカーを測定することから間接的である，②解析の際のゲーティング（細胞の特定の領域または集団をデータ上で選択または除外すること）が結果に影響する，ことが挙げられる。

3.3　定量的逆転写PCR（qRT-PCR）

　qRT-PCRを用いて，移植細胞から抽出したRNAサンプル中の未分化多能性幹細胞マーカーmRNA（OCT3/4, NANOG, LIN28等）を定量し，移植細胞に混在する未分化細胞を検出する方法がある。未分化細胞マーカーとしてLIN28 mRNAの発現を測定するqRT-PCR（qRT-PCR/LIN28）が，最も高感度に未分化細胞を検出できることが報告されている。qRT-PCRは，インターカレーター法ではなく，プローブ法で行うことによって，PCR反応後の融解曲線解析による特異的増幅の確認を省くことができる。qRT-PCR/LIN28は，おおよそ1万個の細胞に相当する50 ngのRNAをサンプルとして用いることにより，iPS細胞由来網膜色素上皮細胞に0.002％（5万個中に1個）の割合で混在する未分化iPS細胞を検出できる[3]。また網膜色素上皮細胞のみならず，心臓，肝臓，膵臓，腎臓，角膜上皮，肺といった生体試料においても，qRT-PCRによってLIN28は検出されないことから[4]，LIN28の未分化細胞マーカーとしての特異性は非常に高いことが分かる。qRT-PCRの利点としては，①RNA抽出を含めて所要時間がおおよそ3時間と迅速である，②操作が簡便である，③高感度に検出できることが挙げられる。欠点・注意点としては，①未分化細胞マーカーを測定するため間接的である，②個々の細胞でのマーカー分子レベルは評価できない，すなわち個々の細胞の未分化の程度が分からないことが挙げられる。

3.4　ドロップレットデジタルPCR（ddPCR）

　ddPCRは，DNA/RNAサンプルをドロップレットで分割し，目的の分子を含むドロップレットを，蛍光プローブとプライマーを用いたPCR反応によって検出する技術である。分画の陽性か陰性かをシグナルの有無で判定することから，デジタルPCRと云われ，ドロップレット型のものがドロップレットデジタルPCRと呼ばれる。従来の定量PCRと異なり，検量線を用いずに目的分子のコピー数を測定することができる。上述のqRT-PCRと同様に，未分化細胞マーカーを測定することによって，移植細胞に混在する未分化多能性幹細胞を検出することが，ddPCR

第5章　造腫瘍性評価

でも可能である。50 ng の RNA をサンプルとして用いた場合，ddPCR で LIN28 のコピー数を測定することにより，初代培養心筋細胞に 0.001％（10万個中に1個）の割合で混在する iPS 細胞を検出することができる[4]。また，この ddPCR/LIN28 を使用した解析によって，iPS 細胞1個当たりの LIN28 のコピー数は60程度と想定され，iPS 細胞株間での LIN28 のコピー数はほぼ同等であることが示されている。qRT-PCR と同様に，利点としては，①迅速，②簡便，③高感度，が挙げられ，欠点・注意点としては，①間接的，②個々の細胞でのマーカー分子レベルは評価できない，が挙げられる。

3.5　GlycoStem 法

未分化 iPS/ES 細胞から培養上清に分泌される可溶型ポドカリキシンを，レクチンプローブである rBC2LCN と反応させることにより，移植細胞に混在する未分化 iPS/ES 細胞を検出する方法が報告されている。rBC2LCN は，iPS/ES 細胞から特異的に分泌されるポドカリキシン上のムチン様 O 型糖鎖である H-type3（H3＋ポドカリキシン）に高い親和性を持つレクチンである。rBC2LCN を含む2種類のレクチンを用いてサンドイッチアッセイを行うことによって，培養上清中の H3＋ポドカリキシン量を測定する。HEK293T に 0.05％（2000個中に1個）の割合で混在する iPS/ES 細胞の検出が可能である[5]。この GlycoStem 法の利点としては，①培養上清を用いて検出するため細胞を破壊する必要がない，②操作が簡便である，③スループット性が高い，ことが挙げられる。欠点・注意点としては，①分泌される未分化 iPS/ES 細胞マーカーを検出するため間接的である，②個々の細胞でのマーカー分子発現レベルは評価できない，③培地成分が結果に影響する，ことがある。

3.6　Essential-8/LN521 培養増幅法

移植細胞に混在する未分化 iPS 細胞を，単一細胞に分散して Essential-8 培地を用いてラミニン 521（LN521）上で培養することにより，未分化 iPS 細胞をコロニー増幅させ検出する方法が報告されている。移植細胞に混在する未分化 iPS 細胞をコロニー数として計測するには，サンプルの移植細胞を単細胞分散してプレートに播種し，一個の未分化 iPS 細胞をコロニーとして培養増幅させる必要がある。しかしながらヒト iPS/ES 細胞は，単一細胞に分散させるとアポトーシスによって細胞死が生じるという特性を持つ。したがってコロニー培養増幅法では，この分散誘導性アポトーシスを抑制することが重要になる。近年，単一細胞分散したヒト iPS/ES 細胞においても，LN521 マトリックス上で培養が可能であることが報告された。さらに LN521 に Essential-8 培地を組み合わせることにより，細胞増殖速度が上昇し，移植細胞中の未分化 iPS 細胞のコロニー検出が可能になった（Essential-8/LN521 培養増幅法）。形成したコロニーが iPS 細胞由来かどうかは，未分化 iPS/ES 細胞に特異的に反応することが知られている抗 TRA1-60 抗体を用いた免疫染色で確認できる。Essential-8/LN521 培養増幅法は，ヒト間葉系幹細胞に 0.01％〜0.001％（10万個に1〜10個）の割合で混在する未分化 iPS 細胞を検出することが，スパイク

実験で示されている[6]。また原理を共にする別法として，移植細胞を単細胞に分散して，Rhoキナーゼ阻害剤の存在下，mTeSR1培地を用いてラミニン511のE8フラグメントであるiMatrix上で培養することにより，混在するiPS細胞のコロニーを検出する方法も報告されている[25]。これらのコロニー増幅法の利点としては，①未分化性が保持されたiPS細胞のコロニーを検出することから直接的である，②操作が簡便である，③移植細胞中に混在しているiPS細胞の特性解析が可能である，ことが挙げられる。欠点・注意点としては，①およそ1週間と時間を有する，②スループット性が低い，ことがある。

3.7 （デジタル）軟寒天コロニー形成試験

軟寒天コロニー形成試験は，移植細胞に混在する足場非依存的増殖を示す悪性形質転換細胞を，軟寒天培地中に形成したコロニーとして検出する方法である。正常な接着性細胞は，細胞や細胞外基質といった足場に依存した生存を示し，浮遊状態ではアノイキスと呼ばれる細胞死が誘導される。したがって，分散させた正常な接着性細胞は軟寒天培地中では増殖することができず，アノイキスに対して耐性である悪性形質転換細胞が増殖を示す。また，ヒト未分化iPS/ES細胞は単一細胞に分散するとアポトーシスを生じるため，混在する未分化iPS/ES細胞の検出を目的とする場合においては，軟寒天コロニー形成試験は不適である[3]。通常の軟寒天コロニー形成試験においては，ヒト間葉系幹細胞に0.1％（1×10^4個に10個）の割合で混在するHeLa細胞を検出することが示されている[7]。近年，セルイメージアナライザーを用いたハイコンテントアナリシスにより，従来の軟寒天コロニー形成試験よりも高感度に足場非依存的増殖細胞の検出を行うデジタル軟寒天コロニー形成試験が報告された。移植細胞サンプルを，軟寒天培養プレートのウェルに一定の細胞数ずつ分画し，各々のウェルにおいてコロニー形成の有無をセルイメージアナライザーで確認するものである。理論上，ウェル数を増やせば増やすほど，解析可能な細胞数が上昇し，より高い検出感度が期待できる。このデジタル軟寒天コロニー形成試験においては，ヒト間葉系幹細胞に0.00001％（1×10^7個に1個）の割合で混在するHeLa細胞が検出可能であることが報告されている[8]。軟寒天コロニー形成試験の利点としては，①悪性形質転換細胞を単離・特性解析できる，②安価である（通常の軟寒天コロニー形成試験），③高感度である（デジタル軟寒天コロニー形成試験），ことが挙げられる。欠点・注意点としては，①造腫瘍性細胞の有無は間接的な判断となる，②移植細胞が浮遊系細胞の場合や，混在する未分化iPS/ES細胞の検出には使えない，③セルイメージアナライザーが高価である（デジタル軟寒天コロニー形成試験），ことがある。

3.8 細胞増殖特性解析

移植細胞に混在する不死化細胞を，正常細胞と不死化細胞との増殖速度の違いを利用して検出することができる[9]。正常なヒト体細胞は分裂可能な回数が定められており（ヘイフリック限界），継代に伴って細胞増殖速度が低下していく。一方で，細胞の不死化は，無秩序に増殖する

第 5 章　造腫瘍性評価

というがん細胞の必要条件であり，継代を重ねても細胞増殖速度が低下することはない。5 継代目のヒト間葉系幹細胞に 0.0001％（$1×10^6$ 個に 1 個）の割合で混在する HeLa 細胞を，30 日間（3 継代）の培養による細胞増殖速度の有意な上昇により検出可能であることが報告されている[26]。この結果は，HeLa 細胞と同等の増殖速度を有する不死化細胞の混入ならば，5 継代目と 8 継代目のヒト間葉系幹細胞由来移植細胞の細胞増殖速度を比較することにより，0.0001％の感度で検出できることを意味している。また，5 継代目の脂肪由来幹細胞に hTERT で不死化させた脂肪由来間葉系幹細胞をスパイクし，細胞増殖特性解析を行ったところ，15 継代の培養により 0.001％（$1×10^6$ 個に 10 個）の割合で混在する不死化脂肪由来間葉系幹細胞の増殖が検出されている[26]。EMA（欧州医薬品庁）は，ヒト自己軟骨細胞製品 ChondroCelect の販売を承認した際，既定の培養期間を超えた連続継代により細胞老化が確認されたことのみをもって，限られた期間内で不死化は生じず，造腫瘍性リスクは無視できると判断し，それ以上の造腫瘍性関連試験を要求していない。すなわち，連続継代によって移植細胞の増殖速度の低下を確認することが，不死化細胞の混在を否定する試験として有用であると既に認識されている。細胞増殖特性解析の利点としては，①安価で簡便である，②不死化細胞の検出のため，悪性の細胞に限らず良性の細胞も幅広く検出する，ことが挙げられる。欠点・注意点としては，①不死化細胞は造腫瘍性細胞とは限らないため，造腫瘍性細胞の有無は間接的に判断される，ことがある。

4　おわりに

ヒト細胞加工製品の造腫瘍性に関する評価事項は，製品を臨床応用する際の安全性・品質における判断の根拠となることに留意されたい。造腫瘍性関連試験においては，個別の製品の特性と，各々の試験法の性能，検出限界，利点・欠点等を十分に理解し，個別の製品で示すべき評価事項に適う試験法を選択することが重要である。また本章で示した造腫瘍性関連試験は，科学論文として既に発表された試験法であるが，汎用的な試験法としてまだ確立していない部分も多い。これらの試験法の標準化プロトコール作成と多施設における検証が，今後の課題であると考えられる。

文　　献

1) Yasuda S, Sato Y. *Biologicals*, **43**, 416-21 (2015)
2) http://www.who.int/biologicals/vaccines/TRS_978_Annex_3.pdf
3) Kuroda T *et al.*, *PLoS One*, **7**, e37342 (2012)
4) Kuroda T *et al.*, *Regen. Ther.*, **2**, 17-23 (2015)

5) Tateno H et al., Sci Rep., **4**, 4069 (2014)
6) Tano K et al., PLoS One, **9**, e110496 (2014)
7) Kusakawa S et al., Regen. Ther., **1**, 30-7 (2015)
8) Kusakawa S et al., Sci. Rep., **5**, 17892 (2015)
9) Kono K/Takada N et al., Biologicals, **43**, 146-9 (2015)
10) Amariglio N et al., PLoS Med., **6**, e1000029 (2009)
11) Dlouhy BJ et al., J Neurosurg. Spine, **21**, 618-22 (2014)
12) Theopold C et al., Plast. Reconstr. Surg., **114**, 1215-9 (2004)
13) Singh M et al., Plast. Reconstr. Surg. Glob. Open., **3**, e460 (2015)
14) Berkowitz AL et al., N Engl J Med. **375**, 196-8 (2016).
15) Garcia S et al., Exp. Cell Res., **316**, 1648-50 (2010)
16) Torsvik A et al., Cancer Res., **70**, 6393-96 (2010)
17) Wang Y et al., Cytotherapy, **7**, 509-19 (2005)
18) Tang DQ et al., Am. J. Stem Cells, **1**, 114-27 (2012)
19) Sala-Torra O et al., Biol Blood Marrow Transplant. **12**, 511-7 (2006)
20) Ito M et al., Blood, **100**, 3175-82 (2002)
21) Shultz LD et al., J. Immunol., **174**, 6477-89 (2005)
22) Kanemura H et al., PLoS One, **9**, e85336 (2014)
23) Gropp M et al., PLoS One, **7**, e45532 (2012)
24) Kanemura H et al., Sci. Rep., **3**, 2334 (2013)
25) Tohyama S et al., Cell Metab., **23**, 663-74 (2015)
26) Hasebe-Takada N/Kono K et al., Regen. Ther., in press.

第6章　生細胞数・生細胞率検査と細胞同一性検査

小原有弘[*]

1　はじめに

　再生医療・細胞治療は日本発でヒトiPS細胞が報告されて以降，国を挙げて盛んに研究が進められ，事業化が始められている。また，それに付随して再生医療・細胞治療に用いる細胞培養方法の開発，大量培養に向けた足場などの培養資材・基材の開発，培養に用いる容器の開発など，非常に活発に機器・器具等の開発が進められている。実際に大学病院等の医療機関には大型の細胞調製センター（Cell Processing Center：CPC）が完備され，その中ではクリーンな環境で安全かつ高品質な多くの細胞を取り扱うことができるように，部屋全体が設計され，再生医療・細胞治療研究が行われている。しかしながら，再生医療・細胞治療に用いる細胞ならびにそれに付随する機器や器具等の管理をどのように取り扱うかには様々な指針が発令され定義されているが，まだまだ議論の余地があると言える。再生医療・細胞治療が身近な治療となるためには，この分野における製品開発がさらに活発化され，より良い培養関連機器開発が必須であり，日常の細胞培養管理から考えなければならない部分も非常に多いと考えられる。

　再生医療・細胞治療の産業化を推進する上で安全かつ品質を保証した製品を生産することが重要であり，そのためには有効性の指標となりうる評価が必要であり，その一つが細胞の生細胞数・生細胞率であり，医薬品に例えるならば有効成分の含有量あるいは力価に置き換えられる部分であると同時に，死細胞によるリスクの評価にも繋がる重要な検査であると言える。本章では再生医療・細胞治療に用いる細胞の有効性の根拠と成り得る生細胞数（生細胞密度）や生細胞率，細胞の同一性に目を向けた解説を行う。

2　生細胞数・生細胞率検査

　再生医療・細胞治療に限らず，古くより細胞を培養する際には基本技術として，細胞数の計数や生細胞率を測定することが必須のものとなっている。特に，生体材料から細胞を調製する際，細胞を凍結保存しておく時，凍結保存された細胞を起眠する時，実際に実験する時などいかなる状況においても細胞の状態を把握するには顕微鏡で細胞の形態観察を行うとともに細胞数の計数および生細胞率を測定する。これによって細胞の増殖速度を把握し，培地交換の回数や継代のタイミングを決定する。再生医療・細胞治療の場合であっても同様に細胞の状態を把握するために

---

[*]　Arihiro Kohara　（国研）医薬基盤・健康・栄養研究所　培養資源研究室　研究リーダー

継続的に細胞計数を行うことが必要である。これによって製品製造過程の基準とするとともに，最終製品の評価となる。生細胞数の計数方法とそれに用いる機器について概説するとともに，細胞計数のタイミング，計数結果の記録についても解説する。

2.1 細胞計数の方法

　生細胞数や生細胞率の値を算出するには，細胞の生死を判定しながら正確に細胞の数を数える必要がある。一般的によく用いられている基本となる細胞計数方法はトリパンブルー染色による計数法（トリパンブルー色素排除法）である。この方法は古くから用いられており，生細胞には細胞膜が存在するため色素が侵入しないのに対して，死細胞で細胞膜に穴が開いていると細胞に色素が侵入して青く染まってしまう（写真1）。この染色を用いて生死を判定する。また，その際に用いられるのが血球計算盤である（写真2）。この血球計算盤はもともと血液中の白血球の数を数えたりする目的で開発されているが，細胞培養においては細胞数を計数するために非常によく用いられている。血球計算盤には細胞をバラバラに浮遊させた細胞浮遊液を入れ，一定体積

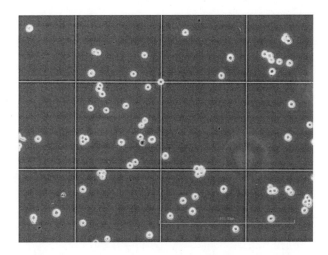

写真1　トリパンブルー染色された細胞の写真（口絵参照）

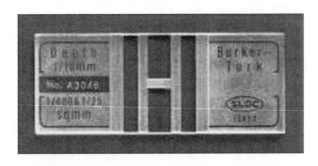

写真2　血球計算盤（ビルケルチュルク血球計算盤）

第6章　生細胞数・生細胞率検査と細胞同一性検査

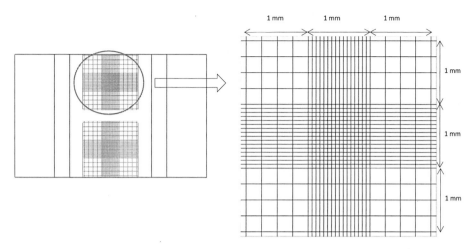

図1　改良 Neubauer 血球計算盤

内の細胞数を計数し，希釈率を考慮することによって細胞浮遊液1mLあたりの細胞数が算出できる[1]。近年はガラス製の血球計算盤以外にもプラスチック製のディスポーザブルな血球計算盤も販売されており（図1），ヒトから採取されたバイオハザード試料を取り扱うのに便利に利用されている。

　トリパンブルー色素排除法は細胞を顕微鏡観察して計数するという単純な原理を用いているので，この原理を用いた自動計数機器も多く開発され販売されている。この他にも細胞を計数する方法は開発されている。例えばコールター方式やイメージングカウンティング方式などである。コールター方式はアパチャーと呼ばれる電磁帯を粒子（細胞）が通るときにでる電気抵抗を測定して，何個の細胞が通過したかをカウントするものであり，イメージングカウンティング方式はスキャンした平面画像をバックグラウンドとの差で細胞の形状を認識し，画像のピクセル数から細胞の直径や細胞数を算出している。このように細胞計数方式としては直接的に細胞を観察するものと，間接的に細胞数を算出するものがあるが，細胞とそれ以外の粒子をきちんと判別できるかが重要であるとともに記録として写真や粒子径の情報を記録することも重要となる。

2.2　生死の判定

　生細胞数・生細胞率を算出するためには，細胞の生死の判定をする必要がある。トリパンブルー色素排除法は細胞が青く染まるか染まらないかで生死を判定している。この他にも擬似的に生死判定する方法が多く開発されている。古くから使用されているものにMTT法がある。この方法はMTT（3-(4,5-di-methylthiazol-2-yl)-2,5-diphenyltetrazolium bromide, yellow tetrazole）が生細胞のミトコンドリアによって紫色のホルマザンに還元される能力を活用して色調の変化を吸光時計で測定して生死の判定を行い，生細胞率を算出するものである。MTTが水に難溶性であるため多くのミトコンドリア還元能を利用した試薬が発売されており，WST（水溶性）や

alamarBlue などが挙げられる。特に alamarBlue は色素自体に細胞毒性はなく，安定な構造体であるため数日間継続的に細胞増殖を追跡できるという利点がある。実際に細胞が死ぬことでミトコンドリアの還元能力が喪失するため，細胞の状態を反映した能力を色素の変調にて検出するが，その場合にはバックグラウンドの値と同じ細胞数で100％生きている細胞の吸光度から目的の細胞の生細胞率を推測することになるので，再生医療・細胞治療製品においては100％生きている細胞の設定をどのように行うかが問題となる。しかし細胞を培養状態のまま剥離することなく継続的に生細胞率を判定できるというメリットは非常に高く，培養状態（あるいはシート状）での生死判定には本手法による疑似的な生細胞率算出も有効であると考えられる。

　MTT法のような還元能力を指標にしたもの以外にも，アポトーシスやネクローシスの両方で起こる細胞膜の損傷や溶解に伴い細胞外に放出される酵素（LDH：乳酸脱水素酵素）の活性を測定する方法や2色の蛍光色素を用いて膜透過性の違いから生細胞と死細胞を染め分ける方法などもある。特に生細胞と死細胞を分染できる蛍光色素を用いる方法は接着性の細胞を培養状態のままで生細胞率を測定できるため非常に有用である。また，生細胞数・生細胞率検査と同時に構成細胞の比率を調べる目的で特定の抗体を用いた免疫染色も利用されることがあるので，細胞の生死判定に蛍光試薬を用いることで生細胞率の算出とともに目的の細胞が製造できているかの検証を同時に行うことが可能となり非常に便利である。今後，再生医療・細胞治療製品の中でも接着性を有する細胞製品の場合にはこれらの手法を用いた生細胞数・生細胞率の検査が主流となり，トリパンブルー色素排除法のような細胞剥離を必要とする方法が補助的な試験として用いられることが予想される。

2.3　自動計数機器

　生死の判定と生細胞の計数を行うにはトリパンブルーやその他の染色試薬を用いて細胞を染色して判定する。そのため多くの自動化装置が開発されている。トリパンブルーを用いる自動機器としてはTC20™（バイオ・ラッド社製），Vi-CELL（ベックマン・コールター社製）などがあり，トリパンブルーと蛍光試薬の両方を測定できる機器としてCountess II FL（サーモフィッシャーサイエンティフィック社製）などがある（写真3）。これらの機器は色素に染まった細胞を画像解析技術によって自動判定・自動計測するもので，先にも述べたが計数の正確性において細胞とそれ以外の夾雑物を精度よく見分けられるかが重要となる。また，表1にも記載したが，自動計数には適した細胞密度と細胞粒子径があるので目的とする製品にあった細かな設定を行うことで，計数の精度を向上させることも可能と考えられる。さらに自動計数機器では，判定・計数に用いた画像を全て保存することができる機器もあり，再度確認を行うことや電子記録として保存することができるので便利である。表1にこれら自動計数機器の長所と短所を記載した。

2.4　細胞計数のタイミング

　再生医療・細胞治療において生細胞数・生細胞率の測定は医薬品に例えるならば有効成分の含

第6章 生細胞数・生細胞率検査と細胞同一性検査

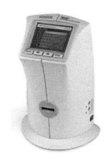
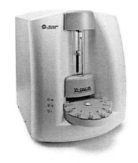
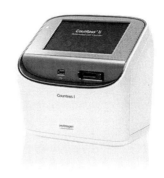

写真3 自動計数機器（左から TC20，Vi-CELL，Countess II FL）

表1 各自動計数機器の長所・短所

メーカー	バイオ・ラッド ラボラトリーズ	ベックマン コールター	サーモフィッシャー サイエンティフィック
機器名	TC20	Vi-CELL	Countess II FL
本体のサイズ (W)×(D)×(H)mm	190×160×254	380×410×445	229×140×229
細胞密度(cells/mL)	$5×10^4 \sim 1×10^7$	$5×10^4 \sim 1×10^7$	$1×10^4 \sim 1×10^7$
細胞サイズ	2〜70 μm	6〜50 μm	6〜50 μm
計測時間	30秒	150秒	10秒
サンプル容量	10 μL	500 μL	10 μL
長所	コンパクト	画像全てが記録され保存される，オートサンプラーで多検体測定できる	コンパクトで測定が早い，蛍光にも対応
短所	大きさや細胞形態によっては自動カウントできない	大型で測定に時間が掛かる	大きさや細胞形態によっては自動カウントできない

有量あるいは力価に置き換えられる部分であると同時に，死細胞によるリスクの評価にも繋がる重要な検査であると前述したが，そうであるならばこれらの測定を行うタイミングとしては医薬品の製造工程を考慮したタイミングで行うことが望ましい（表2）。まず，製品に用いる材料を受け入れた際これらの状態を見ることは非常に重要となり，この段階であまりにも生細胞率が低いものにおいてはその後の製造に使用するかどうかを判断する根拠となる。またその後絶対に評価が必要であるのは最終製品の段階と製品になった後の長期培養製品による評価である。最終製品の場合は患者に適応する際の評価であることから最重要な生細胞数・生細胞率の計測となり，患者治療の成否に直接かかわる。長期培養製品に関しては治療後の追跡を行うものであり，患者に適用したが適用した細胞が生体内でどのように変化していくのかに繋がる情報であり，事後ではあるが安全性を担保するためには重要と考えられる。さらに可能であれば，最終製品を製造する前に製造方法に問題が無いことを確認するため中間製品の評価をすることが望ましい。これによって，受け入れた試料を適切に培養できているかどうかを判断できるし，もし培養状態が悪い

表2 生細胞数・生細胞率算出のタイミング

	受け入れ試料	中間製品	最終製品	長期培養製品
生存率確認の必要性	○	△	◎	○
測定の意味	受け入れ試料の妥当性判断	製造方法の妥当性判断	製品の評価・安全性判断	製品の追跡調査

のであれば，製品の製造を中止して，問題点を洗い出し，試料の受け入れから再度製造を行うような判断材料として有効である。

2.5 計数結果の記録

生細胞数・生細胞率算出のタイミングにも記載したが，これらの情報は受け入れ試料の妥当性，製造方法の妥当性，最終製品の製品評価・安全性評価，製品の追跡調査の上で非常に重要な情報となるため，記録をとり保存することが必要である。特に計数に用いた画像データなどは重要であり，これらの保存にはアメリカ食品医薬局（FDA）が1997年に制定した，「医薬品や食品の販売許可申請の際に使用する電子データと電子署名について遵守するべき要件」を定めた「21 CFR Part 11」[3]に対応することが望ましく，日本においては2005年4月に厚生労働省医薬食品局から「医薬品等の承認又は許可等に係わる申請等における電磁的記録及び電子署名の利用について」[4]が発行されているので参考にして，電子記録を確実に保存することが必要である。

3 細胞同一性検査

細胞の同一性に関しても安全性を担保する上で非常に重要と言える。構成細胞比率検査に関しては別項の記載を参照して頂きたいが，同一性は再生医療・細胞治療に用いる細胞がドナー（受け入れ試料）から調製された細胞であることを証明するために必要な検査であり，製品製造過程における取り違え等の事故を防ぐ上でも重要な検査であるので，本節にて概説する。

3.1 STR-PCR法によるヒト細胞認証試験

細胞同一性の検査にはSTR-PCRによるヒト細胞認証試験を用いるのが良い（図2）。この試験は元々犯罪捜査に用いられるDNA鑑定手法を培養細胞等の研究細胞に応用したものである。1951年に初めてヒト由来の培養細胞株HeLaが樹立[5]されて以来，65年の歴史の中で非常に多くのヒト由来細胞が樹立され，研究等に使用されてきたが，HeLa細胞の樹立当時より，多くのヒト由来細胞にクロスコンタミネーションが検出され[5]，これらの細胞を用いた研究成果の公表が後を絶たず，多くの研究費が無駄になっていることが問題となっている[6]。研究に用いられる培養細胞の細胞認証は1999年には世界の細胞バンクにおいて開始され，現在では世界の細胞バンクが協力してICLAC（International Cell Line Authentication Committee）を立ち上げ，これ

第6章　生細胞数・生細胞率検査と細胞同一性検査

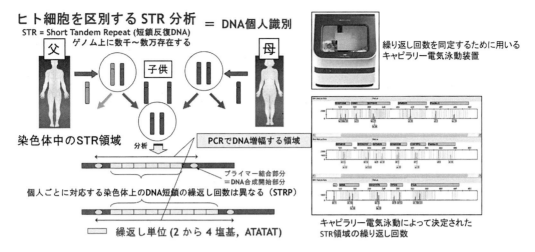

図2　STR-PCRによるヒト細胞認証試験の概略図

表3　STR-PCR解析結果の比較の例

試料種	DNA Marker（STR）							
	D3S1358	TH01	D21S11	D18S51	Penta E	D5S818	D13S317	D7S820
Aさん血液試料（再生医療・細胞治療用試料採取前）	15,16	6,8	30,30	14,21	15,20	10,10	8,11	8,11
Aさん受け入れ時試料（再生医療・細胞治療用）	15,16	6,8	30,30	14,21	15,20	10,10	8,11	8,11
Aさん最終製品（再生医療・細胞治療用）	15,16	6,8	30,30	14,21	15,20	10,10	8,11	8,11
Bさん最終製品（再生医療・細胞治療用）	12,13	7,7	21,22	13,15	15,15	11,12	7,10	7,10

DNA Marker（STR）								一致率
D16S539	CSF1PO	Penta D	Amelogenin	vWA	D8S1179	TPOX	FGO	
10,11	12,13	9,10	X,Y	17,18	10,12	8,11	24,24	100%
10,11	12,13	9,10	X,Y	17,18	10,12	8,11	24,24	100%
10,11	12,13	9,10	X,Y	17,18	10,12	8,11	24,24	100%
7,10	11,14	10,13	X,Y	17,18	10,13	8,15	24,26	31.30%

らの情報提供を行っている。細胞誤認を排除するためには，ヒト由来細胞の検査を行う必要があり，その検査にはSTR-PCR（Short Tandem Repeat-PCR）法による細胞認証試験が用いられる[8,9]。

　この方法はゲノム上に点在する13か所以上のDNAマーカーと呼ばれるSTR領域の繰り返し回数を同定することにより，1人1人を鑑別する方法である。つまり，この方法を再生医療・細胞治療に用いる細胞に応用することによって受け入れた試料から同一人由来の最終製品が製造さ

れていることを証明でき，製造工程における取り違いが無いことを証明できるのである。本手法はSTR領域の繰り返し回数を同定して数値化し，それらを比較することで同一人由来の細胞であるかを判定できる（表3）。

本手法に関しては既にガイドラインが作成されているので以下を参考にされたい。「Authentication of Human Cell Lines: Standardization of STR Profiling（ANSI/ATCC ASN-0002-2011）」[10]。

3.2 その他の方法

前述したSTR-PCRによるヒト細胞認証試験に関しては，試料のDNA抽出，PCR，電気泳動などの作業により，どんなに頑張っても1日で検査結果を出すことは難しいのが現状である。しかしながら，再生医療・細胞治療においてはその治療の緊急性から検査に長い時間をかけることはできない。そのため，STR-PCR以外の方法も開発されている。HLAタイピングによる手法やSNP（Single Nucleotide Polymorphism）のタイピングによる手法であり，これらの手法では短時間に同一人由来であることを同定できる。しかしながらその鑑別能力や検査制度にはまだまだ改善の余地が認められるとともに，試薬のキット化や測定機器の特殊性から，これらの手法が広く普及していないのが現状である。

文　献

1) 中村幸夫監修, 西條薫・小原有弘編集「あなたの細胞培養大丈夫ですか?!」第2章6, p.110 羊土社（2015）
2) 畠賢一郎「培養（細胞）製品の品質管理」, 生物工学, **88**, 654-656（2010）
3) FDA Title 21 CFR Part 11: Electronic Records; Electronic Signatures; Final Rule (1997)
4) 「医薬品等の承認又は許可等に係る申摘等に関する電磁的配録・電子署名利用のための指針」厚生労働省医薬食品局長　薬食発第0401022号（平成17年04月01日発出）
5) Gey, G. O. *et al.*: *Cancer res.*, **12**, 264-265（1952）
6) ICLAC website 誤認細胞リスト：http://iclac.org/wp-content/uploads/Cross-Contaminations-v7_2.pdf
7) Chatterjee, R.: *Science*, **315**, 928-931（2007）
8) Kimpton, C. P. *et al.*: *PCR Methods Appl.*, **3**, 13-22（1993）
9) 水澤 博ら：実験医学, **26**, 1395-1403（2008）
10) ANSI/ATCC ASN-0002-2011: ANSI eStandards Store, http://webstore.ansi.org/RecordDetail.aspx?sku-ANSI%2fATCC1ASN-0002-2011.

第7章　培養細胞の均質性検査

羽室淳爾*

1　はじめに

　筆者は再生医療実現化ハイウェイプロジェクトにおいて，京都府立医科大学視覚再生外科学教室の木下茂教授，上野盛夫助教らのご指導の下，ヒト培養角膜内皮細胞の前房内細胞移入による障害内皮機能の再建という再生医療研究に従事して来ている。細胞特性の明確化や品質規格の設定，薬事規制に耐えうる製造法の設定などの課題に取り組んできた。この間，多くの関係者に素晴らしい御指導を頂いた。この実体験を軸に本稿を記載する。本事業の実施の過程で遭遇した課題を具体的にご紹介することで，細胞移植再生医療の持つ問題点を，先端科学の視点から整理する。本分野に関連する分野で，開発・薬事承認取得・事業化などに係る方々のお役に立つものと信じている。

　本稿では，主として，「移植細胞の不均質性を軸に，有効で安全な再生医療の恒常性を担保する細胞品質の課題」，「治験被験物の安定供給のための高品質規格の設定・細胞品質の標準化と高品質マスター細胞の樹立に係る課題」，この過程で否応なしに「不可欠の評価手段として対応を余儀なくされる科学的評価手法やSurrogate Endpointの重要性」について紹介する。

2　培養ヒト角膜内皮細胞の移入による角膜組織の再建

　水疱性角膜症は患者のQOLを障害する難治性重症疾患であり，角膜混濁による視覚障害の主要原因疾患となっている。本疾患に対しては角膜移植が唯一の治療法である。本開発技術は，献眼ドナー由来の体性幹細胞を含む角膜内皮細胞を生体外で培養拡大後，障害角膜内皮細胞を取り除いた患者の前房内に本培養細胞懸濁液を注入することで角膜内皮機能の再生を可能とするものである。透明組織としての角膜の透明性を長期に損なうことのない医療手段として提供するものである。移植される培養角膜内皮細胞は，世界で唯一，我々の確立している培養ヒト角膜内皮細胞の亜集団解析技術に基づき，高度品質化し，品質，規格の恒常性の担保されるものを提供する。高品質培養ヒト角膜内皮細胞をマスター細胞としてワーキングバンク化し，あまねく医療機関に供することが可能になり，わが国のドナー不足の解決，生産コストの大幅低減による再生医療の国民福祉への広汎な提供に繋がると共に，科学技術立国の国策にも叶う形で国際ビジネス展開への展望が開ける。

---

　*　Junji Hamuro　京都府立医科大学　特任教授

移入された培養細胞は機能不全の単層細胞内皮組織を代替するもので，サイトカイン産生によるパラクリン作用ではない点で，他の多くの細胞移入再生医療と全く異なる点には十分御留意戴きたい。搔把した角膜内皮面に移入された培養内皮細胞が内皮面に接着することが必要要件であり，その後，細胞単層構造が広がり，ポンプ機能やバリア機能が再建され，結果として，角膜肥厚の改善，角膜の透明性の改善，視力の改善につながる。移入される細胞の品質が高品質かつ目的細胞の含有率が90％以上と純度の高いほど，極めて短期間に非常に優れた臨床薬効果を発揮することが患者への適用で確認されている。移入細胞が臨床的に薬理効果を発揮するには，移入される目的細胞がミトコンドリア系を用いたエネルギー代謝系を活用していることが大切であることも判明している。

3　細胞の品質規格の重要性

前項で述べたように，培養ヒト角膜内皮細胞を前房内に移入することによる機能性内皮組織の再建という再生医療では，移入される細胞の品質が高品質でかつ目的細胞の含有率が90％以上と純度の高いほど，極めて短期間に非常に優れた臨床薬効果を発揮することが患者への適用で確認されている。すなわち，細胞の品質と臨床効果がほぼ1：1で対応することが判明している。図1に示すように臨床の安全性と有効性の再現性を支える前提要件は移入される培養細胞の細緻な品質である。細胞移入による再生医療において，臨床治験との関係性が科学的に照合できる水準での合理的な品質並びにその試験方法が要求されることは，他の医薬品同様である。この意味で我々の展開はこの基本を十分に克服したものである。

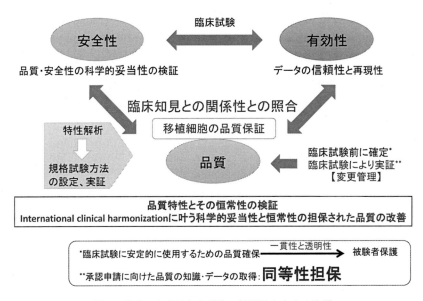

図1　臨床の安全性と有効性の再現性を支える品質

第 7 章　培養細胞の均質性検査

4　臨床の安全性と有効性の再現性を支える品質

　ヒト組織に存在すると考えられる体性幹細胞は，多くの分野で明確にされているが，ヒト角膜内皮細胞については，どの動物種においても，国際的にも，同定されていない。従来，培養ヒト角膜内皮細胞との言辞は汎用されてきているが，その細胞特性は報告によりまちまちで，共通な細胞特性は一つとして国際標準化されていない。このことは，独りヒト角膜内皮細胞に限らず，多くの細胞で同様の事情である。培養により細胞の大きさ，細胞形態，細胞密度，均質性など，基本的細胞特性が多岐に広がり，培養により人為的な傾斜・偏奇が細胞特性に起こることが良く知られる。例えば，培養ヒト角膜内皮細胞ではポンプ機能やバリア機能を担うとされる Na^+/K^+ ATPase や ZO-1 の免疫染色では，形質転換細胞も染色されることが判明している。従来，これら指標が角膜内皮細胞指標の標準とされていたが，必要条件ではあっても十分条件ではないことが判明した。国際学会では CD200 が角膜内皮細胞の特異的なマーカーとして報告されたが，CD200 は移植細胞としては不適切な非目的細胞に選択的に発現していることが確認された。こうした悩ましい状況が培養細胞で起こる大きな理由は図 2 に示すように，培養条件下で起こる細胞（小胞体）ストレスにより線維化，上皮間葉系移行（EMT），老化，脱分化，分化成熟などの細胞の相転移が混在して出現するためである。原料に用いる多能性幹細胞（iPS など）の未分化性ゆえの多様性と品質の不安定性とは異なる事情である。

4.1　培養ヒト角膜内皮細胞の形態・細胞特性は不均質である

　培養ヒト角膜内皮細胞は不均質な細胞亜集団から構成され，培養ロット（条件）により多様な細胞が生じる。その形状（大きさ，形態，細胞密度，均質性など）はもとより，代表的細胞特性（接着性，可溶性産物産生能，細胞表面形質，細胞内機能性分子の発現）などの面でも多様性を

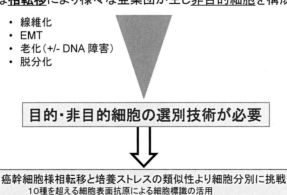

図 2　細胞培養による培養細胞の多様性出現

示し，均質性の担保には困難を伴う。培養条件により引き起こされる細胞老化，線維化や上皮間葉系移行類似の形質転換などに加え，培養の原料であるドナー差，ドナー年齢など，培養・継代毎に形態，細胞特性が変動に係るものと考える。

　被験者保護の立場から，安定で安全な品質の製品として恒常的に同品質の培養細胞を供給するためには，培養ヒト細胞が不均質な細胞であるか否かを客観的指標で選別する技術の確立が先ずは絶対要件となる（表1）。これら客観的指標に基づき，安定な品質・組成の培養細胞が製造・供給されることが，培養細胞製品を医療に使用するにあたっての絶対要件で，この点は再生医療といえども厳守される必要がある（筆者には，現状はかなり曖昧な状況に映る）。

表1　臨床の有効性の再現性を支える品質の前提：細胞は均質か

- 実態：培養ヒトXX細胞と称する報告の実態が不明確なことが多い
  どんな細胞を指すのかは混乱し，統一定義が不明確なことが多い
  　　　　目的細胞は何か！

- 課題：培養で何が起こっているのか？　　明確な品質・工程管理
  何を移植すればいいのか？　　　安全な医療
  同等品質細胞が安定生産されるか？　同等性は医療の絶対前提要件

―基本課題　培養生産される細胞の不均質性の証明
　　　　　　生産される細胞の構成亜集団の明確化
　　　　　　生産される細胞の品質規格法作成に
　　　　　　　　　　　　　つながる基盤確立
　　　培養角膜内皮細胞集団の構成細胞の機能の明確化と
　　　　　　　　病態解釈への応用

―展開：培養細胞亜集団間の動的可塑性の検証
　　　　培養法の評価法の科学的合理性の検証

表2　有効で安全な再生医療と移植細胞の不均質性

1. 有害細胞の混入
   iPSなどの未分化細胞
   腫瘍化細胞
   フィーダー細胞
   核型異常細胞

2. 分化誘導における目的外細胞の夾雑
   非目的細胞の同定
   移植細胞の純度
   目的細胞と誘導細胞の混合比

3. エフェクター細胞の不均質性
   分化の成熟度
   培養ストレスによる細胞亜集団形成
   細胞の相転移〔EMT，線維化、老化など〕

定量的評価手法

細胞特性：増殖性、分化度、代謝特性
遺伝子発現、miRNA
産生物：miRNA, EV, タンパク性産物
細胞形態、細胞機能特性〔TJタンパク発現など〕

細胞表面形質

生物機能検定、Surrogate（代替）End Point

免疫原性、自然炎症〔薬効を左右する〕

評価頻度、対象数〔抜き取り頻度〕

国際標準化

5 移植に適した目的細胞の選定と効能試験

移入目的細胞の選別評価のためには，まず，多くの場合，培養ストレスで生じる形質転換を含む相転移細胞が非目的細胞として混在しているか否か判別する技術が要求される。このように，不均質亜集団から構成される培養ヒト細胞集団を上皮間葉系移行類似の形質転換細胞等からなる非目的細胞と形質転換の無い細胞集団かを選別する試験方法の確立が不可欠である。多くの場合，細胞の産生する培養上清中のタンパク性産物で判別できることが多い。その後，細胞表面形質を複数個組み合わせて，混在する非目的細胞を分ける手法を樹立する必要がある（図3）。実際，本技術により培養ヒト角膜内皮細胞が不均質な細胞亜集団により構成され，培養法（製造法）により不均質な細胞亜集団組成が大きく変動することが確認された。

不均質な細胞亜集団組成を判別する技術が確立できれば，次にどの細胞亜集団が細胞移入再生医療としての臨床薬理効果発現に最も適しているかの検討が不可欠である。次いで，移植に適する細胞亜集団（以下目的細胞と称することもある）の安定的，効率的な製造法を創出し，安全性，有効性両面で移植に適する目的細胞の純度の許容範囲の基準を明確にすることが大切である。このためには，動物モデルを用いた効能試験や細胞種，臨床使用目的，又は，特性等に応じた適切な効能試験の実施を考慮すべきとされているが，ヒト由来の細胞を免疫学的な異種動物に移植して臨床効果に対応する効能試験を設定することは困難である。また，関連して力価試験が必要とされることも多いが，「移植される細胞・組織から分泌される特定の生理活性物質の分泌が当該ヒト細胞加工医薬品等の効能又は効果の本質である場合には，その目的としている必要な効果を発揮することを示すために，当該生理活性物質に関する検査項目及び規格を設定すること」，と

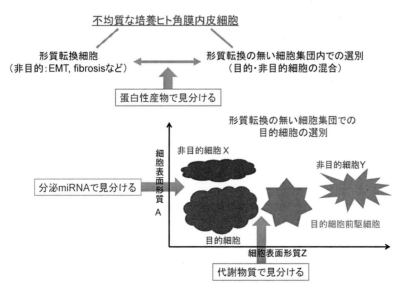

図3　移入目的細胞の選別評価法

されている。現在の再生医療では移入された細胞はサイトカインを多種産生して薬理効果をパラクリン的に発揮するものが多い。この場合には上記力価試験は可能であるが，当該ヒト細胞加工医薬品等の効能又は効果の本質であるか否かの検証が頗る難しい。分かるところだけで無理やり納得させているケースが多い。ヒト間葉系幹細胞（MSC）の効能・効果の本質は分泌されるサイトカインと言うよりも，細胞外に分泌されるmiRNAかエキソゾームに担われるとする科学的証拠の方が多い。その意味でMSCの開発には，細胞の不均質性の課題克服とともに，再現性のある安定な品質の細胞供給の視点から，効能試験に係る慎重な試験計画の設定が望まれる。

6　培養ロット・条件による不均質な細胞亜集団組成の変動

　繰り返し述べるが，培養により得られる細胞は殆どの場合不均質である。従って，使用にあたっては，移植に適した（安全性，有効性両面で）目的細胞の品質規格並びに要求される基準値を設定し，GLP水準で規格試験法を標準化するとともに，設定された製造法で混入が予想される非目的細胞亜集団の特性を明確化し，非目的細胞の混入比率についても許容される基準値の設定が要求される。

　培養に伴う形態変化とともに亜集団組成の割合が変動し，目的細胞が減少し，非目的細胞が増加する。多くの場合，継代数の増加とともに，形態観察では判別できない複数の非目的細胞の組成比率が増加することも多くみられる。最も重要なことは，肉眼的な形態観察で形態が良好であっても，非目的細胞が過半を示す培養も多くみられることであり，形態観察を超える客観的指標による不均質細胞亜集団の検定試験法の確立が，細胞移入再生医療の提供には不可欠である。目的細胞比率が高い被験物は，製法による縛りで安定的生産の可能性が増すが，目的細胞比率が低いときは，非目的細胞（複数種が存在し得る）比率が相対的に高まり，製品ロット間の組成比率の揺らぎの可能性が高まり，医薬品としての前提要件である「同質製品の安定的生産・供給」には却って困難な課題を伴う。再生医療といえども，被験者保護の立場と同質製品の安定供給という医薬品の基本原則を疎かにすることは許されない。

7　移植目的細胞の確認試験法

7.1　細胞密度，FACS，産生産物

　培養ヒト角膜内皮細胞での実体験を紹介する。培養ヒト角膜内皮細胞は培養条件で線維化や上皮間葉系移行類似の形質転換などを起こし易く，培養毎に亜集団の構成割合は変化し易い。治験に耐えうる，すなわち，「安全性と有用性と照合できる水準の品質の恒常性の担保された被験物」の確認試験法の提供は本再生医療の確立に不可欠である。均質な六角形の形状を示す2,000個/mm^{2}以上の高細胞密度の培養細胞であることと，細胞の大きさが平均170〜250μm^{2}であることが重要な確認試験である。更に，培養細胞が飽和密度に達して1週間以上培養後に測定し，3種のサ

第 7 章　培養細胞の均質性検査

イトカイン量が設定基準値を満足すること，同時期における培養上清中の 2 種の可溶性分泌型 miRNA，並びにアミノ酸比，解糖系代謝産物，乳酸／ピルビン酸比を用いて確認試験としている。これら 4 種の試験と後述する FACS による亜集団組成の間に相関がある場合は，確認試験の一部が省略できる。

7.2　目的細胞の純度試験法（FACS による目的細胞の純度検定）

　培養ヒト角膜内皮細胞は細胞表面抗原の解析により多様な細胞亜集団の集まりであることが判明している。治験に耐えうる，すなわち，安全性と有用性と照合できる水準の品質の恒常性の担保された培養ヒト角膜内皮細胞を生産することには成功した。世界で初の技術である。均質な六角形の形状を示す 2,000 個/mm^2 以上の高細胞密度の培養細胞の生産が最小限の必要条件である。移植に有効性を示す目的細胞亜集団（成熟分化細胞）に求められる純度，言い換えると本目的細胞以外に非目的細胞をどの程度の割合まで含む培養細胞組成が移植細胞として許容されるかは，臨床研究の成果に鑑みて決定した。本再生医療における移入細胞の効果・効能と直接連関する細胞機能は未だ明確ではないためである。

　臨床研究では，細胞表面抗原 6 種の発現割合を規定して出荷判定に用いている。成熟分化細胞である目的細胞亜集団の含有割合を 90％以上とした。目的細胞である成熟分化細胞亜集団を安定的に生産する培養製造法では，本目的細胞亜集団の含有率が高い細胞群（約 90％）が安定的に得られる。細胞移植後の有効性（内皮細胞密度の回復，矯正視力と中心角膜厚の改善）と本目的細胞含有比率の間で好相関を示す成績を得ている。目的細胞の含有率が大幅に上昇すると，IL-8 は対応して激減することから本サイトカインは非目的細胞（どの亜集団単独か複数かは未検定で検討中である）が産生していると解釈している。

　今後，企業に於ける生産などを総合的に考えると，目的細胞の純度基準値については再考の必要が出てくる可能性も有り得ると考える。より低い目的細胞比率では非目的細胞比率が上昇することとなる。現時点で，非目的細胞比率が 50％水準でも細胞移植患者において有害事象は全く認めていない。複数種類存在すると思われる非目的細胞が生体内でどのような影響を及ぼすかは，現在のところ十分には定かではないが，臨床効果，安全性双方を妨害するとは考えていない。このことは，本細胞移植再生医療が機能不全の細胞単層内皮組織を代替するもので，サイトカイン産生によるパラクリン作用ではないためと解釈している。

　今後，非侵襲的な工程管理・規格試験法として，非目的細胞の存在比率を定量化するのに有用と思われる miRNA，細胞代謝物についても規格化を検討し，他試験法の結果と照合し，最終的な規格試験方法を確立する予定である。

8　移植に用いる目的細胞の同質性の検証試験

　移植に用いる目的細胞の同等性の検証は，均質性を検証するに適確な生化学的指標のみでは困

難であり，機能的評価試験を含めることが必要である。もちろん，移入細胞の効能・効力と直結する機能試験法が望ましい。その試験方法を複数組み合わせ，複数の機能プロファイルの同等性の検証により，間接的に機能同等性を試験する方法が望ましいと考えている。

8.1 目的細胞の同質性確認試験法（細胞の機能性指標を用いる試験法）

前節に述べた方法により目的細胞の純度試験は可能であるが，FACS上で相対強度を基準に設定した人為的ゲートによる亜集団設定は日常的になされる技法で一見問題がないと見えるが，そのゲート内に存在する細胞亜集団に未確認の細胞表面抗原マーカーで選別されうる亜集団が存在しないか，或いは，培養ロット毎に，既選別方法では検出できない目的外細胞が混在しないかとの疑問は無限に続きうる。また，移植される細胞の機能と生化学的検出法であるFACSによる亜集団検定の間には乖離がある。このジレンマを打破するには，目的細胞の機能的同質性の検定が不可欠と考える。

同質性の確認で重要なのは生化学的同質性ではなく，生物学的同質性である。このため，我々の適用している考え方を図4に示す。FACSデータに加え，4つの細胞機能性指標の乖離の許容範囲を設定することで生物学的同質性を確認することとしている。培養細胞が飽和密度に達して7日～10日目の培養上清について，前述の規格試験の考え方に示したサイトカイン量に加えて，可溶性分泌型miRNAの量，並びに代謝産物のアミノ酸比，解糖系代謝物，乳酸／ピルビン酸比などを用いて生物学的同質性を試験している。

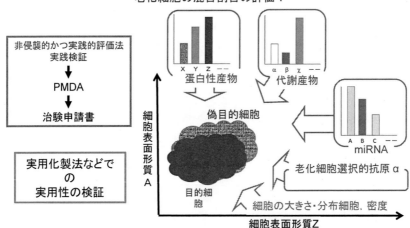

図4　目的細胞の生物学的同等性試験法

第7章　培養細胞の均質性検査

9　目的細胞・非目的細胞の生体機能確認試験法

　品質規格試験として，細胞由来の目的外生理活性物質に関する試験を行うこと，すなわち，細胞由来の各種目的外生理活性物質のうち，製品中での存在量如何で患者に安全性上の重大な影響を及ぼす可能性が明らかに想定される場合には，適切な許容量限度試験を設定することと，厚労省省令に記載されている［薬食発第 0912006，ヒト（同種）由来細胞や組織を加工した医薬品または医療機器の品質及び安全性の確保について―第2章　第3　最終製品の品質管理］。また，非臨床試験として，細胞が産生する各種サイトカイン，成長因子等の生理活性物質の定量を行い，生体内へ適用したときの影響に関して考察を行うこと，製品の適用が患者の正常な細胞又は組織に影響を与える可能性，及び その安全性について検討，考察すること，と記載されている［同　第4章　非臨床安全性試験］。

　非目的細胞が産生する目的外生理活性物質のみならず，目的細胞の産生する目的外生理活性物質についての洞察とそれらが生体に与える影響について考察せよと解釈している（図5参照）。非目的細胞は前述の方法で存在比率の水準で取り扱えるものの，目的細胞の産生する目的外生理活性物質の試験を網羅することは不可能である。動物モデルや *in vitro* 試験は目的に合致しない。この点で，臨床試験において，局所，全身性に生じる変動に留意した試験が必要である。我々の処では細胞移入後3ケ月にわたり血清を採取し，サイトカイン動態を追跡している。もとより細胞の産生する物質をすべて解析することが目的ではなく，被験者に安全性上の重大な影響を及ぼす可能性が明らかな場合と解釈する。

　培養ヒト角膜内皮細胞の移植の場合は，本再生医療は細胞の産生物質により効果がもたらされるものではなく，機能を有する細胞の単層組織の再建により機能不全ヒト角膜内皮組織を置換するもので，有効性には細胞由来の生理活性物質は関与していないと考えている。臨床研究で細胞移植2日後，1週間後の血清中に出現するサイトカインのプロファイルを検定し，目的細胞の純度の高いときには血清サイトカインのプロファイルの変動の無いことより，被験者に安全性上の

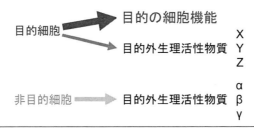

図5　細胞移植による生体応答の解析

重大な影響を及ぼす可能性はないと考えている。

　目的細胞と非目的細胞の生体内動態の差異の有無は本項内容に密接に関係するが，非臨床試験の薬事相談において培養期間を超えて培養した細胞について，目的外の形質転換を起こしていないことを明らかにすること，細胞・組織が産生する各種サイトカイン，成長因子等の生理活性物質の定量を行い，生体内へ適用したときの影響に関して考察を行うこと，製品の適用が患者の正常な細胞又は組織に影響を与える可能性，及びその安全性について検討，考察すること，製品の種類に応じて，患者への適用により異所性組織を形成する可能性，及びその安全性について検討，考察すること，製品及び導入遺伝子の発現産物等による望ましくない免疫反応が生じる可能性，及びその安全性について検討，考察すること，良性腫瘍を含む腫瘍形成及びがん化の可能性については，製品の種類や特性，投与経路，生着部位，対象疾患，及び試験系の妥当性等を総合的に勘案して考察すること，などが上述の省令に記述されている。

10　おわりに

　本稿に係る研究は京都府立医科大学においてなされたものであり，御指導戴いた木下茂教授，外園千恵教授，更に，終始，研究を支えて戴いた上野盛夫先生に深謝申し上げる。

　培養ヒト角膜内皮細胞の前房内移入による再生医療の概念は現同志社大の奥村直毅先生，小泉範子教授により開始されたものである。創意あふれる挑戦に敬意を表する。本研究を共にしてくれた仲間の戸田宗豊，浅田和子，向敦史，平賀朝子，伊東瑛子，藤田智子の各氏に御礼申し上げる。最後に本稿執筆の機会を頂きました佐藤陽治先生に心より御礼申し上げます。

文　　献

1) Junji Hamuro, Morio Ueno, Munetoyo Toda, Chie Sotozono, Monty Montoya, and Shigeru Kinoshita. Cultured Human Corneal-Endothelial-Cell Aneuploidy Dependence on the Presence of Heterogeneous Subpopulations with Distinct Differentiation Phenotypes. 2016, IOVS, in press
2) Junji Hamuro, Morio Ueno, Kazuko Asada, Munetoyo Toda, Monty Montoya, Chie Sotozono, and Shigeru Kinoshita. Metabolic Plasticity in Cell State Homeostasis and Differentiation of Cultured Human Corneal Endothelial Cells. 2016, IOVS, in press
3) Morio Ueno, Kazuko Asada, Munetoyo Toda, Kazue Nagata, Chie Sotozono, Nobuyoshi Kosaka, Takahiro Ochiya, Shigeru Kinoshita, and Junji Hamuro. Concomitant Evaluation of a Panel of Exosome Proteins and MiRs for Qualification of Cultured Human Corneal Endothelial Cells. 2016, IOVS, in press

第7章　培養細胞の均質性検査

4) Morio Ueno, Kazuko Asada, Munetoyo Toda, Ursula Schlötzer-Schrehardt, Kazue Nagata, Monty Montoya, Chie Sotozono, Shigeru Kinoshita, and Junji Hamuro. Gene-Signature-Based Development of Elisa Assays for Reproducible Qualification of Cultured Human Corneal Endothelial Cells. 2016, IOVS, in press

5) Munetoyo Toda, Morio Ueno, Jun Yamada, Asako Hiraga, Hiroshi Tanaka, Ursula Schlötzer-Schrehardt, Chie Sotozono, Shigeru Kinoshita, and Junji Hamuro. The different binding properties of cultured human corneal endothelial cell subpopulations to Descemet's membrane components. 2016, IOVS, in press

6) Junji Hamuro, Munetoyo Toda, Kazuko Asada, Asako Hiraga, Ursula Schlötzer-Schrehardt, Monty Montoya, Chie Sotozono, Morio Ueno, and Shigeru Kinoshita. Cell Homogeneity Indispensable for Regenerative Medicine by Cultured Human Corneal Endothelial Cells. 2016, IOVS, in press

7) Jun Yamada, Morio Ueno, Munetoyo Toda, Katsuhiko Shinomiya, Chie Sotozono, Shigeru Kinoshita, and Junji Hamuro. Allogeneic sensitization and tolerance induction after corneal endothelial cell transplantation in mice. 2016, IOVS, in press

8) Morio Ueno, Kazuko Asada, Munetoyo Toda, Asako Hiraga, Monty Montoya, Chie Sotozono, Shigeru Kinoshita, and Junji Hamuro. MicroRNA Profiles Qualify Phenotypic Features of Cultured Human Corneal Endothelial Cells. 2016, IOVS, in press

第8章　非細胞成分由来不純物検査

井家益和*

1　はじめに

　再生医療等製品の開発は，2008年と2012年に通知された7つのガイドラインに沿って行う必要がある。2008年のガイドラインは，自己由来細胞および同種由来細胞[1,2]，2012年のガイドラインは，自己体性幹細胞，同種体性幹細胞，自己iPS（様）細胞，同種iPS（様）細胞およびES細胞と，取り扱う細胞ごとに分けて通知されており[3〜7]，それぞれの細胞加工品に対する品質と安全性を確認する手順が記載されている。また最近，「再生医療等製品の品質，非臨床試験及び臨床試験の実施に関する技術的ガイダンス」が通知され[8]，その中ではヒト細胞加工製品を開発する際の考え方や留意点がまとめられ，体系的に解説されている。

　ヒト細胞の加工とは，人為的な増殖・分化，細胞の株化，細胞の活性化等を目的とした薬剤処理，生物学的特性改変，非細胞成分との組み合わせ，または遺伝子工学的改変を施すことであり，加工したヒト細胞の移植はガイドラインの対象となる。一方，本来の細胞の性質を改変せず加工に該当しない組織の分離，組織の細切，細胞の分離，特定細胞の単離，抗生物質による処理，洗浄，γ線などによる滅菌，冷凍や解凍といった操作も，ヒト細胞加工製品の製造工程として実施される場合には，品質と安全性に関わる重要な行為である。

　われわれは，2007年に本邦初の再生医療製品となる自家培養表皮「ジェイス®」[9]，2012年には自家培養軟骨「ジャック®」の製造販売承認を取得した[10]。ジェイス®は患者自身の皮膚から分離した細胞を培養して製造する移植用の表皮細胞シートであり（図1），広範囲の重症熱傷の創閉鎖が適応である。ジャック®は，患者自身の軟骨組織から分離した軟骨細胞をコラーゲンゲル中で培養して製造する移植用の3次元培養軟骨であり（図2），外傷性軟骨欠損等に適用して臨床症状の緩和を目的とする。これらはもちろんヒト細胞加工製品であり，人為的な細胞増殖や非細胞成分とを組み合わせて製造している。その工程には，組織の分離，組織の細切，細胞の分離，特定細胞の単離，抗生物質による処理，洗浄，冷凍，解凍といった操作が組み込まれている。これら一連の製造工程で使用する多くの非細胞成分や製造工程由来不純物については，それぞれを使用する理由や妥当性を説明するとともに，許容残留量を前提とした安全性を厳密に評価する必要があった。

　本稿では，再生医療等製品の製造工程で用いる非細胞成分由来不純物の安全性や残留量検査に

---

*　Masukazu Inoie　㈱ジャパン・ティッシュ・エンジニアリング　再生医療事業（皮膚領域）
　首席；自家培養表皮「ジェイス®」開発最高責任者

第8章 非細胞成分由来不純物検査

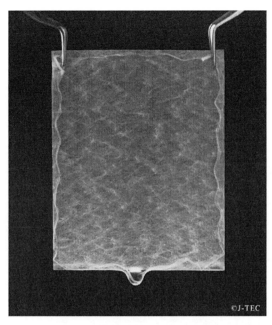

図1　自家培養表皮「ジェイス®」

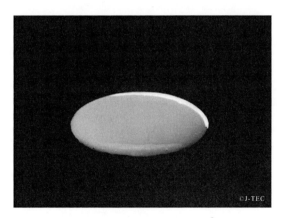

図2　自家培養軟骨「ジャック®」

関する評価ポイントについて，自家培養表皮や自家培養軟骨を開発した経験を踏まえて解説するとともに，最新の技術的ガイダンスにおける留意点についても言及する．

2　非細胞成分と製造工程由来不純物

　再生医療製品は移植用のヒト細胞加工製品であり，移植物を構築するために，生体内を模した環境を提供する必要がある．そのために，栄養成分や増殖因子を含む培地を用いて細胞の人為的

な維持や増殖を行い，薬剤処理等によって細胞の分化や株化あるいは活性化を行い，生体内の相互作用を再現するフィーダー細胞に加えて物理的な環境を提供する接着分子やスキャフォールドなど非細胞成分を組み合わせることによって生物学的特性の維持や改変を行い，また初期化を含む大幅な特性変換や欠損遺伝子を発現させる遺伝子工学的な改変などを行う，といった様々な細胞加工の必然性が生まれる。

ヒト細胞加工製品は，ヒト細胞・組織など十分に制御できない対象が主原料であるため厳密な品質管理が困難である。また，生きた細胞を含む特性から製品の有効性や安全性と相関性の高い品質指標を特定することも容易ではない。そのうえ製造工程中に微生物やウイルスなどの不活化や除去工程を組み込むことは難しいことから，製品の安全性対策として原材料もしくは製造工程由来不純物に対する品質評価が重要であり，品質リスクマネジメントに関するガイドライン（ICH-Q9）に示された考え方に基づく対応が求められている[11]。

ヒト細胞加工製品の非臨床安全性については，目的とする細胞・組織などの「細胞成分」や，目的とする細胞・組織以外の材料などの「非細胞成分」，そして最終製品に残留する培地成分などの「製造工程由来不純物」に分類すると，それぞれの安全性が評価しやすい。ここでは非細胞成分と製造工程由来不純物について述べる。

2.1 非細胞成分の安全性評価

再生医療は 1993 年に Langer と Vacanti が提唱した組織工学を基盤としてヒト細胞・組織を利用する医療技術であり[12]，再生医療等製品の仕様設計においては，意図して化成品やバイオ医薬品，スキャフォールド等の非細胞成分が加えられることが多い。

技術的ガイダンスでは，非細胞成分の安全性について，各成分の特性や含有量を踏まえ，公表データやヒト細胞加工製品の一般毒性試験から得られた情報を十分活用して可能な限り理化学的手法によって評価することを求めている。非細胞成分に特化した非臨床安全性試験を実施する場合は，化成品では医薬品の非臨床安全性試験ガイドライン（ICH-M3（R2））[13]，バイオ医薬品ではバイオテクノロジー応用医薬品の非臨床における安全性評価ガイドライン（ICH-S6（R1））[14]，またスキャフォールドなどの材料では医療機器の生物学的安全性評価ガイドラインを参考にする必要がある[15]。また，末期がん等の重篤な疾患を適応症とする場合は ICH-M3（R2）や抗悪性腫瘍薬の非臨床評価ガイドライン（ICH-S9）を参考に[16]，非臨床安全性試験を省略したり簡略化することも受け入れ可能であることが明記されている。

2.2 製造工程由来不純物の安全性評価

製造工程由来不純物については，不純物に起因するリスクを特定して安全性評価を行う前に，原料および材料，製造関連物質，製造工程，最終製品の品質管理などを考慮して，可能な限り使用量を減らしたり，除去工程を加えることが求められている。不純物のリスク分析の際には，無毒性量や最小薬理作用量等の毒性プロファイル，血中濃度などのヒト内因性物質に関する情報，

第8章 非細胞成分由来不純物検査

医薬品や添加物としての使用前例や許容摂取量などのヒトへの使用実績といった公表データに加えて，最終製品の非臨床安全性試験から得られた情報をもとに，理化学的手法による適切な安全性評価を行うことが推奨される。また，不純物に関するICHガイドライン（ICH-Q3C）[17]，医薬品の元素不純物ガイドライン（ICH-Q3D）[18]，医薬品中変異原性不純物ガイドライン（ICH-M7）[19]，および毒性学的懸念の閾値などについても考慮すべきである。

これらの既存の情報やガイドラインに従ったアプローチを行ってもヒトにおける安全性が評価できない製造工程由来不純物がある場合は，前項の非細胞成分と同様の手法で，不純物に着目した非臨床安全性試験を実施する必要がある。

3 非細胞成分由来不純物

細胞加工時の非細胞成分および製造工程由来不純物としては，細胞増殖や維持の目的で基礎培地に添加する増殖因子，血清類，アミノ酸，安定化剤，ビタミンおよび抗生物質など，また分化誘導の目的で使用する専用培地，化合物や生理活性物質や抑制因子および低分子などが想定できる。また細胞の株化の目的では，形質転換のための遺伝子導入で用いるSV40などが想定できる。その他，細胞の活性化などを目的とした薬剤処理や，製品によっては生物学的特性改変や遺伝子工学的改変などの加工の際に多様な非細胞成分が使用される可能性がある。また，製造工程で細胞凍結を行ったり最終製品が凍結品である場合は，DMSOやグリセロール，新規に開発されている専用凍結培地で使用される多糖類や高分子化合物といった凍害防止剤の使用が想定できる。細胞の足場として使用されるスキャフォールドも非細胞成分であり，生体分解性に基づく体内分布や代謝物も含めた安全性評価を行う必要がある。

次に，ヒト細胞加工製品で使用される非細胞成分や製造工程由来不純物について，その安全性評価や検査法を製造工程に沿って説明する。特に，不純物の安全性に関するリスクを分析する際には，最終製品における残留量評価よりも，その原料および材料の安全性要件や品質確保の方が重要である。

3.1 原料および材料の品質

ヒト細胞加工製品の原料および材料の管理項目は，最終製品に安全性上の懸念が生じないように無菌性や不純物などの品質に考慮し，原料および材料の製造工程や管理状況を踏まえて必要な項目を設定することが重要である。特に，ヒト・動物由来成分を用いる場合や，さらにそれらの製造工程の原材料としてヒト・動物由来成分を用いる場合も，ウイルスなどの外来性感染性物質の混入のリスクについて生物由来原料基準に基づく必要な情報をもとにリスク管理できるよう適切な管理項目を設定する必要がある[20,21]。

潜在的なウイルス混入リスクについては，原料および材料に対して日本薬局方参考情報やウイルス安全性評価ガイドライン（ICH-Q5A）を踏まえた管理戦略を構築することになる[22,23]。また，

それらの品質および安全性に係る情報として，生物由来原料基準への適合性や最終製品へ残存する可能性のある製造工程由来不純物は，製造販売業者が把握すべき事項である。生物由来原料基準への適合性は，ヒト由来物であればドナー適格性記録やその保管状況などの情報，動物由来物であれば健康な動物に由来すること，ウイルス不活化／除去処理が可能なものについてはその条件やウイルスクリアランス能といった根拠資料の情報を入手・把握しておく必要がある。

そして全ての原料および材料について，選択理由と適格性を示すとともに，必要に応じて受け入れ規格を設定する。選択可能な原料であれば，薬事承認を受けている医薬品や医療機器の使用を優先すべきであり，その入手にあたっては，当該品の製造工程における生物由来原料の使用についての情報提供を含む購買契約を締結し，製造販売業者から直接供給を受けることが望ましい。原料の製法の変更についても，再生医療等製品の製造業者がフォローして当局に速やかに届出なければならないため，購買元からの情報提供体制を構築することが重要である。

3.2 製造工程由来不純物

製造工程で用いる培地成分などを含めて最終製品へ残存する可能性のある製造工程由来不純物の安全性は，通常，初回治験届出時に，ヒトへの曝露量を踏まえた安全性の評価結果やウイルスなどの外来性感染性物質の混入リスクへの対応についての説明が求められる。

3.2.1 培地と添加物

目的細胞の増殖や分化誘導の目的で，基礎培地の他，増殖因子，血清類，アミノ酸，安定化剤，ビタミン，抗生物質，分化用の化合物，生理活性物質や抑制因子，低分子などが使用される。それらに対しては，成分と組成，および添加する意義や適格性を明確にするとともに，必要に応じて原材料の受入試験として純度や力価の規格を設定する必要がある。ただ，DMEM，MCDB，HAM，RPMIのような古典的な基礎培地については，組成を示さなくてもよい。また，使用する添加物は医薬品として類似のものが製品化されている場合には，試薬から医薬品への変更を検討することが推奨される。

たとえば，培地に添加されているフェノールレッドは，培養状況の確認のために必要な添加物であるが，それ自身にエストロゲン様作用があるため，最終製品では使用しないことが望ましく，残留量に関しても評価する必要がある。

3.2.2 血清類

細胞培養に用いる培地には，細胞増殖に必要な増殖因子や接着分子，多様なタンパク質成分や低分子の栄養素，不溶性成分の溶解補助や毒性中和といった効果のある動物血清が古くから添加されてきた。特にウシ胎児血清を添加した培地を使用しなければ適切に増殖・維持しない細胞も多く，細胞培養法として標準的に確立された手法となっている。

しかし，可能であれば動物血清やヒト血清（同種血清）は使用せず，特に繰り返して適用される製品では添加しないことを検討する必要がある。やむを得ず血清を使用する場合は，牛海綿状脳症（BSE）や口蹄疫（FMD）の発症がない産地を限定したうえで，加熱，フィルター，放射

第 8 章　非細胞成分由来不純物検査

線照射などのウイルス不活化／除去処理を行うことにより細菌，真菌，ウイルス，異常プリオンなどの混入や伝播を防止しなければならない．出荷時の洗浄工程の妥当性と最終製品に残存する血清残留量の安全性を評価したうえで，さらにロットごとに出荷検査を求められることがある．ウシ血清の残留量を測定する場合には，主要タンパク質であるアルブミンを指標とした ELISA 法を用いることができるが，バリデーションが確保できる適切な市販キットが少なく，安定供給の点で課題がある．

　動物血清の代わりに自己血清を使用すれば安全性の懸念は解消されるが，量的な制限もあり，加えて年齢や個体による性能差から品質維持や安定製造の点で問題になる場合も多い．同種血清は，ヒト間の感染症伝播を想定すると動物血清よりリスクが高いと考えられるため，使用する意義は低い．動物血清の種類に関しては，BSE を回避する目的で反芻動物以外のウマ血清やブタ血清などが検討されることがあるが，異種由来であることには変わりなく，十分な生産量やロット数の確保を考えると現時点ではウシ血清の選択が現実的である．

　また，血清には細胞保護作用があるため，細胞凍結液や製品保存液に血清が添加される場合がある．リスクを考えると培養工程で使用する血清と同じものを選択すべきであるが，最終製品への残留として生体に持ち込まれる量について留意する必要がある．特に製品保存液に血清を添加する場合は，移植時に医療現場において洗浄工程を行う必要がある．血清アルブミンでも同様の細胞保護作用が期待でき，精製タンパクであればウイルス不活化／除去処理が容易で安全性が確保できるという考えもあるが，動物由来物である点において大幅なリスク低下は期待できない．

3.2.3　無血清培地

　培地に添加するウシ血清は，有効成分や作用機序の全てが解明されている訳ではない．ウイルスリスクやロット間差などの問題や，近年の臨床グレードのウシ血清の価格高騰もあいまって，無血清培地の開発が進んでいる．ただ，無血清培地の基本成分には，アルブミンやインスリン，セレニウム，トランスフェリン，またヒト由来タンパク質やヒト組換えタンパク質を含む場合が多いため，組成の確認が重要である．

　無血清培地で添加されている全ての成分について生物由来原料基準への適合を証明することは容易ではない．しかし最近では，完全に動物由来物を排除し，生物由来原料基準への適合を保証した GMP グレードを謳う無血清培地も市販されており，その選択肢も少なくない．製造工程で採用する場合には，販売元との情報開示契約を締結する必要があるが，生物由来原料基準への適合性確認はヒト細胞加工製品の製造販売業者が責任を負うため，培地メーカーの証明書に対しても自前の評価が必要である．また，特殊な無血清培地を使用する場合には，情報開示料や長期的なライセンス料が請求される場合もある．

3.2.4　抗生物質

　一般的に細胞培養では，細菌汚染を防ぐために培地に抗生物質が添加される．しかし，ヒト細胞加工製品の培養工程では抗生物質は極力使用しないことが推奨される．抗生物質を使用するのは，組織からの初代培養が必要な場合や，耐性遺伝子の発現による遺伝子組換え細胞のポジティ

ブセレクションを行う場合などに限定してもよい。やむを得ず抗生物質の添加が必要な場合には，安全性の点から古典的に細胞培養に汎用される抗生物質を使用する方が望ましく，また，原材料となるヒト組織の汚染リスクに応じて種類を選択する必要がある。

抗生物質を使用した製品は，出荷前に洗浄工程を行って残留量を低減させることが求められる。そして最終製品に残留する抗生物質を実測したうえで，洗浄工程の妥当性や残留量の安全性について評価しなければならない。抗生物質の残留量を測定する場合には，質量分析計などを使用する必要があり，迅速な検査法はなく，また外注すると高額となることが課題である。

3.2.5 細胞剥離液

組織から目的細胞を分離して初代培養を行う際に，あるいは継代培養の際に，細胞剥離液としてトリプシンやコラゲナーゼなどの酵素やキレート剤が使用される。これらについても使用する酵素の種類や添加量，処理法の適格性を説明するとともに，受け入れ時に純度や力価の規格を設定する必要がある。

トリプシンはブタ膵臓由来，コラゲナーゼは産生菌由来の市販品が一般的である。酵素の製造工程では，産生菌の培養時や活性調整剤としてウシ乳由来のラクトースやカゼインなどが使用されている場合があり，生物由来原料基準への適合性を確認する必要がある。たとえば，ウシ乳では原産国のトレースは容易であるが，動物の健康状態や飼育管理等の記録まで確認することは比較的困難である。そのため動物由来成分を使用していない組換え体トリプシンや人工プロテアーゼも市販されている。それらは酵素活性や消化範囲に限界があることが知られているものの，目的細胞の特性に合えば選択肢となる。

3.2.6 スキャフォールド

ヒト細胞加工製品の仕様で細胞の足場となるスキャフォールドを用いる場合，不純物としての残留量試験ではなく，移植物としての安全性を評価しなければならない。スキャフォールドの材料選定では目的細胞との親和性も重要であるが，生体分解や吸収性を制御することが望ましい。また，製品の繰り返し移植が想定されるのであれば，生体からの剥脱性も必要である。使用される材料の品質および安全性についてはガイドラインに従った毒性試験が必要であり[24]，代謝経路と代謝物を特定して，それらの毒性評価も考慮しなければならない。

可能であれば医薬品や医療機器として承認されている材料を用いると，安全性評価が容易である。また，安全性評価以外に，目的細胞との相互作用として細胞増殖能や機能発現，形質安定性などに影響を与えないことを確認する必要がある。

3.2.7 製品保存液

製品保存液は，ヒト細胞加工製品の劣化を防ぐ目的で最終製品とともに一次容器に充填され，遠隔地への輸送に用いられる。その組成は，安全性の点で生理食塩液や輸液製剤といった医薬品グレードの溶液を選択すれば安全性評価が容易であり，医療現場における洗浄操作が不要となる。製品保存液に血清や抗生物質を添加すると，移植前の洗浄操作が必要になり，洗浄しやすい製品形態としたうえで，洗浄工程の標準化が求められる。

第8章 非細胞成分由来不純物検査

　また，培養工程で用いる基礎培地を製品保存液として使用する選択もあるが，生体に移行した際の安全性評価が必須となる。実は，栄養輸液や注射剤の医薬品を混合してDMEM等の基礎培地と類似した組成を再現することが可能であり，その安全性は高い。

3.2.8　培養機器および器具

　ヒト細胞加工製品の培養工程では，安全キャビネットや遠心機，顕微鏡といった汎用機器が用いられる他，自動培養装置や培養ロボット，アイソレーターや無菌調整・充填システムといった再生医療に特化した機器の開発も盛んである。それらの機器は，細胞と直接接触しなければ不純物検査を考慮する必要はない。

　細胞培養工程では，プラスチックピペットを用いて培地交換し，ディッシュやフラスコで培養する。継代や細胞凍結作業ではピペットやシリンジを用いて剥離した細胞を遠心チューブや凍結チューブに回収する。それらの器具はシリンジなどの医療機器を除くと，全て市販の研究用品である。培養に用いる器具は直接細胞と接触するため，器具由来の不純物については最終製品に対する影響を評価しなければならない。エンドトキシンやDNase・RNaseフリー，パイロジェンテスト実施済のディスポーザブル器具が販売されているが，適切な検査成績書がない場合も多く，細胞毒性試験や異物検査，感作性試験などを自前で実施しなければならないことも想定される。最近では，再生医療に特化して，器具の性能や安全性の保証に対応するメーカーも増えている。

4　実例

　われわれが開発した製品を例示として[25〜28]，非細胞成分由来不純物に対して実施した対応を解説する。

　自家培養表皮や自家培養軟骨の原材料となる皮膚と軟骨組織は，ウシ胎児血清と抗生物質を含んだ専用の運搬液に浸漬した状態で，製造施設まで冷蔵下で輸送される。受入検査を経た組織は，細断後に酵素を用いて目的細胞を単離する。表皮細胞はマウス由来3T3細胞のフィーダーに播種され，軟骨細胞はウシ真皮由来アテロコラーゲンをスキャフォールドとして播種される。いずれの細胞も専用培地を用いて3週間程度培養され，培養容器から剥離した後に洗浄工程を経て，製品保存液に浸漬した状態でパッケージして出荷される。

　いずれの製品も，培養工程においてウシ胎児血清や抗生物質，増殖因子，細胞剥離液を用いており，非細胞成分由来不純物に対する品質対策と安全性評価を実施した。残留量の評価において実測が必要と判断したものについては，適切な試験性能を確保するためにガイドライン（ICH-Q2）を参考にして分析法バリデーションを行うとともに[29]，試験毎に試験精度が確保されるよう試験成立条件を設定し，信頼性を確保して試験した。

4.1 培地と添加物

　自家培養表皮の製造工程では，表皮細胞の培養時にウシ胎児血清の他，ヒト組換え上皮増殖因子，トリヨードサイロニン，ヒドロコルチゾン，ヒトインスリン，コレラトキシンなどの増殖因子，および抗生物質を添加した専用培地を用いている。基礎培地の各成分と増殖因子については，添加する妥当性を説明するとともに，最終製品を用いた定量試験，培養中に使用した全量，もしくは製造工程における希釈倍率などから残留量を明らかにし，それぞれの物質の毒性データから設定した安全域と比較することによってリスク評価を行った。

　たとえばコレラトキシンは，A-kinase を介した細胞増殖促進効果を期待して添加している。そこで同様の作用を持つ cAMP アナログである医薬品「アクトシン®」への代替を試みたが，細胞増殖促進効果が十分ではなかったため，変更を断念した。コレラトキシンの最終製品への残留については，使用全量が製品に吸着したと仮定した場合の想定最大残留量では安全性に問題があったため，残留量を ELISA 法で定量し，検出されないことを確認した。残留量のリスク評価では，最終製品に検出下限値の残留があることを想定し，最大移植枚数まで使用した場合においても既存の毒性データを大きく下回ることを説明した。コレラトキシンは膜結合性のサブユニットを有することから，添加回収試験が成立する試験条件の設定に難渋した。具体的には，ELISA で使用する抗体の種類やメーカー，さらに界面活性剤の探索を含めて試験系の構築に 1 年以上かかり，最終的にはサブユニットで別々の抗体を用いたサンドイッチ ELISA 法を独自に開発して，データを取得した。

4.2 ウシ血清

　自家培養表皮と自家培養軟骨の製造工程では，組織運搬液と専用培地にウシ胎児血清を使用している。これは，細胞増殖能や基質産生能を維持した高性能な製品を製造するための選択であり，BSE や FMD のリスクを完全に排除すれば，歴史的な使用実績からウシ血清の安全性は問題ないと判断した結果である。われわれは，ウシ胎児血清の産地を BSE 非発生国の豪州とニュージーランドに限定し，ウシ等由来物を原材料として使用するガイドラインに従った検査を実施したうえで[30]，独自に血清製造施設を査察して動物の健康状態と飼育管理記録やトレーサビリティの確認を現地で行い，さらに未知のウイルスを想定した γ 線照射を行った血清を使用している。

　自家培養表皮の最終製品に対するウシ胎児血清の残留量は，ウシ血清アルブミンを指標としてELISA 法で定量した結果，製品 1 枚あたりウシ胎児血清に換算して平均 $0.1\,\mu L$ を下回る数値が検出された。残留量のリスク評価の結果，出荷検査として出荷ごとに残留量試験を行って出荷規格に適合することを確認するとともに，使用前に問診を行って動物（ウシ）に対するアレルギーを有する患者を使用禁忌とした。

4.3 抗生物質

　表皮細胞の培養ではペニシリン，カナマイシン，ストレプトマイシンおよびアムホテリシン B

第8章　非細胞成分由来不純物検査

を，軟骨細胞の培養ではゲンタマイシンおよびアムホテリシンBを培地に添加している。いずれの抗生物質も医薬品の注射製剤を使用している。抗生物質の種類は，細胞培養で汎用されるものを第一選択とし，皮膚では常在菌を考慮し，また耐性菌の発現を防ぐために抗菌スペクトルの広い新世代の抗生物質の使用は避けた。

　自家培養表皮の最終製品に対するそれぞれの抗生物質の残留量を液体クロマトグラフ／タンデム質量分析装置を用いて定量した結果，いずれも製品1枚あたり検出下限値未満もしくは下限値程度であった。残留量のリスク評価では，最大移植枚数まで使用しても小児の連続静脈投与量を大きく下回ったことから，安全性に影響を及ぼさない低値と判断した。しかし，使用前に問診を行ってペニシリン，カナマイシン，ストレプトマイシンおよびアムホテリシンBに対する過敏症の患者を使用禁忌とした。

4.4　細胞剥離液

　製品の製造工程では，受け入れた組織を細断した後，トリプシンやコラゲナーゼを用いて目的細胞を単離する。表皮細胞の培養工程では継代時にもトリプシンを用い，表皮細胞シートの剥離工程では，フラスコ培養面と細胞シートの間のヘミデスモソームを消化するディスパーゼを用いる。トリプシンはキレート剤が添加されたブタ膵臓由来品，コラゲナーゼは産生菌由来品を購入している。

　組換え体トリプシンや人工プロテアーゼへの代替も検討したが，継代時の細胞分散には使用できたものの，組織から目的細胞を単離・回収する消化能力に劣ったことから，変更を断念した。トリプシンの残留量に対するリスク評価を行った結果，使用前に問診を行って動物（ブタ）に対するアレルギーを有する患者を使用禁忌とした。

4.5　スキャフォールド

　自家培養軟骨は，軟骨細胞の足場としてウシ真皮由来アテロコラーゲンをスキャフォールドとして用いている。アテロコラーゲンはコラーゲン分子両端の抗原性の高いテロペプチドを除去することによって抗原性を抑えた生体適合性の高いコラーゲンである。アテロコラーゲン中でヒト軟骨細胞を3次元培養すると，軟骨細胞が脱分化することなく基質産生能を維持した状態で増殖することができる利点がある。

　使用している材料は，医療機器のアテロコラーゲンインプラントである。製品本体を構成するため特にその残留試験は行っていないが，自家培養軟骨の使用時にはウシ真皮由来アテロコラーゲンに対する皮内テストを義務づけており，皮内テストの陽性患者，もしくは牛肉アレルギーを有する患者は使用禁忌である。

4.6　製品保存液

　最終製品の一次容器は，溶出物試験や細胞毒性試験に適合した透明の材質を用いており，剥離

した表皮細胞シートやアテロコラーゲンゲルに培養された移植物を製品保存液と共に無菌的に封入する。製品保存液にはウシ血清や抗生物質は含まず，医療現場に搬入して一次容器を開封した後は，移植物を洗浄することなくそのまま患部に移植することができる製品仕様とした。この利便性の高い仕様を支えるのが製品出荷時の洗浄工程である。培地成分や添加物などの製造工程由来不純物を除去・低減する目的で，製品特性に沿った洗浄操作と洗浄液を開発し，適切なバリデーション試験を行うことにより十分な洗浄効率を実現している。

5 おわりに

ヒト細胞加工製品を製造するには，原材料となる細胞の他に，非常に多くの非細胞成分が使用される。それら非細胞成分の安全性に関するリスク評価は重要であり，特に生物由来原料基準への適合は必須事項である。製造工程由来不純物の安全性を考えると，使用する妥当性を考慮したうえで仕様量の減少，代替品への検討などを試みる必要がある。しかし，実は製品出荷時の洗浄工程の設定が肝である。不純物の残留量が十分に低値であれば，残留試験に要する労力も少なくなり，リスク評価も容易となる。

再生医療等製品の開発では，多くのノウハウに裏打ちされた高度な培養操作や加工技術に加え，合理的な製品設計と適切な製造工程の構築が重要といえる。

文　　献

1) 厚生労働省医薬食品局長通知：2008年2月8日，薬食発第0208003号
2) 厚生労働省医薬食品局長通知：2008年9月12日，薬食発第0912006号
3) 厚生労働省医薬安全局長通知：2012年9月7日，薬食発0907第2号
4) 厚生労働省医薬安全局長通知：2012年9月7日，薬食発0907第3号
5) 厚生労働省医薬安全局長通知：2012年9月7日，薬食発0907第4号
6) 厚生労働省医薬安全局長通知：2012年9月7日，薬食発0907第5号
7) 厚生労働省医薬安全局長通知：2012年9月7日，薬食発0907第6号
8) 独立行政法人医薬品医療機器総合機構理事長報告：2016年6月14日，薬機発第0614043号
9) 井家益和：香粧会誌，**34**(2)，126-132 (2010)
10) 菅原桂：人工臓器，**42**(3)，198-200 (2013)
11) 厚生労働省医薬食品局審査管理課長通知：2006年9月1日，薬食審査発第0901004号，薬食監麻発第0901005号
12) Langer R, Vacanti JP: *Science*, **260**, 920 (1993)
13) 厚生労働省医薬食品局審査管理課長通知：2010年2月19日，薬食審査発0219第4号

第 8 章　非細胞成分由来不純物検査

14) 厚生労働省医薬食品局審査管理課長通知：2012 年 3 月 23 日，薬食審査発 0323 第 1 号
15) 厚生労働省医薬食品局審査管理課医療機器審査管理室長通知：2012 年 3 月 1 日，薬食機発 0301 第 20 号
16) 厚生労働省医薬食品局審査管理課長通知：2010 年 6 月 4 日，薬食審査発 0604 第 1 号
17) 厚生省医薬安全局審査管理課長通知：1998 年 3 月 30 日，医薬審第 307 号
18) 厚生労働省医薬食品局審査管理課長通知：2015 年 9 月 30 日，薬食審査発 0930 第 4 号
19) 厚生労働省医薬・生活衛生局審査管理課長通知：2015 年 11 月 10 日，薬生審査発 1110 第 3 号
20) 生物由来原料基準：2003 年厚生労働省告示第 210 号
21) 厚生労働省医薬食品局審査管理課長通知：2014 年 10 月 2 日，薬食審査発 1002 第 1 号・薬食機参発 1002 第 5 号
22) 日局生物薬品のウイルス安全性確保の基本要件：2002 年厚生労働省告示第 395 号
23) 厚生省医薬安全局審査管理課長通知：2000 年 2 月 22 日，医薬審第 329 号
24) 厚生労働省医薬局審査管理課長通知：2003 年 2 月 13 日，医薬審発第 0213001 号
25) 井家益和：PHARM TECH JAPAN, **30** (7), 1249-1254 (2014)
26) 井家益和：PHARM TECH JAPAN, **30** (8), 1559-1564 (2014)
27) 井家益和：PHARM TECH JAPAN, **30** (9), 1787-1793 (2014)
28) 井家益和：PHARM TECH JAPAN, **30** (11), 2199-2204 (2014)
29) 厚生省医薬安全局審査管理課長通知：1995 年 7 月 20 日，薬審第 755 号・1997 年 10 月 28 日医薬審第 338 号
30) 厚生省医薬安全局長通知：2000 年 12 月 12 日，医薬発第 1226 号

第 9 章　次世代シーケンシングによる細胞のゲノム安定性評価

斉藤大助[*1]，須山幹太[*2]，小原　收[*3]

1　はじめに

　真核生物のゲノム構造は，世代間に伝達される遺伝情報の実体として，安定でありながらも動的な挙動をすることが知られている．しかし，この動的な構造変化については，相異なる2つの階層があることを忘れてはならない．一つは単一細胞に分裂などに伴って生じる細胞系譜における巨視的あるいは微視的な染色体構造変化であり，もう一つは細胞集団としての染色体構造の不均一性である．この両者は当然相互に関連しているが，後者はシステムとしての細胞集団の動的挙動であるため，むしろそのシステム内での細胞の安定性と深く結び付いている．一方，単一細胞系譜の時間軸にそったゲノム構造の変化の多くは偶発的な現象であり，染色体の安定維持機構と修復機構の効率により変動性にはそれぞれの細胞で差が生じてくる．このような動的なゲノム構造の変化は，ヒトという生物種のシステムに多様性とそれによる頑健性を与えているのであろう．

　再生医療に用いられる細胞加工物の品質管理を考える時，最終的に重要なのは細胞集団としての安定性であろう．近年の次世代シーケンシング技術の驚くべき進歩を背景として，高解像度でのゲノム構造の解析が可能となった．そこで，こうした細胞集団としての動的なゲノム構造変化を定量的に計測し，それによって細胞製剤として不適切な細胞加工物ロットを，異常が顕在化する前に検出することに期待が寄せられるのは当然かも知れない．しかし，既に述べたように，細胞には細胞分裂を繰り返すたびに微視的にも巨視的にも一定の確率で偶発的な構造変化が起きることは避けられない．残念ながら，そのゲノム構造変化が及ぼす生物学的影響と細胞集団の中でのその変異細胞の挙動を予測できるレベルには，細胞集団階層での我々のゲノム情報の理解は未だ深まっていない．もしそれが可能となれば癌の発症前にその兆しを確実に検知することも可能になるであろうが，それはまだ我々には手が届かない「夢」である．同時に，そうした「夢」の技術の実現には，ゲノム構造変化の高感度・定量的解析データと細胞生物学的なその細胞集団の挙動のデータを蓄積し，そこから細胞集団の時間スケールで起きる変化からの細胞の層別化に至

[*1]　Daisuke Saito　九州大学　生体防御医学研究所　助教
[*2]　Mikita Suyama　九州大学　生体防御医学研究所　教授
[*3]　Osamu Ohara　(公財)かずさDNA研究所　技術開発研究部　ヒトDNA解析グループ　副所長

第9章　次世代シーケンシングによる細胞のゲノム安定性評価

るまでの地道な取り組みが求められる。

　本稿では，現時点で一般化しているショートリードの次世代シーケンシングを用いたゲノム安定性評価法を，主に技術的視点から解説する。現在汎用されている次世代シーケンシングは，短いリード（通常100塩基前後）を大量に超並列反応によって生成することで塩基配列を決定していく方法である。これまでの電気泳動法に依拠したシーケンシング法では均一な分子集団が形成されていないと塩基配列を決定できなかったが，この次世代シーケンシング法では1分子鋳型に由来する短いシーケンスリードが得られるので，元の鋳型分子が混合物であっても全く問題がない。これらの特徴が，現存しているにもかかわらずいつまでも「次世代」という枕詞が抜けない本装置の原理的な革新性である。この技術的な特徴を活用して，特定の塩基配列をもつ分子が元の集団に何分子存在していたかの定量解析も可能であり，次世代シーケンサーとは言うものの，デジタルに塩基配列を決定するだけではなく，実際にはある種のデジタルカウンターとして分子数を計測する機能も果たすことができる。この後者の特徴が巨視的ゲノム構造解析で活用される一方，本来の塩基配列決定の高いパフォーマンスは微視的ゲノム構造解析で活かされている。このように，今や次世代シーケンシング技術はゲノム構造変化を定量的に計測するための必須のツールとなっている。

　しかし，こうした解析を通じて細胞集団の挙動の予測という「夢」の実現に向かうためには，こうした解析が現実的に受け入れられるコストと精度のバランスの上で実現される必要がある。そうした現時点での現実的な問題点や技術的限界にも言及しながら，それぞれに異なる課題を内包する巨視的レベルの染色体異常と微視的レベルのゲノム構造変化の次世代シーケンシングによる解析について述べていく。

2　巨視的レベルのゲノム構造変化の次世代シーケンシングによる検出

　染色体の分離や交叉の異常が疾患を引き起こすことは良く知られているが，こうした異常は染色体の巨視的なレベルでの構造異常として検出される。染色体数異常や部分的な構造異常（部分的な重複，欠失，転座，逆位）がこれに含まれる。こうした染色体異常の検出は，これまで色素染色後の染色体形態の観察や蛍光標識 *in situ* ハイブリダイゼーションで行われてきた。こうした形態学的な観察に基づく異常検出が染色体異常の同定の今でも主流であるのは事実であるが，こうした巨視的異常を分子生物学的により定量的に検出できないかという試みもこれまで長く続けられてきた。そのために使われた最初のツールは，マイクロアレイを用いた比較ゲノムハイブリダイゼーション法であり，それは更に一塩基多型（Single nucleotide polymorphism，以下SNPと略）情報を用いたマイクロアレイ解析に発展し，両者は細胞遺伝学的な検査方法の代替として広く現在では使われている。更に，これらに加えて近年広く使われだしたのが，次世代シーケンシングである。計測技術としての観点から，これらの方法の特徴を表1にまとめる[1,2]。

　表1に示すように，現在用いられている巨視的レベルでの染色体異常を検出する方法は，①細

表1 ゲノム構造異常の検出法

計測原理	細胞遺伝学的手法 染色体の色素染色後の画像解析		分子生物学的手法 マイクロアレイ法		シーケンシング	
具体的手法	Gバンド法	スペクトラルカリオタイピング法	比較ゲノムハイブリダイゼーション	SNPアレイ	全ゲノムシーケンシング	RNAシーケンシング（遺伝子発現解析）
解像度	10 Mb程度	異常の種類によって変動	<1 Mb（プローブ密度に依存）	<1 Mb（プローブ密度に依存）	>1塩基（シーケンシング量に依存）	10 Mb程度
長所	・方法的頑健性が高い ・量的変化を伴わない転座や逆位も検出できる ・モザイクも検出	・データ解釈の自動化も可能 ・量的変化を伴わない転座や逆位も検出できる ・モザイクも検出	・高解像度	・高解像度 ・ヘテロ接合性消失の検出	・究極の高解像度 ・1塩基変異も検出	・染色体異常で影響されている遺伝子を特定 ・ゲノム構造解析と同じ検体から並行して解析できる
短所	・判定にエキスパートが必要 ・実験コストは比較的低いが、人件費分高くなる ・計測細胞数に上限 ・解像度の低さ	・コスト当たりの解像度があまり高くない ・短い欠失・挿入を見逃す可能性が高い ・計測細胞数に上限	・モザイク検出感度の低さ ・染色体倍数化が検出不可	・モザイク検出感度の低さ ・染色体倍数化が検出不可	・1塩基解像度での解析では、解析にはバイオインフォマティクス基盤が必要	・性染色体の解析には不適 ・1塩基解像度での解析では、高コスト ・解析にはバイオインフォマティクス基盤が必要

第9章 次世代シーケンシングによる細胞のゲノム安定性評価

胞遺伝学的な手法，②分子生物学的な手法に大別される。更に，②の分子生物学的な手法は，ゲノム DNA 解析とその細胞で発現している RNA 解析に分類される。後者は，ゲノムの量的あるいは構造的な異常を直接的に検出するのではなく，そこから転写されてくる RNA の量的・構造的解析から明らかにしようというアプローチであるが[3]，必要であればゲノム DNA 解析と並行して行えるのが大きな長所である。それぞれの検出方法にはそれぞれの長所と短所があるが，細胞の均一性を議論するという観点からは，1細胞解像度での解析を基本とする細胞遺伝学的な手法と検出解像度が調整できる分子生物学的な手法の違いは大きい。細胞集団にモザイク状に存在するゲノム構造が変化した細胞の検出には，現状では細胞遺伝学的な方法が確実である。なぜなら，分子生物学的な方法では細胞集団の平均値を計測するため，モザイク状態の検出感度が下がってしまうためである。しかし，細胞遺伝学的な手法では，現実的なさまざまな制限から計測対象とする細胞数をあまり多くできない場合が多いために，十分な統計的有意性で細胞集団の低頻度変異を定量的に計測できないという難点がある。一方，次世代シーケンシングを用いた解析でも1細胞解像度の解析は可能ではあるし，細胞バルク材料を用いての定量解析も可能である点は優れているが，現状のショートリードの次世代シーケンサーでは逆位や転位などの量的変化を伴わない構造変化の検出感度が低くなってしまう。この点は，分子生物学的な手法が細胞遺伝学的な手法に及ばないもう一つのポイントである。しかし，近年の次世代シーケンシング技術の普及に伴い，こうした染色体異常の検出への分子生物学的手法の利用は増加の一途を辿っており，生殖医療やがん診断の分野ではカリオタイピングやゲノムコピー数変化などのゲノムの量的変化の検出に既に広く活用されている。しかし，現状では細胞遺伝学的な手法でなければ容易ではないゲノム構造解析も未だ残されており（例えば，ゲノム含量の量的変化を伴わない転座・逆位など），目的に応じて使い分けていくという判断が求められている[4]。

本稿の主題である細胞加工物の品質管理という観点に立った場合，染色体異常細胞の存在量がどこまで許容されるのかという本質的な疑問は，変異検出の方法論とは別の次元の重要な問題である。近年の次世代シーケンサーを用いた解析により，正常とされる組織の中にも染色体数異常を有する細胞が少数ながらも存在することが明らかにされているので，ごくわずかの細胞不均一性までもが細胞加工物の低い品質を意味すると考えるのは短絡的にすぎるであろう[5]。重要なポイントは，そうした異常を有する細胞の存在量がその集団の中でどのように時間的に推移していくか，あるいはどのような検出される表現型として現れてくるかどうかであろう。もしそうだとすれば，細胞培養の継代毎に検査を実施して，その細胞集団の不均一性の変化を継続的に計測してデータを蓄積していくことが重要である。そのためには，そのモニター方法のコストが律速にならずに実施可能な程度に経済的なものでなければならない。このように，巨視的にしろ微視的にしろ，染色体構造変化を有する細胞の存在量を高感度かつ定量的・経済的に計測するニーズは高いが，この両方のニーズに同時に応えるのはこれまではかなり技術的には困難な課題であった。しかし，解析の物理的な解像度をシーケンシング量で調整できる次世代シーケンサーによる解析は，段階的に求められる解像度でのゲノム構造解析を実現していくことでこうした現実的な

ニーズに応えていける可能性を持っている．また，10,000塩基以上を連続して読みぬけるロングリードの次世代シーケンサーも市場化が加速しているので，そうしたシーケンシング技術の革新にも期待が寄せられている．

3 微視的レベルのゲノム構造変化の次世代シーケンシングによる検出

前述の巨視的な染色体レベルでの構造変化以外に，細胞では分裂増殖の過程で常にゲノム配列に微視的変異（塩基置換，微小欠失・挿入，コピー数変化など）も生じていることが知られている．新規な微視的変異の多くは一般に細胞の生存に影響を及ぼさない中立なものであるが，ごく稀に有害な変異が生じることがある．これらの変異は一定の確率で細胞集団内に拡散し固定するため，細胞加工物のゲノム品質に影響する．そのため，微視的変異を検出し評価する技術は，巨視的なゲノム構造変化の検出と同程度に，細胞の品質管理には重要である．既知の高頻度SNPの検出にはタイピングアレイを筆頭に様々な方法が開発され，既に市販品として提供されている．一方，新規に細胞集団内に生じた体細胞変異を検出しその影響を評価するためには，変異を含むゲノムDNAの配列を新たに決定する必要がある．そのため，本稿の目的である再生医療のための細胞加工物の品質評価のためには，近年発展してきている大量配列決定可能な次世代シーケンサーを使って，細胞集団における稀な微視的変異をも高精度に検出する方法が不可欠となっている．このニーズは悪性腫瘍における体細胞変異の検出と同質であり，多くの研究者の努力によって急激な勢いでさまざまな技術開発が進んでいる研究領域である．

シーケンスデータに存在する低頻度変異を検出する場合，次世代シーケンサーでの配列決定に付随する様々なエラーの影響を適切に評価・除去する必要がある．クローン集団内での頻度が概ね10％オーダーの微視的変異ならば，ターゲット領域を十分な読み取り深度で配列決定し，コンセンサス配列を得ることでエラーと区別できるが，コンセンサスを形成できない程度に低頻度な体細胞変異は通常の配列解析法ではエラーとともに除去されてしまう．イルミナ社製のシーケンサーで採用されているSequencing-by-synthesis法は非常に高精度な配列決定法であり，概ね0.1％オーダーのエラー率を保証している．また，最新のイルミナ社製シーケンサーでは，標準的なサンプルの調製法で配列決定を行うと，0.2-0.4％程度の塩基置換エラーおよび0.0004％程度の欠失・挿入エラーが生じることが報告されている[5]．よって欠失・挿入エラーに限れば，カバー率を上げることでたとえ低頻度でも高精度に検出可能である．ほとんどの次世代シーケンサーではベースコールされた各塩基についてquality score値が算出されており，各塩基が正しく読まれているかどうかの指標として利用できる．実際に塩基置換エラーが見られた塩基の70-80％では対応するquality scoreも低い値を示してたことが報告されており，低頻度変異の検出においてもquality scoreの情報は有用である．

細胞加工物の品質管理としてゲノム構造解析を行う場合，全ゲノム構造を決めるか，タンパク質コード遺伝子のコード領域だけの構造を決めるか（エクソーム解析），さらには造腫瘍性遺伝

第9章　次世代シーケンシングによる細胞のゲノム安定性評価

子に限ってのコード領域だけの構造を決めるか，いずれかの対象領域を設定するのが一般的である。これは，全ゲノムだと対象領域が30億塩基を超え，一番小さな造腫瘍性遺伝子領域だけの解析でも100万塩基程度を配列決定する必要があるため，上述のアプローチで読み取り深度を深めて低頻度体細胞変異とシーケンシングエラーを見分けるアプローチを取るためには，実施するための費用や人的資源に合わせた実験デザインを立てる必要があるからである。さらに，塩基配列決定エラーについては，塩基の種類ごとのエラー率のバイアスや，特定の配列モチーフに結びついた系統的エラーの発生も報告されているので[6]，これだけの巨大な領域の配列を決定すると低頻度体細胞変異か人為的なシーケンシングエラーとの区別が定かではない見かけ上の変異も数多く蓄積する。さらに，多くの場合，シーケンシングのための鋳型DNAの調製には酵素的DNA増量法（Polymerase Chain Reaction, 以下PCRと略）を用いているため，PCRによってもたらされる人為的な塩基配列変化による人為的なエラーも低頻度体細胞変異の検出の際には無視できなくなる。このような配列決定プロセスそのものに由来するエラー以外も考慮する必要があり，数100万塩基を越える巨大な領域に存在する低頻度な体細胞変異を高精度で検出することはこれまでなかなか実現できなかった現実的な課題であった。

　そこで，ライブラリー調製および配列決定に伴うエラーの頻度を低く抑えることで，低頻度の変異を検出する様々な方法が考案されている。サンプルDNAを十分量用意できる場合，PCRフリーでライブラリー調製を行うことで，PCRバイアスおよびPCRエラーの影響を受けずに配列決定ができる。この場合，リファレンス上にマップする個々のリードは必ず別のゲノムDNAに由来することになる。この方法で必要なカバー率が得られるなら低頻度変異を検出することができる。例えば，出現頻度1%オーダーの変異なら1,000倍程度の読み取り深度があればコンセンサスを形成することができるので，ほとんどの場合，十分エラーとの区別が可能であると考えられる。

　しかし，サンプルDNAが微量の場合，ライブラリー調製にPCR増幅が必要となり，元のDNA断片はPCRの増幅回数に応じて複数の複製産物を生じる。通常の変異解析ワークフローでは，リファレンスゲノム上の同じ領域に完全にオーバーラップしてマップされた複数のリードは同じDNA断片に由来するPCRの複製産物とみなし，最もクオリティの高い1つだけを採用して，残りのリードは解析に使用しない。そこで，逆にPCR複製産物のもつ冗長性を利用して，シーケンサー由来のエラーを除去する方法が報告されてきている[2]。エラーはPCR複製産物のいずれかにランダムに生じるので，複製産物からコンセンサスを作成すれば，エラーを除去することができる。一方，元のDNA断片に存在する微小変異はPCR複製産物の全てに受け継がれるので，コンセンサス形成によって除去されず検出することができる。このエラー除去法は，マップしたリードの位置情報だけを使って複製産物の判定を行うので，解析フローの変更のみで導入可能である。ただし，反応初期に鋳型DNA断片の副生産物に生じたエラーは以降のPCR複製産物の全てに受け継がれるので，コンセンサス形成によって除去することはできないという欠点をもつ。

低頻度変異を検出するためにカバー率を上げると，偶然に同じ位置にマップされるリードが生じて偽陽性・偽陰性の混入が増えてしまう。そこで同じ DNA 分子に由来する PCR の複製産物を識別するために，個々の DNA 分子にユニークなタグ配列（考案者によって，「分子バーコード」や「分子インデックス」と呼ばれる）を付加する方法が提案されている（図1）[7,8]。タグ配列の長さや付加の方法については様々なバリエーションがあるが，基本的にはリードの位置情報タグと組み合わせて使用する。ペアードエンドの断片長を短くすることでリード1とリード2の重なり部分からコンセンサスを形成するという方法も提案されており，タグを使ったエラー除去法と組み合わせることでエラー率を下げることができる。DNA 一本鎖に付加したタグを利用したエラー除去法は，PCR 増幅の初期に生じたエラーを除去することはできない。そこで，2本鎖 DNA 分子にタグを付加し，表裏それぞれのコンセンサスからさらに2本鎖のコンセンサスを得る方法が考案されている[9]。この方法は2段階にコンセンサスを形成するので PCR 初期のエラーも除去することが可能であるが，コンセンサス形成に必要な PCR 複製産物リードの数が倍増するため，必要なリード数も非常に多くなるのが欠点である。

　PCR 増幅の効率は配列その他の要因によって変動するため，コンセンサス形成に十分な複製産物を確保するためには余剰にリードを得る必要がある。PCR 複製産物を利用したエラー除去法における上記の問題点を回避するために，ローリングサークル増幅法を用いる方法も提案されている[10]。十分短いゲノム DNA 分子を環状化し，ローリングサークル増幅で複製産物がタンデムに繋がった DNA 断片を形成する。この DNA 断片は1つの DNA 分子に由来する複製産物が繋がったものなので，これを配列決定し，個々の複製産物に分割してコンセンサスを形成することができる。ローリングサークル増幅を用いる利点は，複製産物の個数が元の DNA 断片長と

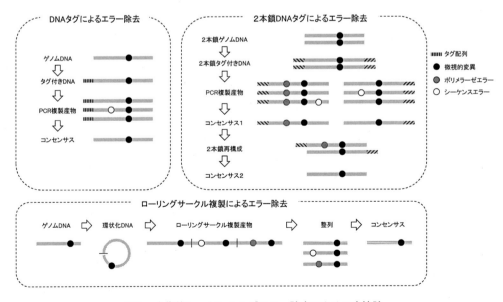

図1　人為的シーケンシングエラー除去のための方法論

第9章 次世代シーケンシングによる細胞のゲノム安定性評価

リード長の比で決まるためコントロールしやすいこと，そして個々の複製産物は同じ鋳型から作られるのでPCR増幅のような初期エラーの混入がないことである。

　次世代シーケンサーを用いて低頻度な微視的体細胞変異を高精度に検出する技術はまだ発展途上であり，現状でスタンダードといえるような手法はない。また解析ツールなどの環境もほとんど整っていない。しかしシーケンサーのスループットの向上とともにこれらの技術もさらに改善され，普及していくことが期待される。また，ここで説明したように，微視的体細胞変異の検出感度を挙げていくことは必要とされるシーケンシングコストを増やすことに直結するため，細胞集団に存在するどの程度の低頻度の体細胞変異までを検出しようとするのかを明確に意識した実験のデザインが重要である。それぞれの細胞には染色体複製の際に生じた体細胞塩基変異がランダムに存在しているので，1000細胞を母集団に全ゲノムを調べたら0.1％の頻度の変異は数多く確実に見出されるのが当然なのである。その意味で，調べる細胞集団のサンプリングサイズと生物学的に検出したい体細胞変異の出現頻度閾値が全体の実験デザインに極めて重要であることに留意していただきたい。

4　エピゲノム変異の検出法

　ここまで，細胞加工物のゲノムDNA構造解析法について述べてきたが，近年その品質を評価するための指標としてエピゲノム解析にも関心が寄せられている。DNAの塩基配列を変えることなくDNA自体あるいはヒストンを化学的に修飾することで遺伝子発現を制御する仕組みをエピジェネティクスとよび，その情報の集まりをエピゲノムとよぶ。このエピゲノム状態の変化は，組織特異的あるいは発生段階特異的な遺伝子発現制御の根幹をなす重要な機構であり，細胞加工物の品質管理の対象でありえる。エピゲノムにおけるDNA自体の化学修飾としてもっとも顕著なものはシトシンの5位の炭素のメチル化である（以降，これをDNAメチル化とよぶ）。一方，ヒストンの化学修飾は，ヒストンの種類と部位や修飾のタイプ（メチル化やアセチル化）といったバリエーションがあり，多くのものが知られている。エピゲノムの検出方法についてみると，DNAメチル化は，後で述べるように，シーケンサーを用いて直接メチル化されている残基を同定することが可能である。一方，ヒストン修飾はゲノムDNAの直接的な修飾ではなく，また，免疫沈降を経たシーケンシングにより解析されるため，ゲノム中でのおおよその位置が求められる。ここでは一残基レベルでの解析が可能なDNAメチル化に的を絞って，低頻度な差異の検出法について議論する。

　遺伝子発現は発現強度として表される量的な形質だが，DNAメチル化は「メチル化」と「非メチル化」の2状態しかないため，解析に用いるサンプルにおける異種細胞の混入の影響を受けにくい。しかし，同種の細胞であっても，細胞毎にDNAメチル化は異なることが考えられるため，メチル化状態の正確な定量は大変重要である。そこで問題となるのは，DNA中の低頻度塩基置換とシーケンシングエラーとの判別同様，低頻度のメチル化状態変異の検出である。

次世代シーケンサーを用いたゲノムワイドなメチル化解析の手法としては，メチル化シトシンを認識する抗体を用いた免疫沈降法によりメチル化DNAを回収し，シーケンサーによってゲノム上でのメチル化部位を求めるMeDIP-seq法（methylated DNA immunoprecipitation followed by sequencing）や，全ゲノムバイサルファイトシーケンシング法（whole-genome bisulfite sequencing；WGBS）が挙げられる[11]。前者は免疫沈降により得られたリードのマッピングによるため，ゲノム上でのおよそのメチル化領域が明らかになるだけであるが，後者ではバイサルファイト処理により直接塩基修飾の有無を検出するため，1塩基レベルでのメチル化の判別が可能である（図2）。ただし，バイサルファイトシーケンシング法であってもバイサルファイト処理の効率の問題や，シーケンシングのエラーが存在するため，微弱なメチル化異常の検出には限界がある。このうちシーケンシングエラーについては，WGBSに限ったことではなく，すでに前項で述べられているのでここでは割愛し，バイサルファイト化の効率について考えることにする。

バイサルファイト処理によるシトシンからウラシルへの変換効率は99%程度と言われている。これはゲノム中に存在する非メチルシトシンのうち，1%はメチル化シトシンとして判定される（偽陽性）とも解釈できる。高度に均質な細胞集団の解析であれば，この1%の過大評価はそれほど問題にならないが，細胞集団中の一部に起きているエピゲノム異常の検出においては大きな問題となる。ただし，非メチル化シトシンとして判定されたものは，シーケンシングエラーの可能性を除けば，実際にバイサルファイト変換が起こったものであるため，低頻度であっても非メチル化シトシンの存在を示していると言える。

バイサルファイト処理時の変換効率を見積もる方法として，CpHサイト（CpG以外のサイト）での変換効率を利用するものがある。これは，CpHサイトでは通常メチル化が起きないという経験則に基づき，それらの非メチルサイトがどれくらいウラシルへ変わったかを測ることで変換効率とする。ただし，細胞種によってCpHのメチル化が起こることが知られているため，そのような場合にCpHで変換効率を見積もるのは適当ではない。例えばマウスの卵母細胞では，ゲノム中の全CpHサイトのうち3%でメチル化が起きていることが明らかになっている[12]。このような場合，メチル化シトシンが存在しないことが明らかになっているλファージDNAをスパイクインすることで，正確な変換効率が求められる。この方法からも，バイサルファイト処理に

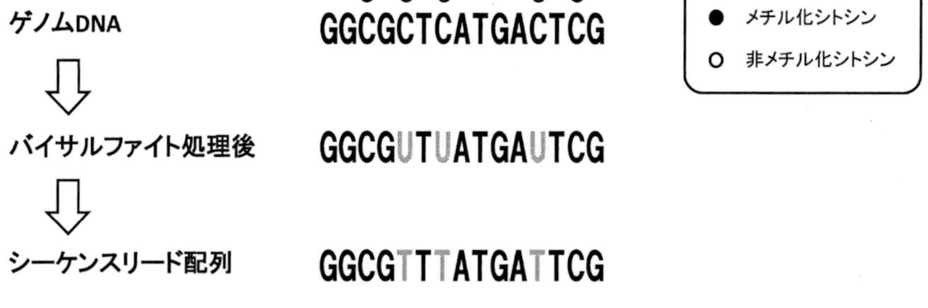

図2　バイサルファイト法によるメチル化シトシンの検出

第9章 次世代シーケンシングによる細胞のゲノム安定性評価

よる非メチルシトシンからウラシルへの変換効率は99％程度と求められている。

このようにバイサルファイト処理の変換効率自体に限界があるため，発生段階特異的なものやがんのようなヘテロなサンプル中に見られる低頻度のメチル化変異を調べるには，解析対象とするサンプルの細胞純化が鍵となる。そのような場合によく用いられる方法は，細胞の表面抗原をマーカーにしたセルソーティングであるが，そこで問題となるのは得られるサンプルの量である[13,14]。そのため，ごく微量のサンプルDNAを効率的にバイサルファイト処理する方法としてPBAT法[15]やTWGBS法[16]が考案されている。また，最近ではヘテロな細胞集団中での低頻度な細胞のメチロームを解析するためにシングルセルのゲノムワイドなメチル化解析が行われるようになった[17]。ただし，ただでさえゲノムワイドなメチル化解析には大量のリード配列が必要な上に，それをシングルセルで行うとすると膨大な量の実験とコストがかかる。そこで，興味のあるゲノム上の部位に絞ったシングルセルのメチル化解析なども考案されている[18]。

5 RNAプロファイリングによるゲノム構造変化の検出

エピジェネティックな変化だけでなく，巨視的・微視的なレベルのゲノム構造変化も，その結果として細胞のRNAプロファイル（各遺伝子mRNAの存在量プロファイル）に影響を与える。そのため，細胞加工物の安全性を評価するのであれば，ゲノム構造変化の結果として現れるRNAプロファイルの変化を見るのも有効であるに違いない。実際，最初に述べた巨視的レベルのゲノム構造変異をRNAプロファイルから検出する方法は知られているし[3]，微視的なゲノム構造変異があるグループの遺伝子の発現プロファイルに影響を与える例も数多く知られている。なにより，RNAプロファイルはゲノムDNAとは独立に計測できるので，その両者を見ることで結果として細胞集団に何らかの機能変化が起きているかとその原因となるゲノム構造変化の候補を統合的に眺められるのが有利な点である。

同じ細胞種を分画して調製したとしても，個人間でそれぞれの細胞種のRNAプロファイルは異なっている。また，当然の事ながら，細胞の分化状態によってもRNAプロファイルは変わる。その意味で，このアプローチを細胞加工物の品質評価に使うためには，実験的な定量計測ノイズの低減と計測再現性の向上は不可欠な条件である。

そこで，このRNAプロファイリングの計測にも次世代シーケンシングのデジタルカウンティングとしての応用が広まっている。特に，先に述べた分子に短いDNA配列タグを付加する「分子バーコード法」を使うことで，網羅的なRNA分子の絶対カウンティングができることが報告されている[19]。もしこうした方法で計測側のノイズを極限まで低減することが可能となれば，これまで生物学的なゆらぎとしてあいまいに語られていたRNAプロファイルの差の中から細胞加工物の品質の変化に由来する部分を抽出できるようになるであろう。「分子バーコード」を用いたデジタルRNAシーケンシングも急速に広まりつつあるので，そうした低ノイズ計測法によるRNAプロファイルデータの蓄積に期待が寄せられている。

6 現在の課題と今後の展望

ここまで述べてきたように，次世代シーケンシング技術の進歩は，1細胞解析技術の進歩と相まって，これまで我々にはうかがい知ることのできなかった同一個体内での細胞間の不均一性を明らかにしてきている。重要な点は，本来，受精卵から個体を形成するまでに細胞分裂を繰り返した私たちの身体を構成している細胞は，1細胞レベルでみればそれぞれが完全には同一のゲノム配列を有していないという事実である。本稿で述べた計測方法は，それらの不均一性をどうやって定量的に評価していくかというために用いられる方法であるが，そうして得られた定量的データを細胞加工物の安全性とどう関連付けていくかは今後の大きな課題である。しかし，現実に細胞加工物を必要とする医学的な社会ニーズが存在する以上，医療に安全に使われるために必要な品質管理法を確立することは緊急の課題でもある。本稿でいくども述べたようにこうしたゲノム構造変化と細胞加工物の安全性との関係は未だ未解明の問題が多いため，おそらく現実的な解決策の一つは，なるべく頻繁に細胞加工物のゲノム構造変化の定量的な解析を実施し，細胞加工物中にゲノム構造が有意に変化した細胞分画が増加してくるようなロットを早期に検出することであろう。全ゲノムに生じる低頻度なゲノム変化までをもモニターするのは技術的にも未だに困難であるが，がんで知られている造腫瘍性遺伝子領域のゲノム構造変化だけであれば，おそらくここで述べた計測モジュールのパイプライン化で経済的に実現可能であろう。そうした定量的なゲノム構造変化のデータを蓄積していくことで，将来的な細胞加工物が異常になる「兆し」を早期に検出できるようになるかも知れない。こうした社会的なニーズに応えるために，未だに進歩を続けている次世代シーケンシング技術は今後も広く活用されていくに違いない。

文　　献

1) B. Bakker *et al.*, *BioEssays*, **37**, 570（2015）
2) U. Ben-David and N. Benvenisty, StemBook, http://www.stembook.org;, ed. The Stem Cell Research Community（2012）
3) U. Ben-David *et al.*, *Nature Protoc.*, **8**, 989（2013）
4) L. Pasquier *et al.*, *Eur. J. Med. Genet.*, **59**, 11（2016）
5) K. A. Knouse *et al.*, *Proc. Natl. Acad. Sci. USA*, **111**, 13409（2014）
6) M. Schirmer *et al.*, *BMC Bioinformatics*, **17**, 125（2016）
7) I. Kinde *et al.*, *Proc. Natl. Acad. Sci. USA* **108**, 9530（2011）
8) G. K. Fu *et al.*, *Proc. Natl. Acad. Sci. USA*, **108**, 9026（2011）
9) S. R. Kennedy *et al.*, *Nat. Protoc.*, **9**, 2586（2014）
10) D. I. Lou *et al.*, *Proc. Natl. Acad. Sci. USA*, **110**, 19872（2013）

11) R. Lister *et al.*, *Nature*, **462**, 315 (2009)
12) K. Shirane *et al.*, *PLoS Genet.*, **9**, e1003439 (2013)
13) D. B. Lipka *et al.*, *Cell Cycle*, **13**, 3476 (2014)
14) N. Cabezas-Wallscheid *et al.*, *Cell Stem Cell*, **15**, 507 (2014)
15) F. Miura *et al.*, *Nucleic Acids Res.*, **40**, e136 (2012)
16) A. Adey and J. Shendure, *Genome Res.*, **22**, 1139 (2012)
17) S. A. Smallwood *et al.*, *Nature Methods*, **11**, 817 (2014)
18) S. Gravina *et al.*, *Nucleic Acids Res.*, **43**, e93 (2015)
19) K. Shiroguchi *et al.*, *Proc. Natl. Acad. Sci. USA*, **109**, 1347 (2012)

第10章　画像を用いた細胞加工物および培養工程の評価

加藤竜司*1, 蟹江　慧*2

1　序論：細胞評価としての細胞観察

　「細胞を観察する」という作業は，細胞培養の歴史においては1907年のRoss Granville Harrisonによる組織培養[1]における観察を源流として，欠かすことのできない細胞評価技術の1つとして細胞培養を支えてきた[2]。細胞画像として記録される顕微鏡下における細胞の形状は，細胞品質の一端を反映する情報として重要であることが広く認知され，現在も世界中の細胞培養施設に共通する最も利用頻度の高い細胞評価法とも言える。

　実際「生物の状態を目で見る」という行為自体は，細胞に限らず様々な生物を使った多くのバイオ製品の製造（醸造製品の発酵や生物製剤の製造）において行われており，品質管理において重要かつ有効な技術・スキルであることが周知の事実である。

　しかし，再生医療などの分野で細胞加工物を扱う産業の発展を考えるとき，細胞培養に関わる者としては，2つのポイントで「細胞観察による品質管理」について捉えなおす必要があると筆者は考えている。これは「見る・観察する」という技術を，製品製造・産業化という観点から見直してみるという作業でもある。

　第一に，細胞観察という行為を支える知識は，「暗黙知」ではあるが「形式知」にはまだ至っていない。観察は極めて有効な細胞評価の手段ではあるが，細胞加工物製造時の評価法としては，まだ「誰でも行える作業」「定量性がある作業」では無い。製品製造という観点から考えると，定量化と標準化（文書化）が進まなければ，暗黙知を評価法として活用することは難しい。また実は，観察によって得られる情報が細胞の何をどの程度示しているのか，その理解はいまだ解明の途中にある。このため，細胞観察の結果をもとに，その原因を論理的に発見・改善することは，まだ難しいのが現実である。

　第二に，多くの成功した製造プロセスにおいて「観察（目視チェック）」は品質を決めるための手段では無い。通常の製品製造では，「品質を決めて製造する」のであって，「とにかく製造してしまってからチェックしながら修正する」のではない。即ち，製品製造とは，目標の品質を安定的に生産できるようにプロセスを設計することが大前提であり，チェックして初めて品質がわかるわけではない[3~6]。これが工業的な製造業において「品質は測定するものではない。プロセ

---

*1　Ryuji Kato　名古屋大学　大学院創薬科学研究科　准教授
*2　Kei Kanie　名古屋大学　大学院創薬科学研究科　助教

第10章　画像を用いた細胞加工物および培養工程の評価

スそのもので作りこむものである」と言われるゆえんである。現在の細胞培養では，事実，観察によって「良い細胞」を見極めている。また，「元気がよい」と感じた見た目の細胞を使ったら実験がうまくいった，「変だ」と感じた細胞を調べたら活性が落ちていた，という事例は無数に存在する。だからこそ，観察というスキルは極めて重要なスキルである。しかし実は，観察をすればうまく細胞が培養できるわけではなく，必要条件ではあるが十分条件ではない。観察した結果を「誰もが正確・同様に理解することができ」「誰もが知識として再利用でき」「後で検証できる証拠として残せる」ようにならなければ（これが標準化である），観察をしても良い培養ができる人とできない人という差が生じてしまう。また，たとえ今日のサンプルを観察して何かがわかったとして，製造方法そのもの変える絶対的な根拠にはなりにくい。一般的な製品の製造工程においては，よほどの改善効果が論理的・統計的に見出されなければ，製造方法を改善することには繋がらない。この工程改変に関わる厳しさは医薬品・医療機器などの分野は特に厳しい。言い換えれば，そんなに簡単に問題が発生しないように検証に検証を重ねて製造工程というのは設計されているのであって，ちょっと気になるので今日は実験を少し変更する，という感覚からはほど遠いのである。

　筆者も細胞培養を起点とした研究者であるため，上記のような概念を受け入れるにはかなりの時間を要した。しかし，「産業化にむけて細胞加工物を評価する」という目標を持つとき，観察そのものを根本から熟考すべき時期が来たのだと感じている。

　つまり現状では，「細胞の観察」とはまだ経験則かもしれない。また，その科学的根拠は生物学的に理解しきれていないかもしれない。しかし，これは現在の細胞培養を支える実績を持つ知識であり，このような暗黙知を形式知化する努力を行うことで，人間はこれまで工学的に生物機能を利用し，製品製造へと繋げてきた。バイオテクノロジーの多くは，原理・機構の詳細が解明に至っていないものであっても，「結果論」を科学的・論理的に活用することで，実際の製品開発・製造，そして産業育成を達成してきた。さらに，このような「生物を使って製造する」という高い目標にむけて進める工学的基礎研究は，実は生物の新しい機構の解明するもう一つのエンジンとしても機能してきたのである。

　筆者は，研究者が築いてきた「細胞の観察」という経験知には，産業化を推進する技術開発のための大きなヒントが隠されていると考え，『細胞画像』という細胞観察に根付いた情報を活用した品質評価法の開発に取り組んできている。本項では，この細胞画像を用いた細胞品質評価（正確には「細胞画像から得られる情報を活用した品質評価法」であり，我々は『細胞形態情報解析』と呼ぶ）を核として，画像を用いた品質評価，および細胞培養工程そのものの評価という応用性について紹介し，細胞加工物製造における新しい評価技術として提案したい。

2 細胞画像を用いた細胞評価（細胞形態情報解析）

2.1 細胞評価に細胞画像を用いるためには

　細胞評価に細胞画像を利用しようとする時,「細胞観察」という人間の作業が, どのような要素技術で構成されているか, その特徴と問題点およびその連動性について考えることは重要である[7,8]。工学的には, 細胞観察という従来の細胞評価法は, 大きく3つの作業「目を向ける＝撮影」,「見極める＝認識」,「判断する＝評価」に分解され, これらの工程を連動させた作業であると考えることができる（表1）。

2.1.1 工程①：細胞に目を向ける（撮影）

　細胞観察という作業は, 顕微鏡の中の細胞に「目を向ける」ことからスタートする。工学的に考えると, これは「頻度（顕微鏡を覗く）」「範囲（目を動かして見渡す）」「ピント（焦点を合わせる）」という3つの動作設定を最適化した「撮影」である。

　撮影の「頻度」と「範囲」の設定は, 撮影のための光学機器の進化により, 高度なオートメーション化が実現されつつある。言い換えれば, ベストショットばかりを探し続けてきた「従来の細胞の撮影」というコンセプトを大きく変えるテクノロジーが数多く登場し, 細胞の撮影は極めてバイアスの少ない客観的な技術へと変化しつつある。人間の限界を超えた客観的条件で撮影することで, 人が見落としていた深夜のイベント, 培養容器内の包括的な変化, 動画再生して初めてわかる細やかな細胞の挙動など, 多くの発見的情報を得ることが可能となってきている。近年, 再生医療などの分野にむけた非侵襲的評価を可能にするライブセルイメージングのための光学装

表1　細胞観察に基づく細胞評価についての技術的理解と分析

作業	細胞観察に基づいた細胞評価		
	工程①	工程②	工程③
	目を向ける	見極める（細胞認識）	判断する（評価）
作業要素	「頻度（顕微鏡を覗く）」「範囲（見渡す）」「ピント（焦点を合わせる）」を最適化して情報収集する作業	視野の中の情報から「細胞であるエリア」「細胞ではないエリア」を識別する作業	「視覚から得られた細胞の情報」と「記憶の中の細胞の情報」を照合し, 関連記憶を総合活用して判断を下す作業
要素的技術	画像撮影	画像処理	情報抽出・データ解析
取り扱う対象の変遷	細胞サンプル → 生画像	生画像 → 処理画像	処理画像 → 数値データ → モデル
該当技術	・タイムラプス撮影 ・視野のタイリングスキャン ・オートフォーカス機能	・画像認識 ・パターンマッチング ・人工知能	・画像計測 ・データマイニング ・機械学習 ・人工知能
細胞評価を行う際の重要ポイント	・全作業におけるバイアス（偏り）の極小化（＝自動化） ・後工程（②・③）を意識した画像取得	・①と③における処理との組合せ効果の最適化 ・充分かつ恣意性のないデータに基づく最適化	・データベースの吟味と整理 ・パラメータ設定等において恣意性の少ない解析の選択

第 10 章　画像を用いた細胞加工物および培養工程の評価

置の台頭は目覚ましい（国内では㈱ニコン BioStation シリーズ，㈱ニコンエンジニアリング BioStudio シリーズ，コアフロント㈱の Cellwatcher plus，㈱ SCREEN ホールディングスの Cell^{3}iMager，㈱ ASTEC の CCM-MULTI，Panasonic の MCOK シリーズ，SONY の Cell Motion Imaging System，国外では ESSEN Bioscience 社の IncuCyte，Cytomate Technologies BV 社の Cytomate など）。

　ただし，細胞画像を用いた細胞評価において重要なのは「撮影の行為や枚数」ではない。重要なのは，その後の作業（工程）で「判断」に繋げるに資する情報を取得することである。このとき，撮影を構成する 3 つの目の動作設定「ピント」は極めて重要である。蛍光染色したシグナル・ノイズ比の高い細胞画像に比べて，非染色の細胞画像（グレースケール）は特徴量が少ない。このため，その後の作業において「どれが細胞か，という認識（細胞認識）」は簡単ではなく，ピントがぼやけた画像の混入は画像のデータとしてのクオリティを大きく下げる。一般的に，自動撮影装置が稼働すると数万枚の画像があっという間に蓄積してしまう。しかし人間は全てを「ちゃんと映っているか」確認することはできない。言い換えれば撮影条件が吟味されていない大量の画像は，気付かないだけで玉石混合である場合が極めて多い。このため，画像蓄積の前に各種装置におけるオートフォーカス機能の設定と最適化を吟味することが極めて重要である。

2.1.2　工程②：細胞を見極める（認識）

　細胞を観察するという作業は，前述の「目を向ける」作業と共に，「画像中のどこが細胞かを見極める技術」によって瞬時に実現されている。この能力は，「画像中の細胞の情報を際立たせる技術」と「際立たせた情報から細胞エリアだと判断する技術」に分解できる。これらを技術的に解釈すれば「画像処理技術（輝度情報の処理）」と「情報判別技術（輝度情報をデータとした評価）」の組合せである。近年この分野の技術革新は目覚ましく，Deep Learning を筆頭とする AI（Artificial Intelligence：人工知能）などの機械学習を応用したデータ認識技術の高度化[9]によって，極めて高度かつ高速な「見極める技術」が実現されつつある。近年では，細胞画像処理ソフトの中にもこれらの機械学習を活用したものが高い機能性を提供しており（㈱ニコンの CL-Quant，横河電機㈱の CellActivision など），画像中の任意の情報をソフトウェアに学習させることで極めて高い精度で微細な細胞領域まで認識できる製品が市販されている。また，バイオイメージインフォマティクスなどの学問分野も生まれつつあり，生物画像における高度な認識アルゴリズムが生まれつつあり注目が必要である。

　しかしここにおいても重要なことは，その後の作業（工程）において「判断」に繋げるに資する情報を抽出することである。このため，細胞の種類や目的（細胞のどこを認識し，数値化したいか）に応じて，ツールを吟味して選ぶことは重要である。ただし，多くの場合「どこまで認識すればよいか」は非常に曖昧な決断でもあり，最初に断定的に決断することは難しいことが多い。筆者らの検証からは，このようなときには「現状で可能な認識」を選び，認識の精度よりも「安定して認識できるか」を重視して工程を設計することをお勧めする。これは，そもそも細胞の実験データというのは大きなバラツキやバイアス（偏り）を持っているため，1 枚の画像における

認識精度だけを最大化しても，データ全体として見るとデータ自体のバラツキに打ち消されてしまうことが多いためである。このため，実験に生じるバイアスを極小化することの方が大量の画像を取得した場合には，最終工程での判断には効果的である。また，画像認識がロバストに行われるようにするためには，充分量の恣意性の無い画像データを用いてソフトウェアを活用することが望まれる。

2.1.3 工程③：細胞を判断する（評価）

細胞培養者は，細胞を見た（目を向け，認識した）後，その細胞が今どんな状態か，またどうなるかを判断している。この総合行動が細胞の目利き（＝品質評価）である。このとき，細胞培養の熟練者の頭の中には，膨大な量の「細胞の形」が記憶されており，細胞の「見た目」という情報を元に，過去の「同様な見た目」と「その時の状況」を思い起こして判断を下している。この作業は，「認識細胞からの情報の抽出」「記憶の中の似たような情報の検索」および「検索結果（それが良かったのか悪かったのか）に基づく判断」という作業だと言える。これは技術的には「画像からの数値データの抽出」と「データベースを活用した予測技術」である。

画像からの情報抽出およびこれをパラメータとして用いる情報処理（検索・分類・判断）は，数多くの分野ですでに身の回りの技術として実用化されている。個人情報を守る指紋認証，高速での車のナンバープレートの解読，痛んだ果物や欠陥製品の工場におけるライン上での高速選別，カメラの笑顔認識，衛生画像からの物体特定など，その実用例は数限りない。さらに，上述の工程②で触れた Deep Learning 等の AI 技術[9]は，この「評価」のための技術としても急速に進歩を見せている。囲碁や将棋における AI の戦績や，自動車や飛行機の自動操縦機能の一部に至るまで，画像から抽出される情報を高度に活用した状況の評価および判断が，データベースとコンピュータモデルとの組合せによって実現されている例である。即ち AI 技術は，画像から細胞を見つけるだけではなく，判断までできる可能性を大いに秘めている。また近年では，クラウドソーシングの技術の発展により，データベースの構築や運用における選択肢も大きく開けてきている。

しかしまだ，細胞画像を用いた細胞評価という分野において，「細胞品質の判断」のコンピュータ化はまだあまり進んでいない。筆者はこの原因の一つとして，現状のバイオデータの不安定さが起因していると考えている。AI 技術を含め，コンピュータによる判断のための技術には，大量の情報をコンピュータに「教える（学習させる）」ことを前提としている。しかし，教え込むデータがめちゃくちゃなものであった場合には，どんなに優れた AI 技術であっても良い答えを出力することはできない。例えば，犬の画像を 100 万枚準備し，これは「犬だ」と学習させれば，コンピュータは高精度で犬を画像から認識できるようになりえる。しかし当たり前だが，犬の画像を 5 枚しか準備しないでコンピュータが犬を画像認識できるように学習させることはできない。学習にはまず量が必要なのである。また，画像を 100 万枚準備したとしても，全ての哺乳類の画像がごちゃまぜに含まれていたとすると，いくら「これは犬だ」と学習させてもコンピュータは犬を画像認識できるようにはならない。人間的に表現すると混乱してしまうのである。つま

第 10 章　画像を用いた細胞加工物および培養工程の評価

り学習には質も重要である。

　言い換えれば，近年発達しつつある高度なアルゴリズムをフル活用するためには，我々はもっと細胞画像が何を表しているのか，手持ちのデータがどこまで有用なのかを知り，画像データを整理して興じるべきなのである。例えば筆者らの検証では，患者間の形態の固体差が大きいため，過去の患者のデータベースを使って，初めて来院した患者の画像を予測しようとしても予測精度が高くならなかったケースがある。しかしこのような場合，来院患者の細胞画像情報（個性）の一部をデータベースに追加し，学習モデルを更新すると高い予測精度を得られることがわかっている[10〜12]）。即ち，誰かが一回教え込んだ程度では，細胞形態の固体差を越えた評価を行うことは難しい。さらに筆者らは，大量に取得した画像をデータベースとしてどう整理するかについて深く検証してきた。実際には大量のデータを取得しておいてから，これを層別化して分析することで「本当はどのデータが重要だったのか」を網羅的に検証するのである[10〜12]）。このような検証を行うと余計なデータ蓄積の努力を激減することができる。即ち，細胞画像を用いて品質評価までを実現するには，吟味されたデータベースの構築と整理，および，研究者の恣意性をできるだけ排除した解析が極めて重要なのである。

2.2　細胞画像から得られる情報とは

　細胞画像には当たり前であるが，「細胞領域の画像情報」と「細胞領域以外の画像情報」という2種類が含まれている。細胞領域の画像情報とは，人間が観察対象としている細胞そのものの「形」「輝度」「質感」である（筆者達は『細胞形態情報』と呼ぶ）。画像中において細胞と定義できた領域からは，様々なパラメータを計測することができる。パラメータには，人間が理解しやすいパラメータ（「大きさ」「長細さ」「丸さ」など）から，人間が理解することが難しいパラメータ（「テクスチャ」「周波数」など）まで，多様なパラメータが存在する。顕微鏡の光学的な原理によっては「輝度」であっても「物体の立体度」と読み解くことができるパラメータもある。細胞領域以外の情報とは，まさに「細胞だと人間が見ている部分以外」から得られる画像情報であり，通常人間があまり気にしない情報であることが多い。例えば，細胞培養中に培地中に生じるわずかなデブリや，細胞周囲に現れるハロの現れ方などである。筆者らの検証からは，目標とする評価の感度と精度に合わせ，どちらの情報も組合せて活用することが有効である。

　細胞形態情報を扱う際の最も重要なポイントは，恣意性をできるだけ排除した高次元情報として取り扱うことである。細胞形態情報は，生体内の遺伝子情報と非常に似ている。遺伝子は，複数かつ相互作用をもって生体現象に関わっている。現象によってはいくつかの遺伝子を中心に現象を説明できるが，現象によっては多数の遺伝子を組合せてしか説明ができない。細胞形態情報も，「細胞が死んだかどうか」というような現象であれば，細胞の「数」や「大きさ」というパラメータで相関性高く評価できる。しかし，「細胞は将来分化するかどうか」というような複雑な現象は，多数のパラメータの組合せによってしか示すことができない。このため注意を喚起したいのは，従来の細胞画像研究でよく見受けられる「研究者の独断と偏見で選択した特定パラ

メータによる解析」である。人間が勝手に選らんだ遺伝子数個で疾患を予測することが極めて難しいように，このような情報の利用によって安定した評価を行うことは難しい。筆者らの検証においても，パラメータの組合せが悪いときには評価精度は大きく落ちてしまう[10〜14]。

また，細胞形態情報は，1枚1枚が独立した情報として取得される場合（エンドポイント）と経時的な連続性を持つ情報として取得される場合（リアルタイム）が存在する。筆者らの検証からは，細胞形態情報はリアルタイムな情報として活用することで極めて高い評価能を発揮し，エンドポイントだけの情報を用いた場合には適応例および精度が限定的となることが多い。そもそもエンドポイントの撮影では，その時間設定には恣意性やバイアスが発生している可能性が高いのである。また，蛍光画像に比べて特徴量の少ない画像である非染色細胞画像は，経時的な情報を多数組み合わせることで情報量を増すことができるという一面もある。ただし，経時的な形態情報の蓄積は計算の負荷およびメモリ容量の占有などから，多ければよいものではない。筆者らの検証結果からは，播種直後〜培養4日目ぐらいまでの約6〜12時間間隔の画像が高い情報量を持つことが多く，これ以上の間隔や長期的な情報収集が常に情報量を増やすとは限らないことが示されている[10〜12]。現象的には，細胞は接着からコンフレントになる前までに特徴的な形を示している，ということである。

2.3 細胞画像を用いた細胞評価適応例

まず筆者のグループが提案している『細胞形態情報解析を用いた細胞品質評価』[7,8,10〜19]を実行するためのコンセプト図を示す（図1）。概念的には極めてシンプルであり，実施者は「細胞画像データ」と，その画像データを得たサンプルを実際に評価した結果「品質評価データ」をデータセットとして準備・蓄積し，2種類のデータ間の関係性をコンピュータ解析によって解明・ルール化する。細胞画像は，定量的に扱えるデータではないため，実際には上述した画像処理の工程を経て高度・高次元の細胞形態パラメータを算出し，これを解析に用いる。品質評価データは，画像取得を行ったサンプルそのものの評価（非破壊・破壊評価のどちらでもかまわない）結果を用いる。実際には従来の細胞評価法（細胞数計測，遺伝子発現測定，免疫染色，代謝産物測定など）を行い，各画像に対する「真実の品質＝画像から推定する答え」としてその結果を蓄積する。その後，細胞画像・品質評価の両データを用い，その関係性・関連性を解析する。解析方法としては，バイオインフォマティクスなどで活用される様々なモデル化法・分析方法（回帰分析，主成分分析，多変量解析，人工知能等）を，データの種類と解析目標に合わせて選択する。

細胞形態情報を用いた細胞評価を行う際には，2つの観点からどのような評価を行うかをデザインする必要がある。表2と表3に示すように，どんな評価を行うかによって実験系のデザインのポイントが異なる。

まず，評価したい細胞の最小単位について考える（表2）。「細胞群」（1培養容器，1ウェル，1集団としての細胞を評価したい場合）を評価したいのか，「単独」（1つ1つの細胞やコロニーを評価したい場合）を評価したいのか，を決定する。前者は再生医療で多く利用される形式であ

第10章 画像を用いた細胞加工物および培養工程の評価

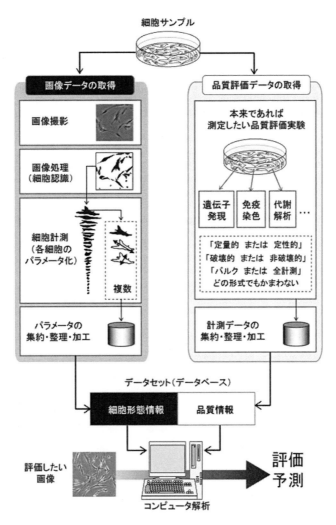

図1 細胞形態情報解析のコンセプト

表2 画像データ取得の観点から考える細胞形態情報解析による評価タイプ

評価の タイプ	評価単位	撮影の種類	ポイント
細胞群	1容器，1ウェル，1ロットなど	倍率：低倍率 観察間隔：数時間単位	1つの細胞群を表現する細胞数を充分量撮影・データ化することが評価の精度・ロバスト性に繋がる。
単独	1細胞，1コロニー，1スフェロイドなど	倍率：高倍率 観察間隔：数分〜数時間単位 (注：トラッキングを行う際には間隔は短い)	画像処理における細胞認識の精度が評価の精度・ロバスト性に大きく影響する。

表3 品質評価データ取得の観点から考える細胞形態情報解析による評価タイプ

評価のタイプ		評価の種類	品質評価実験の種類	ポイント
量的評価	過去	数値などで表して評価することに意味のある品質	細胞数，遺伝子発現量，免疫染色陽性率，代謝産物の量など	・評価実験から得られる数値のシグナル・ノイズ比と再現性が高いほど，高い評価精度が得られる。 ・評価実験の結果に対し，経時的にいつの画像が最も相関するかは検証しなければわからない。画像との網羅的な相関検証が重要。
	現在			
	将来			
質的評価	過去	レベルやタイプなどカテゴリーで評価することに意味のある品質	細胞の種類，患者の種類，培地の種類，陽性・陰性，クラスABCなど	・量的評価の精度が良くないケースでも，的確なカテゴリー変換を行うと高い精度・安定した評価が可能になる場合がある。 ・評価実験の結果に対し，経時的にいつの画像が最も相関するかは検証しなければわからない。画像との網羅的な相関検証が重要。
	現在			
	将来			

り，集団としての細胞が機能発現し，治療の有効性等に関わる場合に該当する。後者は，セルソーターやピッカーを利用して少数細胞を取得もしくは除去したいような場合に該当する。どちらの評価を行うかは，どのように画像データを取得するかを規定する。細胞群の評価である場合，撮影倍率は低ければ低いほど1画像あたりに評価できる個数が増えて有効であり，画像撮影間隔は数時間間隔でよい場合が多い。1細胞の評価を行うためには，細胞1つ1つの形態特徴が明確化する方がよいため，高倍率であることが望ましい。また，その後の処理においても1細胞を経時的にトラッキングすることが望まれる場合が多く，このためには撮影間隔は数分間隔と短いことが望ましい。

　次に，最終的な評価のタイプについて「量的評価」「質的評価」のいずれとして行いたいかを考える（表3）。どちらの評価を行うかは，どのような品質評価データを得ることができるかによって規定される。量的評価とは，数量的な値を得ることができる品質評価データが得られるケースであり，細胞数，増殖率，未分化度，分化度などが例として挙げられる。質的評価とは，陽性・陰性，クラスA・クラスB，上中下，などのレベル分けのようなタイプの品質評価データが得られる場合や，細胞の種類やタイプなどカテゴリーとしての品質を評価したい場合である。また，取得した画像に対して過去・現在・未来のどの時系列の品質評価データを準備するかによって，どの時期の細胞状態を評価できるかを作り分けることができる。例えば，画像撮影を3日間行い，10日後まで培養した後で測定した細胞数を「品質評価データ」とするならば，「3日目までの画像」から「10日後（将来）の細胞数」を評価・予測することができるか，を検証できる。下記にこれまで筆者らの検証[7,8,10~19]から実現可能と考えられる参考例を示す。

「過去の評価」：播種時の細胞コンタミネーションの割合，播種前の酵素処理の時間，細胞の種類など，画像撮影開始時に既に決定している品質の評価

「現在の評価」：細胞の増殖活性，細胞の未分化維持率，細胞の分化度，細胞の種類など，画像

第10章 画像を用いた細胞加工物および培養工程の評価

撮影時の状態の評価
「将来の評価」：何日後かの細胞の増殖率（収量），2週間～1ヶ月間分化させた場合の成功率（ポテンシャル），将来的に分裂停止が生じる時期（寿命），移植後の生着率など，画像撮影時から先の細胞状態の予測・評価

2.4 細胞画像を用いた細胞評価の生物学的考察

細胞画像を用いた細胞評価が，どこまで従来の評価法と関係性があるのか，また，その感度・精度等についての検証は極めて重要である。筆者らはこれまで，細胞形態情報解析において「細胞形態情報」を用いた細胞品質評価の妥当性および意味を，遺伝子発現などの生物学的評価との比較を行うことで検証してきた[10～18]。本章ではこれらの1つについて，具体例をお示しすることでその検証方法および可能性について紹介するが，他の事例については参考文献を参照されたい。

2.4.1 間葉系幹細胞の多分化能評価[12]

ヒト骨髄由来間葉系幹細胞（Mesenchymal Stem Cell：MSC）は，臨床的な経験・成功例の多い幹細胞であり，安全性および有効性が歴史的にも実証されつつある細胞治療源として，現在実用化の期待が高い幹細胞である。しかし，MSCは継代ストレスに弱く，拡大培養の工程で品質劣化の程度が読めない細胞でもあり，品質管理に注意が必要であることが知られる。筆者らは，MSC（3ロット×約10継代分の過継代）をサンプルとし，各サンプルの拡大培養時の画像（培養初期7日分）から得られる細胞形態情報と，各サンプルの1ヶ月の分化培養（骨分化，脂肪分化，軟骨分化）後の分化度および増殖速度との関係性の検証を行った（細胞群評価×将来の量的評価）。

結果，拡大培養時（分化培養前）の初日4日間分の画像のみを使って1ヶ月後の分化能および増殖速度を高精度で定量予測できることがわかった。この検証において我々は，各画像撮影の後に各サンプルを全てマイクロアレイ（カスタムアレイ）に興じ，69個の遺伝子について評価を行った。結果，過継代という作業と共に老化遺伝子（p21やp16等）およびその下流にある細胞骨格系の遺伝子発現（ACTA, ACTN, TUBBなど）が相関して乱れていく現象が確認された（図2）。即ち，過継代と連動して老化と細胞骨格関連遺伝子発現の増大が進行し，形が変わっているため，過継代による品質劣化を細胞形態情報からでも予測できたのだと推察された。その後，マイクロアレイ解析（54675プローブ）を行い，網羅的な検証も行ったが（unpublished）が，品質劣化サンプルのGO（ジーンオントロジー）解析では常にCell Morphologyがキーワードとして有意に発見された。さらに興味深いことに，細胞形態情報の変化が現れる時期（拡大培養の4日間）において，通常MSCの品質に直結していそうだと想像されるマーカー（未分化遺伝子や分化マーカー）はほとんど変化を見せていなかった。事実，細胞形態情報の代わりに，遺伝子発現情報を用いて予測を行おうとしても，高い予測精度は全く得られなかった。即ち，MSCの過継代による品質劣化現象において，細胞形態情報はサロゲートマーカーとして機能しており，過

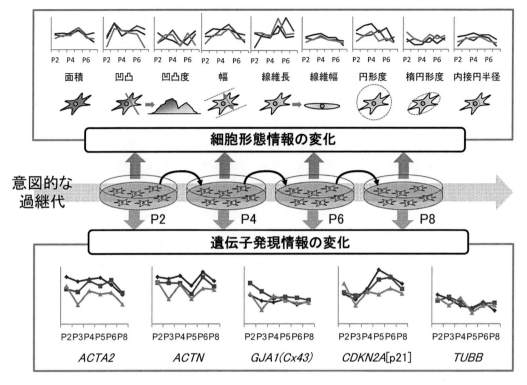

図2　MSC過継代による品質劣化と遺伝子発現の関係

継代がもたらす老化現象を早期に表現している可能性が科学的に実証されたと言える。

3　細胞形態情報解析の展開

　細胞形態情報解析は，「細胞の見た目」という定性的に評価されてきた情報を，客観的かつ定量的な情報へと変換し，バイオインフォマティクスなどのコンピュータ情報解析と組み合わせることによって培養中の「細胞そのものを評価」に応用した技術である。

　細胞画像がもたらす細胞形態情報は，実は細胞そのものの評価に留まらず「細胞を介した外部環境の評価」に活用されてきている。既に創薬や薬剤スクリーニングなどの分野では，ハイコンテントアナリシス（High Content Analysis：HCA）として画像から得られる細胞の「表現型（フェノタイプ）」情報を用いた開発は高い評価を得ている[21,22]。筆者は，非染色画像から得られる細胞形態情報も，細胞の表現型として「培養環境そのものを評価する」1手段となり得ると考えており，いくつかの可能性を実施している。

　『培養器材（またはコーティング剤）』は，細胞培養の基盤資材であり，細胞培養の効率や培養細胞の品質を大きく左右する。しかし実はその性能評価方法にはまだ有効なものが少ない。接触角測定，XPS測定，元素分析など定石的な材料の評価測定方法の多くは「培養が開始される前」

第10章　画像を用いた細胞加工物および培養工程の評価

の素材を評価するに過ぎず，培養開始後の培地中成分の吸着や培養細胞が産生する分子との相互作用は考慮されていない。このため，「疎水度や親水度」によって細胞接着がある程度説明されることが知られてはいるが，その相関性は統計的に決して高くない。なぜなら培養器材は疎水度以外にも電荷やラフネスなど物理化学的に細胞培養に影響を及ぼす因子が存在しており，近年ではメカノバイオロジーの発展などからも材料の力学特性や流動性などの因子の影響が大きく培養を変えることも知られつつある。しかし，そう考えると培養器材の設計と評価には膨大な因子の組合せ検証が必要となってしまい，評価にかかるコストと労力が膨大となる。このとき，細胞形態情報は，細胞の接着から進展，増殖に至る「数の変化」と「形態の変化」という情報を定量的に与え，器材の比較や同等性を効率的・低コストかつ定量的に評価できる可能性がある。筆者らは2014-2015年経済産業省委託事業・政府戦略分野に係る国際標準化活動「再生医療の技術基盤及び再生医療用の器材や輸送等に関する国際標準化」において細胞形態情報解析を用いた器材評価の受託開発を行ったが，僅かなロット差，国内外の培養器材の評価においても細胞形態情報の活用は有効であった。

　『培地および培地添加成分』も細胞培養における基盤資材であり，培養効率や培養細胞の品質を極めて大きく左右する。近年では，これまで用いてきていた成分不明である動物由来成分や，培地コストに直結していたタンパク質成分を減らすための培地開発が極めて盛んである。またChemically Definedな培地を設計しようという流れの中で，化合物ライブラリの中から幹細胞を制御するような分子を取得しようとする試みも行われている。しかし培地を構成する成分は極めて多く，また，その添加量，添加のタイミング，などを最適化するには膨大な組合せの検証が開発における大きな課題となる。このとき，細胞形態情報は低コストかつ簡便な培地評価の1項目として機能する可能性が高い。筆者らは，細胞形態情報を用いた細胞集団の変化の検出が，最適培地や有効な添加因子のスクリーニングにおいて有効であることを確認している[14,18]。

　『培養プロトコル』は，細胞加工物を生産・製造する工程を規定する極めて重要な指図書である。しかし，現在の細胞培養プロトコルの多くは，行間を読み，スキルや経験値によって補完して遂行しなければならない点が数多く存在する。例えば，「細胞をピペッティングにより分散し…」という表現があったとしても，どんなピペットマンにどんなチップを装着し，どんな速度・時間・角度・回数で行うか，という具体的な指示は無い。また，各工程を何分以内に行わなければ再現性が低下するのか，人間の差はどこまで品質に影響を与えるのか，などは不問である。このような作業指示書の標準化は，安定した製品製造を達成するためには極めて重要である。様々な標準化によって多くの製造工程では，様々なバラツキの要因を極小化し，結果として「製品に品質を与える」ことができている。しかし現状，ただでさえデリケートな細胞を取り扱う中で，各工程を厳密に評価・標準化することは気の遠くなるような作業である。特に，従来の細胞分子生物学的な細胞評価方法で全工程を検証することは，コスト・労力的に不可能である。このとき，細胞形態情報解析は，各工程における影響や効果を定量的に記録・比較することに一役買うことができる可能性が高い。筆者らはこれまで，「失敗培養」（酵素処理のミス，ピペッティングのミ

ス，温度調整のミス，運搬作業のミスなどを意図的に加えた培養）を行うことで，様々な培養工程につきまとう「失敗」において細胞形態情報が何を示すことができるかを検証し，その有効性を確認できている[13〜17]。

4 細胞形態情報解析を支える細胞加工工程情報

これまで述べてきた細胞形態情報解析は，細胞加工物を評価する1ツールとして有用な可能性を秘めている。しかし，安定して高精度な細胞形態情報解析を実施するには，「観察」の工学的技術化では実は足りないことを強調したい。当たり前のことではあるが「観察」は培養工程の一部である。このため，培養工程そのものが管理されていなければ（単純に言えば培養そのものが下手でめちゃくちゃであれば），人間の目利きであっても効果は生めない。すなわち，序論で強調したとおり，「品質は製造工程そのもので作られる」のである。この観点において，3節で紹介した細胞形態情報解析を活用した細胞加工工程情報の記録や評価は，観察以前の細胞培養を安定化させる工程設計において，一つの可能性を示している。しかし筆者らは，これに加え，先陣の製造業・製造工程の品質管理に学び，細胞培養工程に導入すべき技術が2つ存在すると考えており，これを紹介したい。

第一は，多くの製造業において品質管理および標準化のために導入されている統計的品質管理（SQM：Statistical Quality Management）の導入である。工業製品等の製造業においては当たり前である「データや統計に基づく工程の総合的マネジメント」という考え方は，細胞加工調整工程においても学ぶ価値が極めて高い。データに基づく工程そのものの改善・管理という点において，筆者らが取り組む「培養作業行動の画像情報を用いた評価」を紹介したい。図3には，実験室に設置されたビデオカメラにおいて記録・定量化された作業者が，全く同じ指図書（継代操作）を渡された後の行動様式（時間，効率，作業順）と，その結果を解析したことによって指摘された工程の改善により，ほぼ初心者の作業効率が改善した例を示す。このような客観的なデータに基づく細胞培養工程の把握と改善は，今後より安定化した細胞培養工程を構築するには極めて重要になると考えられる。

第二は，シミュレーションである。細胞培養工程は，多数の資材を組み合わせて使い，複雑かつ長期な作業を行うことで達成される。また，一つの工程は極めてコストが高く，簡単に複数回実証研究を行うことは難しい。このような「簡単には何度もできない」「コストがかかって何度もできない」「パラメータが多すぎて検証できない」課題の解決のために多くの業界が取り入れているのがシミュレーションである。バイオロジーにおけるシミュレーションの多くは，分子構造の理解や解析では活用されているが，培養作業そのものへと活用された事例は極めて少ない。筆者らは，細胞懸濁液のハンドリング最適化のため，粒子法を用いた流体シミュレーション（Particleworks：Prometec software Inc.／構造計画研究所））を活用し，ピペッティングストレス低減の操作条件，均質な播種実現の操作条件などについて解析を行っている。図4には流体シ

第10章　画像を用いた細胞加工物および培養工程の評価

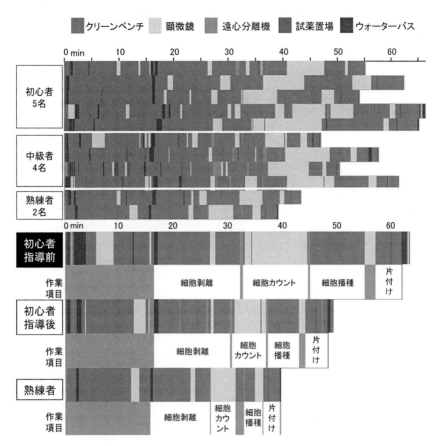

図3　培養作業行動のビデオカメラ画像情報を用いた評価（口絵参照）
(1)同一プロトコルの継代培養を行ったときの作業者の違いによる作業効率の差，
(2)作業効率の分析を行った結果による指導前後での初心者の作業効率の改善
（名古屋大学・構造計画研究所共同研究）

ミュレーションを用いた細胞播種操作の最適化の例を示す。現在，まだ細胞という対象を簡単に扱えるシミュレーションソフトや，操作の現象理解をより正確に行える解析法はまだ非常に少ない。しかし，実践的なシミュレーションを頻度高く行い，実験でその有効性をどんどん実証する，というようなサイクルを経ることは，コスト低減や複雑なプロセスの最適化にとって，現状極めて大きな助力となる。細胞培養に専門性を持つ研究者等にとって，このようなシミュレーションという別分野を技術導入し，さらにこれを使いこなすまでには，大きな障壁があるかもしれない。しかし，先陣たる製造業が活用している武器について知ること，またそれを恐れず試すことは，極めて大きな進歩を生む可能性があることをここに記したい。

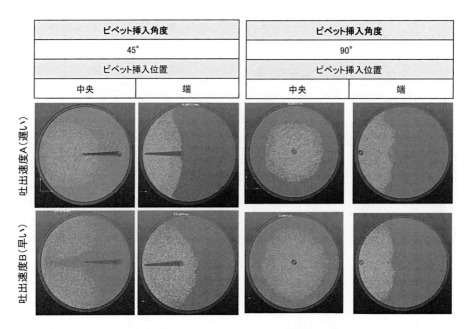

図4 粒子法による液体シミュレーションを用いた細胞播種効率最適化の例（口絵参照）
（名古屋大学・構造計画研究所共同研究）

5 最後に

　本章では，再生医療の産業化に向け，「細胞加工物の製造および品質評価」という目標と観点から，細胞観察という歴史的に実績のある細胞品質評価法の意義，およびこれに着想を得て筆者らの開発した『細胞形態情報解析』という技術について紹介してきた。また，製品製造という観点から，細胞形態情報解析を応用して各工程の評価が行える可能性についても概説した。最後には，評価法として細胞形態情報解析そのものが成り立つためのキーコンセプトについて筆者の持論を紹介させていただいた。

　細胞観察，即ち「細胞画像」による細胞加工物の評価は，現存たる事実として品質を評価・管理できる一面を持つ技術でありながら，「産業化のため」「製品製造のため」に品質評価として活用されていくためには，さらなる標準化と原理解明が待たれる。しかし，そこには間違いなく細胞評価のためのキーテクノロジーのヒントが隠されており，これをいかに早く，科学的な根拠を持って実用的技術として導入できるかが，再生医療という細胞加工物を取り扱う「新しい製造産業」のスピードを変えることができると信じ，本項がその一端を示すことができれば幸いである。

謝辞
　本稿における成果の一部は，NEDO若手グラント 09C46036a（H21〜H25），JST Sイノベ（H22〜H25），NEDO「ヒト幹細胞産業応用促進基盤技術開発／ヒト幹細胞実用化に向けた評価基盤技術の開発」（H23〜H25），NEDO「再生医療の産業化に向けた細胞製造・加工システムの開発」（H26），科研費挑戦的萌芽 23650286

第10章　画像を用いた細胞加工物および培養工程の評価

(H23〜H25)，26630427（H26），野口遵研究助成金（H26），JST 大学発新産業創出プログラム（START）の支援のもとで遂行されました．この場を借りて深く感謝申し上げます．また，研究の遂行において尽力してくださいました名古屋大学大学院創薬科学研究科細胞分子情報学分野のみなさま，同学工学研究科本多研究室のみなさまには，この場借りて深く御礼申し上げます．また，本研究の成果の一部の達成を支えて下さいました株式会社ニコン，極東製薬工業株式会社，構造計画研究所のみなさまにも，深く御礼申し上げます．

文　　献

1) Harrison R. G., *Proc. Soc. Exp. Biol. Med.*, **4**, 140-145 (1907)
2) Freshney, R. I., "Culture of Animal Cells：A Manual of Basic Technique and Specialized Applications", Wiley-Blackwell (2010)
3) 田口玄一ほか，"ベーシック品質工学へのとびら"，日本規格協会 (2007)
4) 永田靖，"統計的品質管理：ステップアップのためのガイドブック"，朝倉書店 (2009)
5) 永田靖，"品質管理のための統計手法"，日本経済新聞社 (2006)
6) 森川繁一，"新編 統計的方法（品質管理講座）"，日本規格協会 (1992)
7) 加藤竜司ほか，生物工学会誌，92 巻 9 号 20，495-499 (2014)
8) 加藤竜司，"細胞治療・再生医療のための培養システム"（第 26 章），CMC 出版 (2010)
9) 麻生英樹ほか，"深層学習 Deep Learning"，近代科学社 (2015)
10) F. Matsuoka, et al., *PLoS One*, **8 (2)**, e55082 (2013)
11) F. Matsuoka, et al., *Biotechnol. Bioeng.*, **111 (7)**, 1430-1439 (2014)
12) H. Sasaki, et al., *PLoS One*, **9 (4)**, e93952 (2014)
13) H. Kagami et al., "Regenerative Medicine and Tissue Engineering-Cells and Biomaterials, Fundamental Technological Developments Required for Increased Availability of Tissue Engineering", InTech Publisher (2011)
14) H. Sasaki, *Computational Modeling in Tissue Engineering*, **10**, 207-226 (2012)
15) K. Sasaki, et al., *J. Biosci. Bioeng.*, **120 (5)**, 582-90 (2016)
16) H. Sasaki, et al., *J. Biosci. Bioeng.*, **121 (1)**, 117-123 (2016)
17) K. Sasaki, et al., *J. Biosci. Bioeng.*, **121 (2)**, 227-234 (2016)
18) S. Kawai et al., *J. Biomol. Screen.*, **21 (8)**, 786-794 (2016)
19) 加藤竜司ほか，三次元ティッシュエンジニアリング〜細胞の培養・操作・組織化から品質管理，脱細胞化まで〜（第 5 節）NTS Inc. 出版 (2015)
20) 加藤竜司，"再生医療の細胞培養技術と産業展開"（第 19 章 2 節），シーエムシー出版 (2014)
21) D. C. Swinney, *Nat. Rev. Drug Discov.* **10**, 507-519 (2011)
22) A. E. Carpenter, et al., ：*Genome Biol.*, **7**, R100 (2006)

第11章　製造のモニタリング評価

水谷　学[*1]，紀ノ岡正博[*2]

1　はじめに

　再生医療等製品とは，近年の法令（薬機法）[1]では，身体機能の回復あるいは治療を目的とし，患部に注入・移植することにより失われた機能を回復させる治療用の細胞・組織等として定義されている。再生医療等製品の製造において，機能化された目的細胞を大量に確保するためには，生体外での培養あるいは遺伝子導入など，「加工」[2〜4]と定義される特性改変を施すことが不可欠となる。このとき，生きた細胞を取り扱い製品とする，多くの再生医療等製品に共通する特徴として，最終製品にて滅菌処理を施すことができないことが挙げられ，全工程を通しての無菌操作手順，および，出荷時の適切な無菌保証体制の構築が課題となる。同時に，最終製品の品質を再現性よく確保するためには，細胞の活性を適切に維持・管理できる品質マネジメントが不可欠であり，製品の形態やライフタイムに合わせバッチスケールを定め，適切な工程設計を実施する必要がある。

　製造のモニタリング評価は，各々の再生医療等製品に固有の工程特性を理解し，適宜に選択することにより，最終製品の品質を保証するための管理方法として，有用な手法となることが期待されている。そこで本稿では，再生医療等製品の製造中におけるモニタリングの役割と，その必要性について概説する。

2　再生医療等における製品形態の多様性と製造モニタリングの考え方

　再生医療等製品は，図1に示すように，原料となる細胞源と適用する治療法により，最終製品で想定される製品形態に多様性が存在する。さらに，自己細胞と同種細胞，細胞バンクの有無やその保管方法の違いにより，製品のバッチスケールやロットの形成など，製造・品質管理方法は，個別に，大きく異なることが示唆されている。一般的には，図2で示すように，使用する原料（加工される細胞）の品質が一定であるならば，製造の方法としてはロットを形成するスケールアップ型の製造施設（大量生産）が想定され，自己細胞が原料であるならばスケールアウト型の製造

[*1]　Manabu Mizutani　　大阪大学　大学院工学研究科　生命先端工学専攻
　　　　　　　　　　　　生物プロセスシステム工学領域　特任講師
[*2]　Masahiro Kino-oka　大阪大学　大学院工学研究科　生命先端工学専攻
　　　　　　　　　　　　生物プロセスシステム工学領域　教授

第11章　製造のモニタリング評価

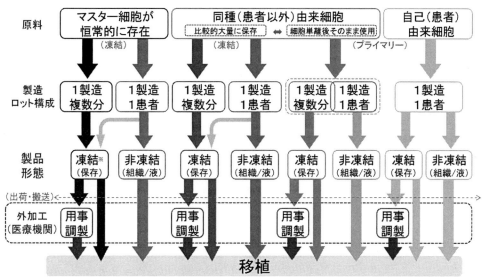

図1　再生医療等製品において考えられる原料と製品形態のバリエーション

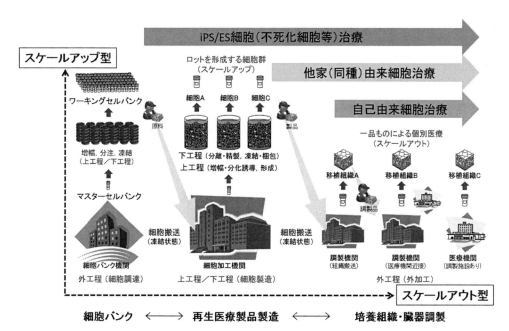

図2　再生医療等製品の製造におけるスケールアップとスケールアウトの相関

施設(一品もの生産)が想定される。

　一方で,最終製品が細胞懸濁液ではなく,培養組織・臓器(細胞シート等)とした場合,多くは長期保管が困難であり,製造施設外で適切な管理が求められる手順(外工程)として,0℃から37℃付近まで(非凍結)の定温輸送作業などが生じるとともに,医療機関での投与日に合わせて出荷可能な受注生産体制など,計画生産の困難な管理体制が必須となる。そこで,事業的には,例えば,凍結細胞をスケールアップ型製造施設の最終製品とし,医療機関内あるいはその近隣にスケールアウト型の製造所(細胞培養加工施設)を準備することで必要に応じ培養組織・臓器を用事調製(外加工)する,スケールアップ型とスケールアウト型を併用した生産システムの必要性も示唆されている。同種iPS/ES細胞のように,マスターセルバンクが存在し,スケールアップ型のロット生産が想定されやすい系でも,ライフタイムの短い培養組織・臓器を同時に複数調製することはリスクであり,オーダーメイドで個別に対応するスケールアウト型との組み合わせが求められる可能性が高い。

　再生医療等製品の製造での製造モニタリングは,ロットを構成するビッグバッチのスケールアップ型生産では,無菌医薬品製造[5]と同様に,適切な環境のモニタリングによる無菌性保証が重視されると考える。これに対し,ロットを構成しないスケールアウト型では,製品の品質(再現性)保証をするための上乗せとして,薬機法では必ずしも必要としない,工程操作のモニタリングを実施する有用性が生じると考える。例えば,自己細胞由来製品製造での操作の均一性や互換性の確認など,生きた細胞を最終製品とすることにより生じる課題の解決に有用となると考える。

3 再生医療等製品の製造で生じる現状の課題

　生きた細胞を製品とするために加工を行う,再生医療等製品の製造では,最終製品の品質を規定する製品規格に係る技術が未熟である。特に,細胞の特性や活性に係る規格を決定し評価するには,現在の科学技術レベルは十分とは言えず,個別の細胞そのものを同定することが困難である。したがって,品質管理の視点では,最終製品の品質試験を製品規格に準じて実施しても,試験結果を以て,工程中における原材料あるいは手順の逸脱を遡って評価することは難しい。そのため,現状の再生医療等製品では,製品の品質保証設計をする上で,当初において手順(標準操作手順:SOP)や原材料規格を決定し,定めた手順を変更せず,どのように安定した生産体制を構築するかを要素とすることが多い。治験から商用生産に向けたスケールアップ等による新しい生産体制の構築では,手順の変更に伴う品質の影響について互換性を示せなければ,同一の製品と考慮することは難しく,産業化における障壁の1つとなっている。

　同様に,再生医療等製品の製造では,原料細胞(インプット)の品質を均一化し,同一の最終製品(アウトプット)を生産するために必須となる原料の受入規格を設定することも困難な場合が多い。原料の選択性に依存する製造工程の再現性への影響について,図3に考え方を示す。一

第11章　製造のモニタリング評価

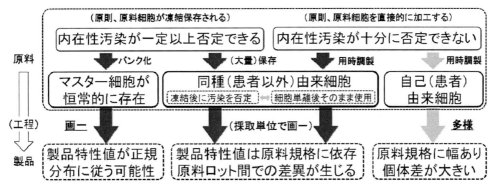

図3　原料の選択に依存した製造工程における再現性の考え方

一般的な品質マネジメントシステムにおいては，アウトプットに対し，厳密な規格でインプットの規格を定め，これらが常に等しくなるようにプロセス（工程）を決定し，その工程特性を照査することで，再現性良く一定の品質のアウトプットが得られるように管理が行われる。これに対し，再生医療等製品の製造では，特に自己細胞由来製品においてバッチごとに受入原料の品質が安定せず，工程を安定化させても常に均一な製品を得ることが難しい。同種細胞由来製品においても，バッチごとに原料品質が安定しないリスクは避けることができない。また，同種iPS/ES細胞のように，恒常的なマスターセルバンクが構築できる場合は，製品特性値が正規分布を得られる可能性が期待されているが，例えば，1つの製品に対しHLA（白血球）タイプ別に複数の原料細胞を揃えようとすれば，現状の科学技術レベルでは，複数の原料間で同一性を示すことには煩雑な手順を要する。

これらの課題に加え，再生医療等製品の製造では，細胞そのものを原料から製品まで継続的に操作することをゆえんとする，固有の課題が挙げられる。すなわち，製品である細胞そのものが自ら乱れを生じさせる，細胞の「時間依存性」および「時間遅延性」である。具体的には，生きた細胞を原料および製品とした場合，従来の化学物質を製品とする医薬品製造と異なり，操作間に中間製品を短時間静置するだけでもバイアビリティが低下し，品質が変動してしまう時間依存性のリスクが存在する。一般的な無菌操作による製造では，図4に示されるうち，システムの外からの影響（外乱）のみに留意すれば良いのに対し，生きた細胞は，化学物質のように反応を停止させることができず，受けた衝撃や時間などにより，勝手に乱れ（内乱）を生じさせ，工程の再現性が低下する品質リスクとなる。従来の医薬品製造では，拡大培養した細胞を次工程操作に持ち込むことは皆無で，バイオリアクター内において予め定めた培養条件を達成できれば，工程設計は難しいものではない。これに対し，再生医療等製品の製造では，培養した細胞を扱うことは，作業時間に依存して製品である細胞が影響を受けていることを意味している。すなわち，許容される操作完了までの時間（バッチスケール）は，全工程を通して生じる内乱の蓄積を考慮し，最終製品の品質に影響を与えない時間の範囲内に制限する必要が生じる。

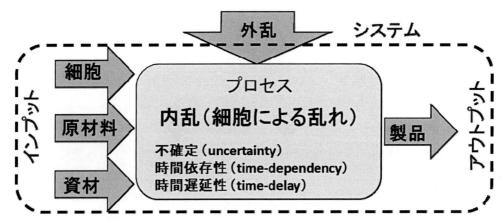

図4 生きた細胞を原料および製品とする製造システムにおける変動要因（外乱と内乱）

　さらに，細胞の品質に対する影響は，単一の操作で評価することは難しく，ポイントとなる操作のタイミングより遅れて現れる，時間遅延性の留意も不可欠となる。例えば，1つの工程における細胞の時間依存性や操作の安定性を細胞の生存率で評価したとしても，作業者間で生じるわずかな操作の時間や安定性の違いは，複数の工程操作（培養期間）を経た後に，細胞増殖性の低下や特定の分化能の消失等，遅れて顕現する可能性がある。そのため，細胞が受ける影響要因については，1つの工程操作のみならず，全工程を通して評価する必要が生じることが示唆される（確認された影響がいつ生じたかを評価することは難しい）。このような，細胞の時間依存性および時間遅延性の課題は，今後，同種細胞由来製品を安価かつ安定的に供給していく上でも，避けられないものと考察する。

　他方，外乱の影響については，従来の医薬品製造と近似であり，外因性の汚染を否定する管理を前提とするが，再生医療等製品は，医薬品のように無菌化工程を持つことが困難なため，無菌性保証には細心の留意を払う必要がある。特に，無菌性を維持し，保証すべき期間は，従来医薬品製造のような比較的短い間ではなく，原料から最終製品まで，数週間から数ヵ月の間に渡り継続的に求められることになる。そのため，製品の無菌性保証の設計方針は，閉止型（閉鎖系）の容器や設備・施設の設計と環境のモニタリングとの連携の必要性など，従来医薬品とは異なるリスクアセスメントの結果より提示されると考える。

4　製造モニタリングについて

　前述の通り，再生医療等製品の製造で考えられるモニタリングには，環境モニタリングと工程モニタリングが挙げられる。再生医療等製品では，従来の医薬品と同様に，最終製品の無菌性の確保は不可欠であるため，前者については，法令の規定を順守し，最終製品の無菌性を保証するために必要かつ適切なシステムを構築し，継続的に運用する義務がある。一方，後者については，

第11章 製造のモニタリング評価

必ずしも法令で求められているものではないが，前述した，生きた細胞を用いる製品の製造において個別に生じる課題に対応し，製品ごと製造所ごとで，製造の再現性（互換性）を継続的に保証するために必要な品質設計上，有用になると考える。

4.1 環境モニタリング

環境モニタリングとは，無菌操作法による製造を適切に実施するために，施設・設備および工程操作の清浄度をモニタリングすることを目的に，主に，作業管理区域（作業所）の微粒子清浄度（パーティクル）および微生物清浄度（浮遊菌・付着菌）について適宜に監視・測定を実施することである。作業管理区域では定められたレベルでこれらを管理する必要があり，再生医療等製品の製造（GCTP省令）では無菌操作等区域，清浄度管理区域，およびその他の管理区域に分類され，製品およびその工程特性に応じてフレキシブルに，適切な無菌操作環境を構築することが求められている[6]。具体的には，原料より最終製品まで，全工程を通して無菌性を維持すべき再生医療等製品の製造では，細胞を操作する容器等の工程資材を含め，区域間でのモノ（固体）の搬送が煩雑となるため，作業管理区域のISOクラス5の微粒子清浄度[7]の範囲とその隣接する空間の清浄度については，製造所ごと，製品ごとにリスク評価を実施し，設備およびモノの仕様と運用手順に合わせ，無菌操作等区域から順に，作業管理区域のゾーニングを段階的に設けることで，適切な運用が実施できるよう適宜に設計する必要があると考える。

環境モニタリングは，無菌の製品を出荷するために必須な活動であり，従来医薬品製造と同様に，作業管理区域において継続的に実施することが求められる。環境モニタリングの目的は2つに大別される。1つは，製造期間中に，施設が適切に稼働しており，HEPAフィルター等を含む設備に破綻が生じていないことを確認することで，ハードウェア（製造所）の運用が適切であることを保証することが目的となる。微粒子および微生物の清浄度モニタリング以外に，室内の温湿度や空間差圧等の連続的な監視を実施し，ファンベルト切断等の空調の異常を検知することについても，これらハードウェアに係る環境モニタリング活動の一環とみなすことができる。もう1つは，ソフトウェア（手順）を伴う無菌操作環境を保証するためとなる。これらの監視・測定は一般的に作業時にて実施されることが求められる。特に，無菌操作等区域においては，原則として作業毎に適切な無菌環境が維持されたことの確認が必須となっている。その際，少なくとも現状で，最も重要となるのは，微生物清浄度のモニタリング，すなわち，作業中の落下菌および作業後の手袋等の付着菌と考えられている。作業中のモニタリングについては，操作による環境の乱れのみではなく，作業中にHEPAフィルターを通し給気される空気の質が維持されていることも含め，総合的にリスクを評価する必要があると考えられている。清浄度モニタリングのポイント（位置）および頻度については，リスクベースで計画を作成し，プロセスシミュレーションテスト等の評価と合わせ，製造所ごと，製品ごとに適切に管理体制を構築するとともに，清掃等を含む衛生管理手順の中で，継続的に無菌性の維持ができるよう適宜に見直し（照査）を実施する必要がある。

4.2 工程モニタリング

本来，工程のモニタリングとは，製造の適格性評価が行われ，バリデーションにより工程の再現性が獲得できる場合において，工程内での反応条件等，品質管理における特定のパラメータ管理の必要性に応じて，追跡を目的とした監視・測定が採用されることを指す。これに対し，再生医療等製品の製造では，前述したように，細胞の時間依存性および遅延性により，工程内での全ての操作の変動が細胞による内乱を生じさせるため，工程操作における動作そのものが工程の再現性に影響する。そのため，再生医療等製品の製造での工程モニタリングとは，インキュベータの温度やあるいは炭酸ガス濃度のような，設備等の運用条件（パラメータ）の追跡だけを目的とするのではなく，工程内における細胞の固有の変化を追跡することや，細胞加工において細胞の均一性に影響を与えると予想される，動作を含む工程操作そのものをモニタリングすることを含むと考える。特に，現状での製造の多くは，手作業による工程操作が含まれるため，作業者間の操作の差異による細胞への影響は最小限に抑えることが重要であり，十分にリスクを評価した上で，教育訓練による作業者の習熟度維持に加えて，適切な動作モニタリングを併用することは有用であると考える。

工程モニタリングでは，細胞（培養容器）の受ける温度変化や加速度等の細胞に与えられる直接的な影響を監視・測定する方法や，培地成分やpH等の細胞が受けた影響により生じる変化を監視・測定する方法など，製品およびその工程特性によって，適切なものを採用できることが望ましい。本領域は，現時点ではまだ未成熟であるが，最終製品にて品質に生じた影響評価が困難な再生医療等製品の製造では，工程操作の再現性保証は重要な品質管理項目であり，工程設計において不可欠な技術であると考える。加えて，工程モニタリングによる動作のパラメータ化は，その後の工程自動化（機械化）設計[8]において有用なデータベースとなると考えるので，今後の発展を期待したい。

5 加速度センサーを用いた動作キャリブレータの可能性

大阪大学では，工程モニタリングのツールとして，日本光電工業社と動作キャリブレータの開発を進めており，本稿にて概要を紹介する。動作キャリブレータとして，培養手技の定量評価法の構築を目的に，図5のような，筐体の中に，加速度センサーおよび6軸ジャイロセンサーを搭載した培養容器を作製した。手作業による同一操作（培地交換操作）を複数の作業者間によるピーク加速度の平均値と標準偏差にて比較したところ，図6に示されるように，作業者間での操作の違いおよび同一操作における操作者間の操作の違いを定量的に評価できる可能性が示唆された[9]。また，本技術を応用することで，工程モニタリング以外にも，工程の手作業から自動化を設計する上での互換性評価[10]や，同一工程を実施する複数の装置に対する操作の同一性の評価（バリデーション）に対しても活用できると考える。前者では，アイソレータ内での熟練者の手作業と自動培養装置（CellPROi，澁谷工業社）による培地交換操作について，培養容器に加わる

第11章 製造のモニタリング評価

加速度を計測し,細胞の増殖挙動の比較とともに評価を行ったところ,図7のように,手操作と機械操作で培養容器に加わる加速度は同等であり,細胞の増殖挙動にも違いは認められないことが確認できた[11]。

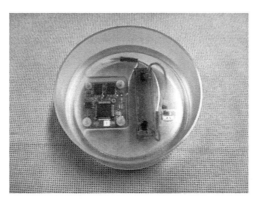

図5 培養皿型の動作キャリブレータ試作品
(写真提供:日本光電工業)

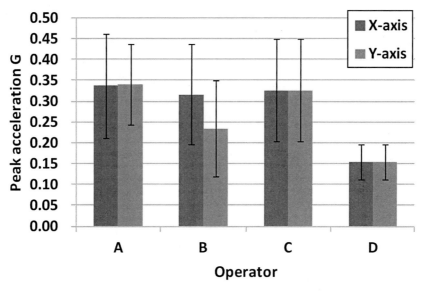

図6 同一操作における作業者間のピーク加速度平均値と標準偏差の比較
(文献9より引用)

再生医療・細胞治療のための細胞加工物評価技術

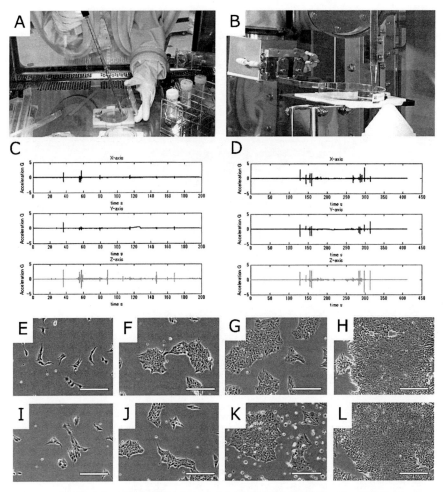

図7 手操作（A）と機械操作（B）による加速度の経時的な変化（C：手操作，D：機械操作）とiPS細胞による培養挙動の比較（E-H：手操作，I-L：機械操作，左から24，48，72，96時間後，スケールバー250μm）（文献11より引用）

6 おわりに

　製造のモニタリングは，原料から製品まで一貫して無菌性を保証する必要があり，工程中に細胞による内乱が生じる再生医療等製品の製造において，重要な品質管理の手法となり得ると考える。作業時の清浄度を通じて無菌操作を確認することで無菌性を保証する環境モニタリングと，最終製品となる細胞の品質と均一性に対する影響を確認する工程モニタリングを組み合わせ，再現性良く，高品質の再生医療等製品を製造するためには，製造所ごと，製品ごとの品質特性と工程特性を理解し，リスクベースによる，適切な製品設計および工程設計が求められると考える。

第11章 製造のモニタリング評価

謝辞

　本内容における知見の一部は，日本医療研究開発機構（AMED）の，再生医療の産業化に向けた評価基盤技術開発事業「再生医療の産業化に向けた細胞製造・加工システムの開発」（PS：中畑龍俊，SPL：紀ノ岡正博），および，再生医療実用化研究事業「特定細胞加工物／再生医療等製品の品質確保に関する研究」（研究代表者：新見伸吾）の成果によるものである．筆者は，本事業内で，動作キャリブレータ開発を進めた日本光電工業㈱，および，無菌操作法による再生医療等製品の製造ガイドライン案の作成に携わった方々とその所属機関に感謝申し上げます．

文　　献

1) 平成25年11月27日付け法律第84号（昭和35年法律第145号）
2) 平成20年2月8日付け薬食発第0208003号
3) 平成20年9月12日付け薬食発第0912006号
4) 平成24年9月7日付け薬食発0907第2号～第6号
5) 平成23年4月20日付け事務連絡（厚生労働省医薬食品局監視指導・麻薬対策課）「無菌操作法による無菌医薬品の製造に関する指針」
6) 平成26年8月6日付け厚生労働省令第93号
7) ISO 14644-1：2015, Classification of air cleanliness by particle concentration
8) 経済産業省／国立研究開発法人日本医療研究開発機構　医療機器開発ガイドライン（手引き）「8-3　ヒト細胞培養加工装置についての設計ガイドライン［改訂］　開発ガイドライン2015」（平成27年12月）
9) Makino H, et al. Quantitative evaluation of human culture operation for the design of automated cell production system. 4th TERMIS World Congress（2015）
10) 経済産業省　医療機器開発ガイドライン（手引き）「23　ヒト細胞培養工程の操作手順変更における互換性確認に関するガイドライン2015」（平成27年3月）
11) 福守一浩，牧野穂高，久保寛嗣，紀ノ岡正博，化学工学会第81年会予稿（2016）

第2編
治療部位・疾患別の評価技術

第12章　関節軟骨再生の細胞加工物(製品)評価技術

高橋　匠[*1], 豊田恵利子[*2], 佐藤正人[*3]

1　はじめに

　関節軟骨組織は，運動器の重要な支持器官であると共に，無血管無神経組織であるため自然修復しないことで知られている。細胞加工物（製品）を用いた関節軟骨再生は，加齢，外傷，スポーツ，労働災害，先天性要因などにより損傷した関節軟骨の再生及び機能の改善から患者のquality of life（QOL）を維持し，健康寿命を延ばすことが期待されている。Brittberg らが1994年に初めて自家軟骨細胞移植（体外で患者本人の軟骨細胞を増やし移植する方法）の臨床研究結果を報告して以来[1)]，様々な組織由来の細胞や，細胞と足場素材などを組み合わせた治療方法が研究されてきた。しかしながら20年以上経ってなお，日本で保険適用されている関節軟骨を対象とした細胞加工物（製品）は㈱ジャパン・ティシュ・エンジニアリング社のジャック®のみで，世界的にも数少ない[2)]。そのため，今後さらなる治療方法の確立が期待される。

　特に期待が寄せられるのは，日本に2,500万人以上の患者がいると言われている変形性膝関節症を対象とした軟骨再生の研究である[3)]。膝関節軟骨の損傷が進行すると，痛みを伴いQOLを著しく低下させるが，軟骨を再生するような根本的な治療法は現在確立されていない。我々は，これらの患者を対象とした，軟骨細胞シートによる関節軟骨再生を目指した研究を行ってきた。2011年から2014年にかけてヒト幹細胞臨床研究を実施し，自己（本人由来）軟骨細胞シートの有効性と安全性を確認した。また，現在は同種（他人由来）軟骨細胞シートの第1種再生医療等臨床研究を実施している。本章では，厚生労働省医薬・生活衛生局医療機器審査管理課長通知として2016年6月30日付で発出された「ヒト軟骨細胞又は体性幹細胞加工製品を用いた関節軟骨再生に関する評価指標」並びに「ヒト（同種）iPS（様）細胞加工製品を用いた関節軟骨再生に関する評価指標」（薬生機審発0630第1号　別紙1，2）を概説すると共に，我々が臨床研究を行うにあたり設定している評価法について紹介する。

---

*1　Takumi Takahashi　東海大学　医学部　外科学系　整形外科学　特定研究員
*2　Eriko Toyoda　東海大学　医学部　外科学系　整形外科学　特定研究員
*3　Masato Sato　東海大学　医学部　外科学系　整形外科学　教授

2　膝関節軟骨再生の原材料と最終製品の分類

ドナーから採取される細胞・組織の原材料と培養や加工を経て作製される最終製品は，いくつかの観点から分類でき，これらの区分により評価の留意点が異なることがある。大きく分けて，ヒト体細胞由来製品とヒト人工多能性幹（iPS）細胞由来製品をそれぞれ表1と表2に示す。まず，膝関節軟骨への移植を目的とした細胞加工物（製品）は，原材料が膝関節軟骨由来の細胞であれば相同性使用（同じ基本機能を持つ細胞），原材料がその他の細胞であれば非相同性使用（異なる基本機能を持つ細胞）と分類できる。相同性使用では，膝軟骨細胞や組織に関する既知の生理学的機能と比較することで，培養や加工を経て機能性や有効性が失われていないか最終製品で比較的容易に確認できる。他方，非相同性使用の場合，目的としての機能を最終製品から予測することや生体内での適所で有効性を示すかなど十分な検討が必要である。また，原材料は患者本人由来の自己細胞と他人由来の同種細胞に分類することができる。軟骨は免疫寛容な組織として知られているが，同種細胞を使用する場合，拒絶反応や炎症などにより治療が阻害されないか十分注意するべきである。なお，ヒトiPS細胞由来製品の場合，自己細胞・組織を使った製品は時間とコストの観点から実現性が低いため，ヒト同種iPS細胞を原材料とした評価項目のみを表2に示す。

表1　ヒト体細胞由来製品の評価項目

原材料	ヒト軟骨細胞（相同性使用）		軟骨以外のヒト体性幹細胞（非相同性使用）	
	自己細胞又は同種細胞			
最終製品	ヒト軟骨細胞・組織	脱分化した細胞・組織	分化誘導した軟骨（様）細胞・組織	分化誘導していない細胞・組織
細胞数・生存率	原材料または中間製品での確認			
	最終製品での確認			
培養期間	継代数または分裂回数の基準値を設定し機能性を確認			
	過度の継代・分裂により異常を起こさないか確認			
確認試験	最終製品（又は原材料か中間製品）で目的とする細胞の有無，有効性，安全性，安定性の確認（形態学的特徴，生化学的指標，遺伝子発現）			
細胞の純度試験	採取時の混入細胞，意図しない分化をした細胞，未分化・脱分化した細胞，異常増殖細胞，形質転換細胞，造腫瘍性細胞の確認			
力学的適合試験	最終製品に応じて規格を設定			
品質試験	体内での有効性を示す代替指標での確認			
製品の保存・流通における安定性	原材料，中間製品，最終製品を保存又は輸送する場合，安定性と品質を保つ保存条件や輸送条件を確認			
非細胞材料	生体適合性や安全性を確認			
造腫瘍性・過形成	良性腫瘍，悪性腫瘍，過形成の可能性を確認（核型分析，軟寒天コロニー形成試験，免疫不全動物における腫瘍形成能試験など）			
有効性評価のための非臨床試験	動物由来細胞を用いたラット，ウサギ，ミニブタのモデル動物への同種移植，免疫抑制下のラット，ウサギ，ミニブタのモデル動物への異種移植			

第12章 関節軟骨再生の細胞加工物(製品)評価技術

表2 ヒト人工多能性幹(iPS)細胞由来製品の評価項目

原材料	ヒト同種 iPS 細胞（非相同性使用）	
最終製品	軟骨(様)組織	軟骨細胞シート
外観・形状	色・大きさ・形状を確認	組織切片などでシート形成を確認
細胞数・生存率	分散が難しいため代替指標を使用	最終製品を酵素処理し測定（トリパンブルー染色）
軟骨細胞・組織としての特異性	軟骨組織としての特性評価（遺伝子発現，グリコサミノグリカンの定量，組織学的解析）	シート播種時や最終製品から分散した軟骨細胞の特性評価（遺伝子発現，組織学的解析，フローサイトメトリー）
細胞の純度試験	未分化細胞の混在を確認（遺伝子発現，フローサイトメトリー）	
機能評価	最終製品又は中間製品の評価（遺伝子発現，組織学的解析）	最終製品の評価（成長因子のタンパク質量，遺伝子発現）
製品の保存・流通における安定性	原材料，中間製品，最終製品を保存又は輸送する場合，安定性と品質を保つ保存条件や輸送条件を確認	
非細胞材料	生体適合性や安全性を確認	
造腫瘍性評価のための非臨床試験	最終製品に未分化細胞や目的以外の細胞の残存を確認（SCIDマウス，NOGマウス，NSGマウス，DKOマウスへの皮下投与試験など），最終製品が移植部位の生体内環境において造腫瘍性を示すかの確認（Nudeラットの膝関節への移植など）	
有効性評価のための非臨床試験	免疫抑制下のラット，ウサギ，ミニブタのモデル動物への異種移植，臨床応用において科学的に妥当であり必要性がある項目については中型又は大型動物で確認	

　最終製品は，相同性使用の場合は目的とする軟骨細胞・組織として移植するか，脱分化した細胞・組織として移植することが想定される。軟骨の脱分化とは，体外での培養過程において軟骨特性が失われることであり，脱分化を防ぐあるいは再度軟骨へ分化（再分化）させるには分化誘導因子，3次元培養法，細胞足場素材などを用いた培養などが挙げられる。脱分化した細胞・組織として移植する場合，生体内の適所で軟骨に再分化する能力を保持しているか十分に確認する必要がある。非相同性使用の場合，未分化な体性幹細胞を分化誘導により軟骨（様）細胞・組織として移植する方法と，分化誘導せず未分化あるいは脱分化した細胞・組織として移植する方法に分類できる。ヒト同種 iPS 細胞が原材料の場合，最終製品としては分化誘導や3次元培養により作製された軟骨（様）組織や，その組織を一度酵素処理により単離された細胞から作製される軟骨細胞シートの二つを本評価指標では例示している。

3 ヒト体細胞由来製品の評価項目

　表1に評価項目を示す。各製品の特徴によって試験項目基準を設定し，必要に応じては科学的合理性に基づいた新たな評価項目も設けるべきである。まず，細胞数と生存率は原材料または中間製品での確認と最終製品での確認が望ましい。培養期間は，培養や継代・分裂を経て脱分化や

機能性が失われる可能性があるため，継代数または分裂回数の基準値を設け，機能性が維持されているか確認する．さらに，過度の継代・分裂による機能性の低下や染色体異常などが考えられるため，適切な確認を行うことも重要である．次に確認試験として，最終製品（難しい場合は原材料か中間製品）において目的とする細胞を有しているか，その有効性，安全性，安定性を評価する基準を設けることが望ましい．評価方法としては，形態学的特徴，生化学的指標，遺伝子発現などの評価方法が挙げられる．また，採取時の混入細胞，意図しない分化をした細胞，未分化・脱分化した細胞，異常増殖細胞，形質転換細胞，造腫瘍性細胞などの混入を定量する純度試験や判断基準を設定するべきである．力学的適合試験は，最終製品が軟骨組織としての特性を持ち合わせる場合は規格を設定するべきである．品質試験としては，体内での有効性を示す代替指標（surrogate marker）を設定することが望ましい．また，原材料，中間製品，最終製品を保存又は輸送する場合，安定性と品質を維持出来る保存条件や輸送条件の確認が必要となる．さらに，非細胞材料（アテロコラーゲンやフィブリンゲルなど）を最終製品に含む場合や培養中に細胞が非細胞材料（培養液や培養皿など）と接触する場合，生体適合性や安全性の確認を行なう．造腫瘍性や過形成に関しては，良性腫瘍，悪性腫瘍，過形成の可能性を適切な試験を実施し評価することが求められる．

　一次薬力学試験としての非臨床試験は，上記に挙げる評価項目の裏付けとなり，生体内の適所での有効性と安全性を示すことが重要である．現在は，膝関節軟骨損傷のモデル動物としてラット，ウサギ，ミニブタが使用されている．細胞加工物（製品）を動物由来細胞を用いて再現できる場合，モデル動物への同種移植で評価することが可能である．もう一方で，細胞加工物（製品）を動物由来細胞を用いて再現することが難しい場合，ヒト細胞・組織から作製した最終製品をモデル動物に免疫抑制下で関節内に同所性に異種移植し，評価することが可能である．有効性の評価方法は妥当性を検討し，ICRS スコア，O'Driscoll スコア，Wakitani スコア等を選定する．

4　自己軟骨細胞シートにおける評価技術

　我々は，患者本人から採取した軟骨と滑膜細胞を温度応答性カルチャーインサートを用いて非接触状態で共培養し，単層の軟骨細胞シートを3枚積層化することで3次元複合体を作製することに成功した[4,5]．この積層化軟骨細胞シートを患者本人の膝軟骨欠損部位に移植することで，膝軟骨が再生することを臨床研究で確認した．

　評価項目の選定として，原材料が本人の膝軟骨細胞であるため，相同性使用であり自己細胞と分類される．また，最終製品は細胞外マトリックスを維持したまま積層化により3次元の組織を構成するため，薄いシートではあるがヒト軟骨組織に近い特徴を備えていることを確認した[5]．細胞数と生存率は，採取した組織の酵素処理後と積層化シート（最終製品）でトリパンブルー染色により確認し，培養中継代は行わないため播種時の播種密度を設定し，播種時と最終製品の細胞数により培養中の分裂回数を確認した．過度の継代・分裂により異常を起こさないかは，アレ

第12章　関節軟骨再生の細胞加工物（製品）評価技術

イCGHとGバンド分染法を用いて2, 4, 6, 12継代重ねた細胞で異常がないことを確認した[6]。最終製品の細胞特性の確認は，RT-PCRによる遺伝子発現解析と免疫染色によるタンパク質発現解析を行った[5]。また，最終製品に血液系細胞が混在していないかフローサイトメトリーにより血液系細胞特異的なマーカーを用いて否定試験を行い，膝軟骨細胞が発現するマーカーを用いて目的とする細胞を有することを確認した。

　力学的適合試験に関しては，薄いシートは直接荷重負荷を負うわけではなく，関節軟骨損傷部で再生を促すことで治療効果を発揮すると考えられるため，規格は設けなかった。細胞シートが分泌する液性因子が大きく軟骨再生に寄与していると考えられるため液性因子の産生量をELISAにより測定を行った[7]。

　本臨床研究においては保存や輸送は行わなかったため，条件設定は行っていないが，今後シートを保存することが可能なガラス化技術の研究開発を行っている[8]。非細胞材料の生体適合性試験として，最終製品のウシ胎児血清と抗生物質の残存量の確認を行った。

　造腫瘍性細胞の否定試験として，SCIDマウスの皮下投与試験を実施した[6]。移植した細胞の体内動態を探るため，ルシフェラーゼを用いた細胞追跡試験を行い，関節内に移植細胞が21ヶ月以上留まることを示した[9]。一次薬力学試験としての非臨床試験は，ウサギ軟骨細胞から積層化シートを作製しウサギの軟骨部分欠損と軟骨全層欠損に移植し[10,11]，同様にミニブタ軟骨細胞から積層化シートを作製しミニブタの軟骨全層欠損に移植し，軟骨細胞シートの有効性と安全性を示した[12]。これらの評価項目を踏まえ，臨床研究を実施した。

5　同種軟骨細胞シートにおける評価技術

　我々は，原材料として多指症手術時の廃棄組織を用いて細胞シートを作製し，膝関節軟骨欠損に移植する治療法を目指し，現在臨床研究を進めている。原材料は非相同性使用であり同種細胞と分類され，最終製品としては分化誘導をしていない組織として移植する計画である。

　細胞数と生存率は，多指症由来軟骨組織の酵素処理後（原材料），培養した細胞の保存時（中間製品），細胞融解時（中間製品），シート播種時（中間製品），多指症由来軟骨細胞シート完成時（最終製品）の5点でトリパンブルー染色により確認を行っている。培養期間に関しては，保存時の継代数とシート播種時の継代数を設定している。過度の継代・分裂により異常を起こさないかは，自己軟骨細胞シートと同様にアレイCGHとGバンド染色法を用いて確認している。最終製品の細胞特性の確認は，RT-PCRによる遺伝子発現解析と免疫染色によるタンパク質発現解析を行っているが，幼若な細胞のため成熟した軟骨細胞・組織とは特性が異なることに留意している。また，血液由来細胞の否定試験は自己軟骨細胞シートと同様にフローサイトメトリーにより血液系細胞特異的なマーカーを用いて行い，また多指症由来細胞に発現されるマーカーを用いて目的とする細胞を有する確認を行っている。

　力学的適合試験に関しては，自己軟骨細胞シート同様に直接荷重負荷を負うわけではなく，関

節軟骨損傷部で再生を促すことで治療効果を発揮すると考えられるため，規格は設けなかった。体内での有効性を示す代替指標は現在も探求中であるが，細胞シートが分泌する液性因子が大きく寄与していると考えられるため，液性因子の産生量をELISAにより測定している。

本臨床研究においては多指症由来細胞を培養後保存するため，保存液や保存条件の検定を行い，管理とモニタリグが行える気相式液体窒素細胞保存タンクを設置した。また，融解方法の条件検討も行い，今後は長期保存による安定性試験を行う予定である。

一次薬力学試験としての非臨床試験は，ヒト多指症由来軟骨細胞シートを直接評価するため，免疫抑制剤を投与したウサギの軟骨全層欠損モデルを新たに開発し，同所性異種移植を行っている。ドナーの選定，培養条件の検討，有効性を示す代替指標の検討を非臨床試験で行い，臨床研究を進めている。

6　ヒト人工多能性幹(iPS)細胞由来製品の評価項目

表2に評価項目を示す。ヒト同種iPS細胞由来の最終製品が軟骨（様）組織の場合，色，大きさ，形状の規格を設定し，細胞数や生存率は分散が難しいため代替指標を使用する。軟骨組織としての特異性を遺伝子発現，グリコサミノグリカンの定量，組織学的解析で評価する。最終製品が軟骨細胞シートの場合，組織切片などでシート形成を確認し，最終製品を酵素処理により細胞数と生存率を測定する。シート播種時や最終製品から分散した軟骨細胞の遺伝子発現，組織学的解析，フローサイトメトリーにより軟骨細胞としての特異性を示す。iPS細胞由来の製品は未分化細胞の混在が懸念されるため，遺伝子発現やフローサイトメトリーによる純度試験を設定すること。また，原材料，中間製品，最終製品を保存又は輸送する場合，安定性と品質を保つことの出来る保存条件や輸送条件の確認が必要となる。さらに，非細胞材料など使用する場合，生体適合性や安全性の確認をすること。iPS細胞由来の製品では，最終製品に未分化細胞や目的以外の細胞の残存の有無を確認することや，最終製品が移植部位の生体内環境において造腫瘍性を示さないことの確認が必要となる。前者の確認ではSCIDマウス，NOGマウス，NSGマウス，DKOマウスなどへの皮下投与試験が挙げられ，後者にはNudeラットの膝関節への移植などが挙げられる。

一次薬力学試験としての非臨床試験は，上記に挙げる評価項目の裏付けとなり，生体内の適所での有効性と安全性を示すことが重要である。現在は，膝関節軟骨損傷のモデル動物としてラット，ウサギ，ミニブタが使用されている。ヒトiPS細胞由来製品を直接評価するため，免疫抑制下のモデル動物への異種移植を行うことになり，短期間での評価に限られることに留意する。臨床応用において科学的に妥当であり必要性がある項目については前臨床研究として中型または大型動物で確認することが望ましい。

第12章　関節軟骨再生の細胞加工物(製品)評価技術

7 おわりに

　今後，細胞加工物（製品）を用いた関節軟骨再生は，同種細胞を使ったレディメイドの治療が最も期待される。体性幹細胞やiPS細胞は増殖能が高く，軟骨損傷部位に移植することで軟骨組織としての機能を改善することができれば，多くの人が恩恵を受けることができるだろう。評価指標を参考にして，評価項目を一つ一つ慎重にクリアし，膝関節軟骨再生の臨床応用を実現したい。

文　　献

1) M. Brittberg et al., *N. Engl. J. Med.*, **331**, 889 (1994)
2) M. Ochi et al., *J. Bone Joint Surg. Br.*, **84**, 571 (2002)
3) N. Yoshimura et al., *J. Bone Miner. Metab.*, **27**, 620 (2009)
4) G. Mitani et al., *J. Biomed. Mater. Res.*, **102**, 2927 (2014)
5) M. Kokubo et al., *J. Tissue Eng. Regen. Med.*, **10**, 486 (2016)
6) M. Yokoyama et al., *Tissue Eng. Part C Methods*, **22**, 59 (2016)
7) K. Hamahashi et al., *J. Tissue Eng. Regen. Med.*, **9**, 24 (2015)
8) M. Maehara et al., *BMC Biotechnol.*, **13**, 58 (2013)
9) Y. Takaku et al., *Biomaterials*, **25**, 2199 (2014)
10) N. Kaneshiro et al., *Biochem. Biophys. Res. Commun.*, **349**, 723 (2006)
11) S. Ito et al., *Biomaterials*, **33**, 5278 (2012)
12) G. Ebihara et al., *Biomaterials*, **33**, 3846 (2012)

第13章 歯

大島勇人[*1], 本田雅規[*2]

1 はじめに

　歯科再生研究・臨床応用は，歯の再生や歯根膜付きインプラントの様な夢の治療から細胞もしくは生体活性因子の移入を利用した再生療法まで様々なレベルで展開されている。歯の再生研究では，ネズミの胎生期歯胚細胞から口腔内で萌出・機能する歯の再生が実現し，歯の形態・大きさの制御や機能面の回復への道筋も出来ており，歯胚細胞と同等の未分化細胞が手に入ればヒトの歯の再生も夢ではない。また，歯髄，歯根膜，歯肉，頬粘膜から効率よく品質の良いiPS細胞の作製が可能になっており，iPS細胞を歯の形成細胞に分化させる研究も進んでいる。さらに，歯髄幹細胞もしくは幹細胞培養上清液による脊損患者の治療の展開もあり，歯髄幹細胞による歯髄再生療法がヒト幹細胞臨床研究実施承認を受け，その安全性と有効性が確認されている。歯周組織の再生は最も再生研究が進んでおり，GTR法（スキャフォールド）やエムドゲイン（成長因子）の臨床応用が長年行われており，FGF-2や細胞シートを用いた再生研究が臨床治験レベルまで進んでいる。また，インプラント治療に伴う骨増生は開業医も含めて歯科で広く普及している治療で，GBR法（スキャフォールド）に加え，PRP等の血小板由来成長因子を用いた臨床が盛んに行われている。本稿では，もっとも細胞入手が容易な歯髄細胞に焦点を当て，再生医療・細胞治療のための細胞加工物評価技術について紹介するが，その利用用途は歯髄にとどまらず，歯と歯周組織の再生に繋がるので，タイトルは「歯」としている。再生療法の安全性と有効性を評価する上で，「歯髄の発生と構造」および「歯髄の特徴と分化能」の理解が極めて重要となる。

2 歯髄の発生と構造

2.1 歯髄の発生

　歯の主体をなす象牙質（dentin）は，骨と同じ様に膠原線維（コラーゲン線維）を主体とする石灰化組織である。一方，疎性結合組織である歯髄（dental pulp）は硬組織である象牙質に囲まれ，外界とは根尖孔で交通するという一種の閉鎖空間に近い特殊な環境におかれている（図1）。象牙質と歯髄は共に歯乳頭（dental papilla）に由来する間葉組織である。この歯乳頭細胞

[*1] Hayato Ohshima　新潟大学　大学院医歯学総合研究科　教授
[*2] Masaki Honda　愛知学院大学　歯学部　教授

第13章 歯

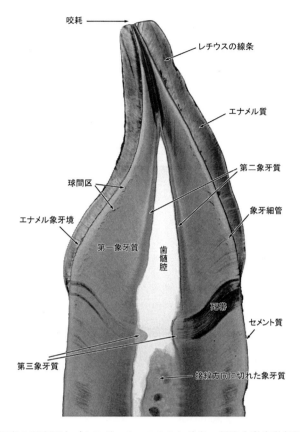

図1 ヒト切歯の研磨標本（カルボール・フクシン染色：新潟大学歯学部硬組織形態学分野標本）（文献1）より引用）。歯髄腔を埋める結合組織が歯髄であり，硬組織である象牙質により囲まれている。標本では第一象牙質，第二象牙質，第三象牙質が観察され，象牙質中には象牙芽細胞突起の容れ物である象牙細管が存在する。

（dental papilla cells）は歯根膜・セメント質・歯槽骨などの歯周組織細胞に分化すると考えられている歯小囊細胞（dental follicle cells）と共に，脳や脊髄などの中枢神経の原基（神経管という）が造られる時に，上皮から間葉にこぼれ落ちた細胞群で，歯のできる領域に遊走し，歯胚上皮細胞の誘導により象牙芽細胞（odontoblasts）に分化する（図2）。象牙質の形成細胞である象牙芽細胞は歯髄に存在し，その細胞突起を象牙質中の管状構造物である象牙細管中に伸ばしているので，ひとたび象牙質に侵襲が加わると象牙細管が口腔内に露出することになり，象牙細管もしくは象牙芽細胞突起を通して歯髄が影響を受け，引き続き歯髄炎が惹起される。このように，象牙質と歯髄は，発生学的・構造的・機能的に互いに密接な関係を持つ。歯の原基である歯胚は，蕾状，帽子状，釣り鐘状と形を変えるので，それぞれ蕾状期（bud stage），帽状期（cap stage），鐘状期（bell stage）という（図2）。象牙芽細胞の分化は，鐘状期歯胚の将来咬頭頂になる部位から開始する。歯の初期発生と同じように，象牙質形成は上皮間葉相互作用により進行する。内エナメル上皮細胞から分泌された成長因子やシグナル分子（transforming growth factor［TGF］

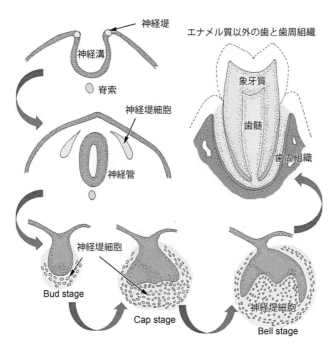

図2 神経堤細胞と歯胚との関係を示す図。エナメル質以外の歯と歯周組織は神経堤に由来する。

βスーパーファミリー，インスリン様成長因子［IGF］，ウィント［WNT］，線維芽細胞増殖因子［FGF］など）が基底膜にトラップされることがきっかけになる。最後の細胞分裂を終えた基底膜近くの歯乳頭細胞が成長因子の受容体を発現するようになると，これらの細胞は基底膜に接し，トラップされていた成長因子などを受け取って象牙芽細胞に分化すると考えられている。しかしながら，現在のところ象牙芽細胞の最終分化を誘導する決定因子は明らかになっていない。

歯の再生医療・細胞治療のための細胞加工物評価技術を考える上で，歯の特殊性について理解する必要がある。骨，セメント質，象牙質は特殊に分化した結合組織で，I型コラーゲンを主体とした基質にリン酸カルシウム結晶（ヒドロキシアパタイト）が沈着したものである。形成細胞はアルカリ性フォスファターゼ（ALPase：リン酸イオンの供給と結晶成長阻害因子除去の役割を担う）活性をもち，血液供給が見られる。骨，セメント質に特徴的な非コラーゲン性タンパク質として，Small Integrin-Binding Ligand, N-linked Glycoprotein（SIBLING）ファミリーがある。SIBLINGファミリーには，象牙質シアロリンタンパク（dentin sialophophoprotein：DSPP；*Dspp* 遺伝子は象牙質リンタンパク DPP と象牙質シアロタンパク DSP をコードしている），象牙質基質骨タンパク1（dentin matrix protein 1：DMP1），骨シアロタンパク（bone sialoprotein：BSP），基質細胞外リン糖タンパク（matrix extracellular phosphoglycoprotein：MEPE），オステオポンチン（osteopontin：OPN）がある。骨芽細胞，骨細胞，破骨細胞がこれらのタンパク

質を発現し，細胞活性や石灰化に対して促進的・抑制的に働く。SIBLING ファミリー以外にも，石灰化に関わるオステオカルシン（osteocalcin），オステオネクチン（osteonectin）がある。象牙質は骨と共通した非コラーゲン性タンパク質をもつが，両者で量的な比率が異なる。DPP, DSP, DMP1 は象牙質特異タンパク質と呼ばれ，骨に比べて象牙質での発現量が高い。象牙芽細胞分化に伴い，各種細胞分化マーカー（*P21*, *Lef1*, 熱ショックタンパク [HSP25], ネスチン [nestin], *Dspp*）の発現が見られるが，歯の損傷後の修復象牙質形成においても同じ分化マーカー発現が見られる。*Dspp* mRNA は象牙芽細胞の機能的マーカーとして，HSP25 や nestin は象牙芽細胞分化マーカーとして有用である[2,3]。

2.2 歯髄の構造

歯髄の組織標本を観察すると，歯髄周辺部に細胞が高密度に分布しているのが分かるが，歯髄は象牙芽細胞層（odontoblast layer），細胞希薄層（cell-free zone），細胞稠密層（cell-rich zone），歯髄中心部の 4 層に分かれる（図 3）[4,5]。象牙芽細胞層は文字通り象牙芽細胞からなるが，細胞間には接着複合体が発達し，血行性の組織液が容易に象牙前質へ拡散しない生体バリアとしての機能を果たす。また，象牙芽細胞と下層の間葉細胞間，もしくはそれぞれの細胞同士はギャップ結合を発達させており，歯髄構成細胞は細胞間の連絡をもち，機能ユニットとして働いていることが示唆されている。

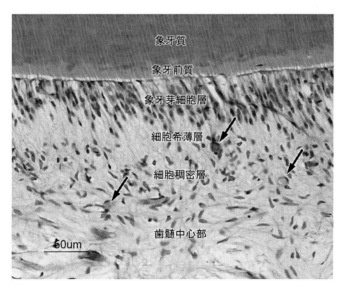

図 3　ヒト歯髄のヘマトキシリン・エオジン染色標本（文献 5）より引用）。歯髄周辺部は象牙芽細胞層，細胞希薄層，細胞稠密層に分けられる。矢印は血管を示す。

3 歯髄の特徴と分化能

我々のからだは，外傷や切断などの物理的損傷に対しての治癒能力を備えており，その傷を受けた場所に応じて修復し，元通りに再生する。象牙質・歯髄複合体においても再生現象が知られており，歯の損傷に対して，歯髄は再生能力を有している。象牙質の修復に関して咬耗，う蝕，歯の切削や修復処置等の刺激に反応して不規則な象牙質（第三象牙質）を形成する。我々は，最近の研究結果から従来考えられていたものと異なる歯の損傷後の歯髄修復機構の新規仮説を提唱している（図4）[4]。この仮説においては，歯髄には前駆細胞と歯髄幹細胞が存在し，歯の損傷の程度により異なる修復機構が働く。さらに血行性に局所に来る可能性のある骨髄由来細胞などの他の細胞群との相互作用で象牙質形成と骨組織形成の少なくとも二つの治癒パターンが生じると考える。ラットを用いた歯の切削実験モデルでは，象牙芽細胞が機械的に損傷を受け変性した後に，限局した炎症反応が起こり，局所的に象牙芽細胞の再生が起こる。すなわち，弱い歯髄損傷に引き続く象牙芽細胞再生実験モデルである。成書によれば，歯の切削後の歯髄修復過程における細胞動態は，細胞分裂，細胞遊走，細胞接着，細胞分化のステップを踏むと考えられている。しかし，最近の我々の研究結果においては，術後1日に細胞の分化と遊走が起こり，細胞増殖活性が増加する術後2日には象牙芽細胞分化がほぼ終了していることが明らかになった。その後，

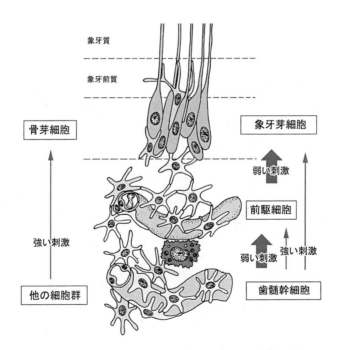

図4 歯の損傷後の歯髄修復機構の新規仮説（文献4）より引用）。歯髄には前駆細胞と歯髄幹細胞が存在し，損傷の程度により異なる修復機構が働く。さらに，骨髄由来細胞などの他の細胞群との相互作用で象牙質形成と骨組織形成の少なくとも二つの治癒パターンが生じると考える。

第 13 章　歯

損傷を受けた歯髄広範囲にわたる細胞増殖活性の亢進は術後 5 日まで続いた。従って，歯の切削後の再生象牙芽細胞が歯髄・象牙質界面に配列した後に，損傷を受けた歯髄の広範囲にわたり細胞増殖が亢進する事実より，歯髄内には細胞増殖前に象牙芽細胞に分化する前駆細胞が存在し，再生象牙芽細胞分化後に歯髄の組織改変が進行することが明らかとなった。増殖細胞の一部が象牙芽細胞に分化することは否定できないが，歯髄には細胞増殖をせずに象牙芽細胞に分化する前駆細胞と歯髄広範の修復に働く組織幹細胞が配置している可能性を示すものとなった。歯が再植・移植のような強い損傷を受ける場合は，象牙芽細胞に加え，前駆細胞も損傷を受けることが予想され，歯髄幹細胞が増殖後に直接象牙芽細胞に分化すると考えられた。一方，同じネズミでもラットより小さなマウスの歯を切削した場合には，損傷の程度が大きくなり，象牙芽細胞下層の前駆細胞も損傷を受けるようである。以上の様に，歯髄の損傷の大きさに応じて，前駆細胞と歯髄幹細胞が協調した異なる歯髄治癒パターンが起こることが示唆されている。

4　永久歯，乳歯および過剰歯の歯髄幹細胞

　永久歯の歯髄組織中に間葉系幹細胞が存在することが報告されてから約 15 年が経過した[6]。その歯髄幹細胞は，骨髄や脂肪から単離できる間葉系幹細胞と同じく，プラスチックシャーレに接着し，接着後は線維芽細胞様の形態を示し，増殖能や多分化能を持つ。その後，乳歯[7]や過剰歯[8]にも歯髄幹細胞の存在が報告された。過剰歯とは通常の本数以上に存在する歯の総称であり，乳歯列における出現頻度は 0.2〜0.8％，永久歯列での出現頻度は 0.5〜5.3％とされている。最も高頻度で出現する部位は上顎の正中部であり，正中過剰歯とよばれる（図 5）。正中過剰歯の出現頻度は 0.15〜1.9％であり，女性よりも男性に高い頻度で現れる。過剰歯は，歯列不正の原因となることが多いため，抜歯による治療が第一選択となるので，間葉系幹細胞の細胞源となる。日本大学歯学部付属歯科病院小児歯科にて抜歯した上顎正中過剰歯 10 歯（5〜8 歳）を対象として，コロニー形成能，細胞増殖能，未分化マーカーの発現および分化能を解析した[9]。コロニー形成が認められた培養 9 日目において，10 歯すべてでコロニー形成が認められた。細胞増殖能では，播種後 6 日目から 8 日目にかけて細胞数は約 5 倍の増加が認められた。また，細胞周期の

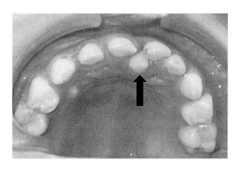

図 5　矢印が上顎の正中過剰歯

解析において，DNA 合成期の S 期における細胞の割合は 19.4％を示した．RT-PCR 解析においては未分化マーカー（c-MYC, SOX2, NANOG, OCT4, KLF4, REX1）の発現が認められ，骨芽細胞への分化能があることも明らかとなった．これらの結果から，過剰歯の歯髄細胞群にも間葉系幹細胞が含まれていると思われる．では，永久歯，乳歯及び過剰歯から得られる歯髄幹細胞はすべて同じなのであろうか？　多施設の研究も含めて考察すると，それぞれの歯髄幹細胞の特性は異なることが徐々に明らかになりつつあるので次の評価技術の項で概説する．

　歯は形態の特徴から歯冠と歯根に分けることができる．口腔内に見えている部位が歯冠であり，骨の中に埋まっている部位が歯根である．歯冠と歯根の発生機構は異なることから，歯冠の歯髄と歯根の歯髄では異なる特性を持つことが推察される．歯冠と歯根の歯髄を分離してから，単離した細胞の特性を解析してみると，永久歯の歯冠と歯根の異なる特異性は見いだせていないものの，乳歯と過剰歯においては異なる特性を示す結果が得られた．それらの概要については次の項で説明する．

5　歯髄幹細胞の評価技術

　硬組織で囲まれた結合組織である歯髄に存在する歯髄幹細胞を評価する技術として，細胞の機能を評価する視点から考える．歯科領域において歯髄幹細胞を細胞治療に用いる疾患として，象牙質や骨欠損などの硬組織の再生を目的とした治療への応用が考えられる．すなわち，硬組織形成能力が高い歯髄幹細胞が硬組織再生の細胞治療には有利となる．したがって，歯科領域における歯髄幹細胞の機能評価技術は，硬組織形成能を評価するための手法となる．一方で，未分化性を評価する技術としては，コロニー形成能，細胞増殖能，未分化マーカーの遺伝子発現，間葉系幹細胞の表面抗原マーカーの発現などが一般的に用いられている．

5.1　歯髄幹細胞の未分化性を評価する技術

　我々はこれまでに，永久歯および乳歯から得られた歯髄における間葉系幹細胞の特性を上述した方法にて解析した[10]．本研究で用いた乳歯歯髄は歯根が吸収していない乳歯から採取したので，他の報告とは，異なる結果となったことを先に述べておく．

　コロニー形成能および細胞増殖能においては，永久歯の歯髄も乳歯の歯髄も類似した値を示したが，細胞周期の解析では，乳歯歯髄細胞の G2＋M 期（13.1％）は永久歯歯髄細胞（9.3％）より高値を示した．一般に，これまでの報告では，乳歯歯髄細胞は永久歯歯髄細胞と比較して細胞増殖能が高いことが報告されているので[7,11]，我々の結果とは一致しない点もある．その理由として，前述したように，この実験で用いた乳歯は歯根吸収していない乳歯から採取した歯髄組織であることが挙げられる．これまでの報告で用いられている脱落乳歯の歯髄は，歯冠の中に残存する歯髄であることから，歯冠部の歯髄といえる．すなわち，歯冠部の歯髄と歯根部の歯髄の特性が異なることが推測される．

第13章　歯

　RT-PCR による未分化マーカーの遺伝子発現の解析も歯髄の未分化性を評価する手法の1つである。永久歯と乳歯の歯髄細胞の発現を比較すると，*c-MYC, SOX2, OCT4, KLF4, REX1* の発現は両細胞にて認めたが，永久歯歯髄では *c-MYC* の発現が有意に低く，乳歯歯髄では *NANOG* の発現が認められなかった。

　細胞表面抗原の発現解析も歯髄幹細胞の評価に用いられている。歯髄細胞群において間葉系細胞のマーカーである CD44，CD73，CD90，CD146 は 90％以上の細胞でそれらの発現が陽性となる。CD105 陽性細胞の割合は，乳歯歯髄細胞で 82.3％，永久歯歯髄細胞で 54.4％であり，CD271 陽性細胞の割合は，乳歯歯髄細胞で 0.16％，永久歯歯髄細胞で 0.06％であった。

　次に，歯根が吸収されていない乳歯の歯冠部歯髄細胞と歯根部歯髄細胞を分離後に，それぞれの部位から歯髄細胞を単離して解析を行った[12]。コロニー形成能を比較すると，歯根部歯髄細胞のコロニー形成能は歯冠部歯髄細胞より約 2.4 倍高かった。歯根部歯髄細胞の培養 6，10 日目の増殖細胞数は歯冠部歯髄細胞より有意に多かったので，細胞周期の解析を行うと培養 7 日目において，S 期の細胞の割合も歯根部歯髄細胞（歯冠 21.8％：歯根 28.5％）で高いことが明らかとなった。細胞周期に関する遺伝子発現を解析すると歯根部歯髄細胞では，細胞周期の進行に関連する ABL1，MCM7，MCM5，MCM3，CDK2，CCNA2，E2F3 および ORC1L の発現が歯冠部歯髄細胞より約 1.5 倍以上高く，細胞増殖の停止に関連する TGFβ2 および GADD45G の発現が歯冠部歯髄細胞での発現の 1/2 以下であることが明らかとなり，これらの発現遺伝子の差異が歯根部歯髄細胞の増殖能が高い理由と思われた。

　RT-PCR による未分化マーカーの遺伝子発現の解析において，歯根部歯髄細胞の *KLF4* の発現が，山中教授が樹立した 253G1-iPS 細胞よりは顕著に低いものの，歯冠部歯髄細胞と比較すると 2 倍以上高い発現量を示した。一方で，*c-MYC* の発現に有意な差は認められなかった。

　細胞表面抗原の解析において CD105 と CD146 の発現は，どちらも 85％以上と高く，特に有意な差は認められなかった。一方で，STRO-1 と SSEA-4 の発現は低値を示した。

　本稿で述べた評価技術を用いて乳歯と永久歯の歯髄細胞および乳歯の歯冠部歯髄細胞と歯根部歯髄細胞の特性を解析することができる。

5.2　*in vitro* における硬組織形成細胞への分化能を評価する技術

　歯髄幹細胞を用いた硬組織再生能の細胞治療を成功に導くために，細胞治療前の評価は重要な鍵となる。現在，用いられている歯髄幹細胞の骨形成能の評価技術として，骨型 ALPase の活性，石灰化沈着の染色や定量，骨芽細胞マーカーの遺伝子発現解析および移植実験による *in vivo* における硬組織形成能を評価する技術が挙げられる。

　ALPase は細胞膜に存在するリン蛋白質であり，アルカリ性の条件下でリン酸エステルを無機リンとアルコールに分解する酵素として知られている。骨組織に特異的に存在する ALPase は，ホスファチジルイノシトールを介して膜に結合している。骨芽細胞によって産生された ALPase は，有機リン酸エステルを分解して無機リン酸塩濃度を高めて，ハイドロキシアパタイトの結晶

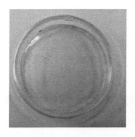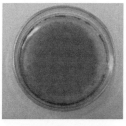

図6 左図：ヒト永久歯歯髄細胞を増殖培地で21日間培養後にアリザリンレッド染色を行うもカルシウム沈着は見られない。中図：歯髄細胞を骨芽細胞分化誘導培地で21日間培養後のアリザリンレッド染色陽性像。右図：アリザリンレッド染色後に位相差顕微鏡で染色部位を観察した。培養細胞の表層にカルシウム沈着が確認できる。（口絵参照）

形成を制御するピロリン酸を加水分解して，骨芽細胞周囲のリン酸濃度を高めることで石灰化を促進することも知られている。したがって，ALPase は，まだ成熟分化していない骨芽細胞のマーカーとして用いられている。一方で，オステオカルシンは成熟骨芽細胞のマーカーとして知られている。アリザリンレッド染色はカルシウムに結合する色素であり，カルシウムの沈着の有無が観察できることで評価技術となる（図6）。

ヒト歯髄細胞は細胞を増殖させるための血清入りの培地では，骨芽細胞への分化能はかなり低く，長期間培養してもカルシウムの沈着は観察されない。しかしながら，骨芽細胞へ有意に分化することができる骨芽細胞分化誘導培地を用いると容易に，シャーレ上で骨芽細胞に分化し，カルシウム沈着が観察できる。一般に，硬組織分化誘導培地は，増殖培地に $50\,\mu g/ml$ L-アスコルビン酸リン酸エステルマグネシウム塩n水和物（Wako），10 mM β-glycerophosphate disodium salt hydrate（Sigma），10^{-8} M dexamethasone（Sigma），100 nM カルシトリオール（Wako）を加えて作製することが，細胞によって適切な条件を検討する必要性はある。

我々の研究では，カルシウムの沈着量の定量試験を行うと骨芽細胞への分化誘導培地で21日間培養後の測定値において乳歯歯髄細胞が永久歯歯髄細胞より2倍高い値となった[10]。乳歯歯髄を歯冠部と歯根部に分離した場合においては，骨芽細胞分化誘導によって，歯冠部歯髄細胞と歯根部歯髄細胞はいずれも，培養7，14日目に分化誘導培地を用いないコントロール群よりも強いALPase 活性の陽性を示し，培養21日目ではアリザリンレッド陽性の石灰化 nodule を認めた。しかし，培養7日目の歯冠部歯髄細胞と歯根部歯髄細胞の ALPase 活性には差異が認められなかった[12]。

5.3 in vivo 実験を用いた硬組織形成能の機能評価技術

硬組織形成能を評価する手法として，歯髄細胞群を異所性に移植する方法がある。異所性骨形成能とは本来骨のない部位に骨を形成することのできる能力である。異所性の骨形成能はヒト細胞を担体とともに免疫不全動物の皮下へ移植することによって検証する。実際の臨床では，骨や象牙質の再生を期待する部位では骨や象牙質の近傍となるが，骨や象牙質の近傍に細胞を移植し

第13章 歯

た場合には，その環境が骨芽細胞や象牙芽細胞に分化しやすいものとなる。したがって，本来の骨・象牙質再生に必要とされる能力は，この異所性の骨・象牙質形成能を検証することが最も適切な評価法と考えている。追記として，ヒト培養歯髄細胞単独で免疫不全動物の背部皮下（異所性）に移植しても硬組織の形成は観察されない。したがって，ハイドロキシアパタイトを含有する足場（担体）に歯髄細胞を播種して移植することが一般的な硬組織形成能を評価する手法となる。

我々は，ヒト歯髄細胞の硬組織形成能を評価するためにハイドロキシアパタイト（HAP）が添加された DL-乳酸-グリコール酸共重合体（GC 社製）による硬組織誘導能（象牙質形成能）を評価してきた[13]。本研究は組織工学の技術を応用した歯の再生に向け，歯根を主に構成する象牙質再生に有効な担体について検討したものである。組織工学とは，1980 年代に Vacanti らが提唱した，再生医療の一つの方法論で，担体に成長因子と細胞を組み合わせて再生組織を誘導する技術である。今回の研究で用いた担体は気孔率 80％の DL-乳酸-グリコール酸共重合体（PLGA）を基材とし HAP を添加した GC scaffold（PLGA/HAP）である。はじめに，*in vitro* において PLGA/HAP 内における歯髄細胞の細胞動態を観察すると，播種直後は生着した歯髄細胞が PLGA/HAP の播種面の表層に認めたが，播種後 3 週間回転培養を行うと PLGA/HAP 内部全体にヒト歯髄細胞が観察された（図 7）。

硬組織形成の評価技術として *in vivo* μCT が汎用されている。高速で CT 画像を取得し画像解析ソフトにより，任意の関心領域や解像度が設定できる。ラットからマウスまで対応し，生かしたままで撮影できることから，経時的な骨形成が観察できる大きな利点がある。

ヒト歯髄細胞（1×10^6 個）を播種した PLGA/HAP を免疫不全マウスの背部皮下に移植，16 週間後に PLGA/HAP を採取したところ，PLGA/HAP は肉眼で観察できたが，PLGA 単独で構成された HAP を含まない担体はマウスの生体内部で分解吸収され観察されなかった（図 8）。骨塩量ファントムを元に *in vivo* μCT 画像から PLGA/HAP の移植前と移植後を比較できる。まず，PLGA/HAP の高さと直径は移植前と比べ大きな変化を認めなかった。PLGA/HA の横断面の画像から，PLGA/HAP 内に硬組織が確認できたので，ソフトを用いて内部に形成された硬組織を

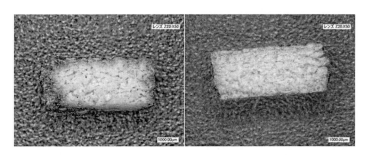

図7　左図：細胞を播種直後は，担体の表層のみに細胞が観察できる。（濃い色が細胞の存在を示す）。
　　　右図：細胞を播種後 3 週になると，担体の全体に細胞が存在しているように見える。
　　　（口絵参照）

再生医療・細胞治療のための細胞加工物評価技術

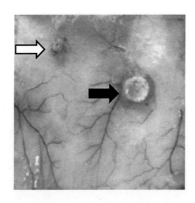

図8 気孔率80%のPLGAを基材とした担体に細胞を播種して16週後の肉眼写真
⇨ HAPが含まれていないPLGAに細胞を播種して移植した。
➡ HAPを含むPLGAに細胞を播種して移植した。

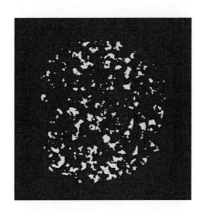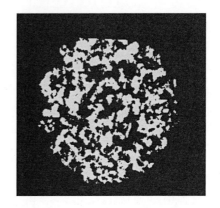

図9 左図：移植前のPLGA/HAPのμCT像。担体の中に含まれるハイドロキシアパタイトを緑色に可視化した。右図：PLGA/HAPに細胞を播種して移植後16週のCT像。緑色に可視化したハイドロキシアパタイトの量が増えているように見える。

定量的に解析したところ，移植前と比較して3倍以上の硬組織量を認めた（図9）。さらに，内部に形成された硬組織の密度は移植前に比べ約1.5倍増加していた。しかし，その密度は上顎第三大臼歯の歯根部象牙質を基準に比較すると約1/2の値であった。このようにμCTによる観察は硬組織形成を評価するには有用な手法となる。

硬組織形成能を評価する方法として免疫組織化学的な解析がある。免疫組織化学的解析によって移植16週後に取り出したPLGA/HAP内の組織から象牙芽細胞に特異的に発現するosteocalcin抗体とDSPP抗体陽性細胞が検出された。これらの結果は移植した歯髄細胞が象牙芽細胞に分化したことを示唆するものである。また，歯の組織は単にヘマトキシリン・エオジン染色のみでも構造的に特徴があることから，ある程度の同定は可能である。象牙質はその内部に細管構造を持ち，象牙質内には細胞が存在しないという特徴をもつ。これらの特徴はエナメル質，セメント質および骨とは異なる（図9）。しかしながら，現在の手法の中で単独の手法による硬組織形

第13章　歯

成の評価は困難であることから複数の評価が必要であると考えている。

5.4　表面抗原解析による歯髄幹細胞の機能評価技術

表面抗原による機能評価は歯髄幹細胞の特性の解析において有効となる。それらの事例を次に説明する。

骨髄由来の間葉系幹細胞のマーカーとして報告された CD271（P75NTR, NGFR）について、永久歯および乳歯歯髄細胞における発現を解析したところ、乳歯歯髄細胞のみに陽性細胞が存在し、永久歯歯髄細胞にはほとんど陽性細胞が存在していなかった[14]。次に、この CD44＋/CD90＋/CD271＋細胞（CD271 陽性細胞）と CD44＋/CD90＋/CD271－細胞（CD271 陰性細胞）を分取して、それらの増殖能と多分化能を比較した[15]。CD271 陽性細胞の増殖能は CD271 陰性細胞より有意に高く、細胞周期における M 期の割合も有意に高かった。しかしながら、骨芽細胞および脂肪細胞への分化能は CD271 陰性細胞が高いことが分かった。この結果を元に、培養中の CD271 の発現を確認したところ、培養するに従い CD271 の発現が減少し、それに従い ALPase 活性の上昇が観察された。つまり、CD271 は、歯髄幹細胞の未分化性の維持もしくは分化を制御する役割を持つことが示唆された。

前述した過剰歯 10 本において、過剰歯の歯髄を歯冠部歯髄と歯根部歯髄に分離して単離した細胞の表面抗原の発現を解析した[9]。CD13, CD44, CD73, CD90, CD146 はどちらの細胞も 85％以上が陽性であった。CD271 と STRO1 は歯種による差異が大きいものの陽性細胞の割合は 1％未満であった。面白いことに、CD105 の発現において、10 例のうち 6 例では歯根部歯髄細胞の陽性細胞の割合が歯冠部歯髄細胞より高く、2 例では歯冠部歯髄細胞が高く、残りの 2 例では、陽性細胞の割合はほぼ同じであった。そこで、コロニー形成能、細胞増殖能および骨芽細胞への分化能と CD105 の発現との相関を検討したところ、面白いことに CD105 陽性細胞の割合が高い細胞群は低い細胞群と比較して、コロニー形成能、細胞増殖能および骨芽細胞への分化能が高いことが分かった。これらの結果から歯髄幹細胞において、CD105 は間葉系幹細胞の特性を現す因子として示唆された。

最後に、日本大学歯学部付属病院矯正科において抜歯された永久歯 10 本から採取した歯根膜から単離した細胞における CD146 の発現を解析したところ、平均 49.1％の陽性率であった[16]。そこで、CD44＋/CD45－/CD90＋/CD146＋細胞（CD146 陽性細胞）と CD44＋/CD45－/CD90＋/CD146－細胞（CD146 陰性細胞）を分取し、間葉系幹細胞の特性を解析した。コロニー形成能と細胞増殖能は CD146 陽性細胞が高く、細胞周期の解析において CD146 陽性細胞の S 期の割合が約 28％で CD146 陰性細胞は約 21％であった。次に、骨芽細胞への分化能を ALPase 活性、アリザリンレッド染色および骨芽細胞関連遺伝子（*Runx2*, *Osterix*, *BSP*）発現の手法にて評価すると、CD146 陽性細胞が陰性細胞と比較して有意に高いことが明らかとなった。

一方で、軟骨細胞への分化能は CD146 陰性細胞が高いことが分かった。歯髄細胞において CD146 陽性細胞の割合は 85％以上と高いことから、骨芽細胞の分化能は歯根膜細胞と比較して

高いことが推察される。以上のように，細胞表面抗原を用いた細胞の機能解析によって歯髄幹細胞の機能を評価できると考えている。

6 iPS 細胞の樹立

　歯髄細胞から iPS 細胞が樹立できることは既に報告されている。そこで，我々も乳歯の歯冠部歯髄細胞と歯根部歯髄細胞から iPS 細胞の樹立を試みた[12]。iPS 細胞の樹立には *OCT3/4*, *SOX2*, *KLF4* および *c-MYC* を導入した細胞が産生する 4 因子ウイルスの濃縮液と *c-MYC* を除いた 3 因子ウイルスの濃縮液を用いた。これらを培養下の歯冠部歯髄細胞および歯根部歯髄細胞に感染させ，4 因子導入例で 30 日目，3 因子導入例で 35 日目に ES 細胞用コロニーが観察されたので，iPS 細胞の樹立効率（播種細胞数に対しての ALP 陽性コロニー数の割合）を求めた。また，コロニーから継代培養したクローンを用い，樹立された iPS 細胞の確認同定を行った。樹立効率は，4 因子の場合，歯冠部歯髄細胞で 0.0165％，歯根部歯髄細胞で 0.0535％，3 因子の場合，歯冠部歯髄細胞で 0.0036％，歯根部歯髄細胞で 0.0160％であり，歯根部歯髄細胞の樹立効率は歯冠部歯髄細胞の約 3〜4 倍高いことが明らかとなった。この要因としては，歯根部歯髄細胞における *KLF4* の遺伝子発現が有意に高いことと増殖能が高いことが考えられた。樹立した iPS 細胞のマウス精巣への移植による *in vivo* 奇形腫形成能による評価においては，いずれの iPS 細胞を移植しても，三胚葉の組織に分化した奇形腫の形成が確認された。これらの結果から，歯髄の歯冠部および歯根部のどちらの細胞からの iPS 細胞の樹立は可能であるが，その樹立効率には差があることが示唆できる結果となった。ヒトの乳歯は 20 本あり，それらの歯は，永久歯との交換によって脱落する。脱落する乳歯の歯冠にはまだ歯髄が残存し，歯髄細胞を採取することは十分可能である。つまり，乳歯から歯髄細胞を 20 回採取できることになる。したがって，現在，iPS 細胞のストック事業が始まる中で，乳歯の歯髄細胞はその細胞源として有用であると思われる。

7 おわりに

　この章では，歯髄幹細胞の硬組織形成能を評価する技術について述べたが，一つの基準のみで歯髄幹細胞の機能を評価することは現在のところ不十分であると考えている。したがって，この章で紹介した方法から複数の方法を選択し，細胞の機能を評価することが望まれる。評価方法の中では，どちらかと言えば *in vitro* の評価は *in vivo* と比較して容易にできると思われるので，*in vitro* のみの実験で評価ができることが望ましいが，現在までの研究成果で *in vitro* の評価と *in vivo* の評価の相関関係を明らかにしたものはないので，*in vitro* の結果だけでは不十分と言える。

　一方で，これまでの研究の結果から，ヒトの歯髄細胞の個体差が大きいことは明らかである。したがって，実際の細胞治療を行う場合には，患者さん自身の細胞の機能を術前に常に評価する

第 13 章　歯

ことが，治療を成功させるためには必要であると筆者らは考えている。つまり，個体差の大きいヒト細胞の評価のためには *in vitro* と *in vivo* の両方の視点から機能を評価することが細胞治療の成功に繋がり，さらに，一つの基準で機能を評価できる手法の開発は，歯科の再生医療を発展させるうえで急務と言える。

文　　献

1) 藤田尚男・藤田恒夫，標準組織学 各論 第 4 版，医学書院（2010）
2) A. Quispe-Salcedo et al., *Biomed. Res.*, **33**, 119（2012）
3) M. Nakatomi et al., *J. Endod.*, **39**, 612（2013）
4) 大島勇人，新潟歯学会誌，**39**, 171（2009）
5) 上田実・本田雅規，歯の再生　歯の発生生物学から歯の再生研究まで，真興交易㈱医書出版部（2006）
6) S. Gronthos et al., *Proc. Natl. Acad. Sci. USA*, **97**, 13625（2000）
7) M. Miura et al., *Proc. Natl. Acad. Sci. USA*, **100**, 5807（2003）
8) AH. Huang et al., *J. Oral. Pathol. Med.*, **37**, 571（2008）
9) M. Sato et al., *Oral Dis.*, **21**, e86（2015）
10) 佐藤桃子ほか，小児歯誌，**52**, 417（2014）
11) S. Nakamura et al., *J Endod.*, **35**, 1536（2009）
12) T. Toriumi et al., *Biomed. Res.*, **36**, 31（2015）
13) 諸隈正和，日大歯学，**87**, 73（2013）
14) MJ. Honda et al., *Int. J. Oral Maxillofac. Implants*, **28**, e451（2013）
15) Y. Mikami et al., *Stem Cells Dev.*, **20**, 901（2011）
16) Y. Saito et al., *J. Hard Tissue Biol.*, **22**, 115（2013）

第 14 章　心臓・血管系

齋藤充弘[*1], 宮川　繁[*2], 澤　芳樹[*3]

1　はじめに

　わが国は，現在，急速な高齢化社会を迎えると共に，食生活をはじめとした生活習慣の欧米化とあいまって，疾病構造が変化してきている。循環器領域においても，虚血性心疾患に代表される動脈硬化性疾患が年々増加し，しかも様々な合併症を伴うようになってきた。そして，重症心不全をはじめとする難治性循環器疾患はわが国の3大国民病のうちの1つであるが，世界に類を見ない高齢化社会を迎えたわが国においては，今後さらに心不全患者数の増大及び治療費の増加が予想され，既に医療費の高騰に，拍車をかけるものと推測される。また，高度のドナー不足から移植医療に閉塞感の強いわが国では，年々増加する患者数に対応すべく，心臓移植に代わるような治療法の開発も急務となっている。

　心不全に対する治療法として，交感神経β受容体遮断薬やアンジオテンシン変換酵素，また利尿薬による内科治療が行われるが，それらも奏効しないほど重症化した場合には，補助人工心臓や心臓移植等の置換型治療が有効である。しかし，これら重症心不全に対する置換型治療はドナー不足や免疫抑制，合併症など解決すべき問題が多く，すべての重症心不全患者に対する普遍的な治療法とは言い難い。一方，重症心不全治療の解決策として遺伝子工学や細胞・組織工学，再生医学等を用いた再生型治療，いわゆる再生治療が新しい治療法として期待されている。そして，平成26年の再生医療関連法の整備によって，平成27年9月にテルモ社のヒト骨格筋由来再生医療等製品「ハートシート」が世界初の心不全治療用の再生医療製品として，条件及び期限付きで承認された。

　本稿では，著者らが開発に携わっている骨格筋筋芽細胞移植とiPS細胞由来心筋細胞移植に関する細胞加工物の評価技術を中心に，重症心不全治療用の細胞加工物の評価技術について概説する。

[*1]　Atsuhiro Saito　大阪大学　大学院医学系研究科　未来細胞医療学講座　特任准教授
[*2]　Shigeru Miyagawa　大阪大学　大学院医学系研究科　先進幹細胞治療学講座　特任教授
[*3]　Yoshiki Sawa　大阪大学　大学院医学系研究科　外科学講座　主任教授

第14章　心臓・血管系

2　移植細胞シートの機能評価

　細胞移植による心筋の再生医療において，心機能改善効果に及ぼす各種パラメータ（細胞数，細胞の純度，細胞の電気的特性，細胞シートであれば枚数，貼り付ける範囲など）の影響を明確にすることは，治療効果の有効性を保障するうえで非常に重要となる。すなわち，細胞移植前後の心機能と，移植した細胞シートの各種パラメータの相関を検討することで，移植の前段階で治療に必要な細胞数や，細胞シート数，細胞シートの特性を決定することが可能となる。

　筋芽細胞や間葉系幹細胞等の非心筋細胞の場合には必要ないが，iPS細胞から分化誘導した心筋細胞の場合には電気生理学的特性の評価は特に重要となる。多点基盤電極を用いた評価方法や画像解析を用いた方法等，必要に応じた適切な方法を用いることが望ましい。

3　非臨床試験での評価

　基礎研究で見出された細胞加工物は，細胞や動物などを用いた前臨床試験でヒトでの効果と副作用を予測判断した後，ヒト臨床試験で医療上の有効性と安全性を検証が必要なのは医薬品開発と同様である。これら細胞加工物の安全性，有効性，品質を明らかにする試験は，様々なガイドラインや基準が規制当局から示され，それらに適合する試験施設で実施される。安全性を検討する試験として，毒性試験，安全性薬理試験，薬物動態試験，造腫瘍性試験等の実施が必要となるが，本章では有効性を検討する試験について解説する。

3.1　有効性を示唆するために必要な実験

　細胞移植法により臨床的に心機能を充分に向上させるために，経冠動脈，直接心筋注入，細胞シートの貼付等，様々な移植方法が行われている。直接心筋内注入による細胞移植方法では，移植細胞の70-80%の細胞が失われ，その効果が十分に発揮できない点や，不整脈等の副作用，大量かつ安全な細胞源の確保，細胞外環境整備による移植細胞の定着等，細胞移植による種々の問題の解決が不可欠である。細胞加工物の性質に応じた移植方法を検討する必要がある。一般的には，マウス，ラット等の小動物で初期の有効性を検討したのち，ブタ，イヌ等の大動物実験で有効性を明確にする。いずれの動物実験についても臨床上有効な移植細胞数を予測するためにも移植細胞数も合わせて検討する必要がある。

3.2　非侵襲的評価方法（心エコー，CT，MRI）

　有効性の評価方法として，心臓超音波検査（心エコー）を用いるのが一般的である。心エコーは，心臓に超音波を当てて，返って来る反射波を画像化することで心臓の形態や動きを診断する装置である。心室や心房の大きさや壁の厚さ，壁の動き，弁の形態や動きなどが観察できる。カラードップラー法を用いると，心臓の中の血液の流れを映し出すこともできる。評価指標として

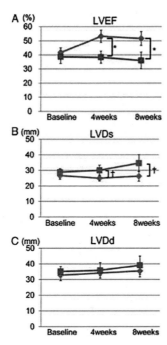 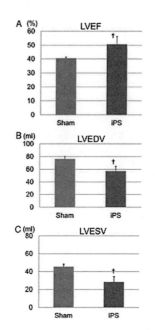

図1 心エコー評価の例[1]
ブタ心筋梗塞モデルにiPS細胞由来
心筋細胞移植後4,8週後の心エコー
（丸：iPS細胞由来心筋細胞移植群，四角：sham群）

図2 CTでの心機能評価の例[1]
ブタ心筋梗塞モデルにiPS細胞由来
心筋細胞移植後8週後の評価

は，EF（左室駆出率：左室の血液のち，何％の血液を送り出すことができたのか），FS（左室内径短絡率：左室容積が拡張期からから何％収縮したか），LVDd（左室拡張末期径）とLDSs（収縮末期径）等で総合的に判断する（図1）。動物実験においては汎用的ではないが，CTやMRIも臨床と同様に画像検査法として有用である（図2）。

3.3 侵襲的評価（組織学的評価，遺伝子・タンパク質発現解析）

心エコーは非侵襲的な検査であるのに対して，侵襲的な評価として，細胞加工物移植後一定期間経過した後，犠牲死させた心臓を摘出し，組織学的評価により組織の形態や繊維化の程度，心筋細胞の大きさ，毛細血管の数等を評価する（図3）。さらに目的に応じて，組織中の遺伝子発現をRT-PCR，分泌因子等のタンパク質をwestern blottingやELISAで評価する（図4）。

3.4 移植細胞の残存評価

移植細胞の残存については，移植細胞特異的なタンパク質等の免疫染色による組織学的評価や移植細胞特異的な遺伝子のRT-PCRで評価を行う。さらに，前述のMRIと組み合わせ，移植細

第14章 心臓・血管系

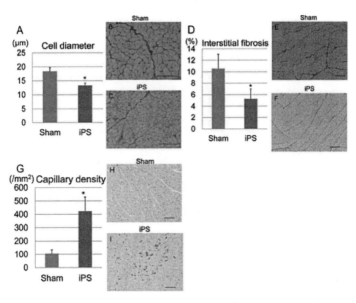

図3 組織学的評価の例[1]
ブタ心筋梗塞モデルにiPS細胞由来心筋細胞移植後8週後の組織学的評価
（細胞径(A)，繊維化率(D)，毛細血管密度(G)）

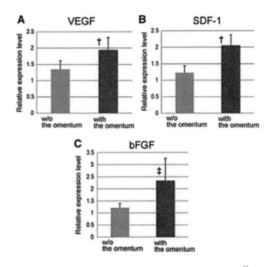

図4 組織中の血管誘導因子の遺伝子発現評価[2]
（カラム右：iPS細胞由来心筋細胞移植群，左：iPS細胞由来心筋細胞＋大網移植群）

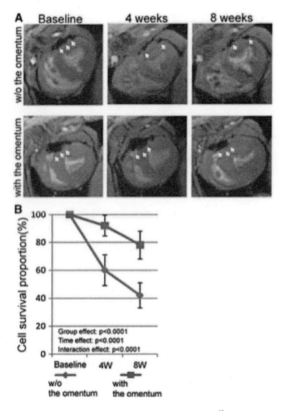

図5 移植細胞のMRIによる検出[2]
(A：SPIO（矢印黒抜き部）による移植細胞の検出，上段：iPS細胞由来心筋細胞移植群，下段：iPS細胞由来心筋細胞＋大網移植群，B：MRI画像から算出した残存細胞率，丸：iPS細胞由来心筋細胞移植群，四角：iPS細胞由来心筋細胞＋大網移植群)

胞に超常磁性酸化鉄粒子SPIOを取り込ませて標識することで，移植細胞がMRIで検出することが可能となり，経時的に細胞の残存を確認することも可能となった（図5）。

3.5 動物実験モデル

　有効性評価に用いるモデル動物には，虚血性心筋症のモデルとして冠状動脈左前下行枝を糸等で結紮する方法や，アメロイドコンストリクターと呼ばれるプラスチック製または金属製のリングの内側に，ドーナツ状カゼインコアのある閉鎖具を冠状動脈左前下行枝に取り付け，アメロイドコンストリクターが体液を徐々に吸収し，カゼインコアが膨張することにより，中心の穴が狭くなり，ゆっくりと徐々に血管を閉塞させる方法[3]，経動脈的に冠状動脈にバルーンカテーテルを挿入し，バルーンをふくらませることで血流を一時的に遮断する方法，冠状動脈にハイドロゲルを注入する方法，心筋組織に液体窒素等で冷却した金属棒を押し当て凍結障害を起こす方法，遺伝的に拡張型心筋症を発症するマウス（Bio TO2, J2N-k）を用いる方法[4]，ペースメーカー

第14章 心臓・血管系

を植え込み人為的に心拍数を上げることで心不全にする方法[5]等があり，評価目的に応じた適切なモデル動物を選択する必要がある。

4 臨床試験での評価

細胞加工物の臨床評価における問題点として，自己細胞を用いる場合には，被験者毎に治験製品を製造する必要があるため，大規模な試験が難しい。つまり，医薬品で用いられている二重盲検比較試験等の標準的な評価方法を適用することが困難である。

再生医療等製品の特性等を踏まえた上で，一定のエビデンスレベルを確保する方策を考える試験デザイン設計や，適切な有効性評価項目（臨床的意義・客観性・サロゲート等）の適応，限られた症例数での有効性・安全性評価において重要なのは，一定のエビデンスレベルの確保と情報量の最大化することで因果関係を説明していくことが重要である。

本章では，心不全治療用の再生医療製品として条件及び期限付きで承認された骨格筋由来再生医療等製品「ハートシート」における評価内容について概説する。

4.1 筋芽細胞シート移植における細胞機能評価

筋芽細胞の培養プロセスにおいて，筋芽細胞の純度に個体差が生じるため，細胞シート作製前に筋芽細胞の純度を測定する。現在，筋芽細胞を同定するマーカーとして，CD56とdesminが広く用いられている。CD56は，Neural Cell Adhesion Molecule（NCAM）のアイソフォームで，筋芽細胞の他にNK細胞や神経細胞等にも発現している。Desminは細胞内骨格タンパクで，骨格筋以外に，心筋，平滑筋，肝臓の星細胞などにも発現している。現在の培養方法では，血液細胞，神経細胞，平滑筋細胞などの混入はほとんど見られず，またCD56とdesminは，ほぼ同じ発現傾向を示すことから[6]，CD56を筋芽細胞のマーカーとして使用している。筋芽細胞を同定する方法としては，フローサイトメトリーを用いて解析を行うのが一般的である。さらに筋芽細胞は，培養皿上で細胞融合して多核の筋管細胞に分化することから，筋管形成を確認する試験を実施する。

4.2 「ハートシート」における臨床評価

「ハートシート」における評価内容については，すでに発出されている薬食審査発0329第18号「抗心不全薬の臨床評価方法に関するガイドライン」等を参考に，製品の特性を踏まえた上で，PMDAと相談し評価項目を設定した。具体的には，主要評価項目は，移植後26週の心プールシンチグラフィ検査によるLVEF（左室駆出率）の変化量とし，副次的評価項目は，シート移植の可否，左室収縮終期容積係数，左室拡張末期容積係数，NYHA心機能分類，身体活動尺度（SAS），6分間歩行距離，最高酸素摂取量（peak VO2），嫌気性代謝閾値（AT），BNP検査，modifed Simpson法による計測とした。慢性心不全に対する治療の真のエンドポイントは生命予

再生医療・細胞治療のための細胞加工物評価技術

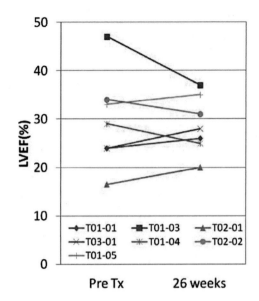

図6　移植後26週の心プールシンチグラフィ検査によるLVEFの変化[7]
(「ハートシート」の治験症例7例)

後の改善であるが，生命予後への影響が評価可能となるような規模の治験の実施は困難であり，臨床的意味のある心機能改善，または心機能低下の進行抑制が示唆される必要がある。従って，主要評価項目は客観性の高い核医学検査である心プールシンチグラフィ検査によるLVEF変化量で評価された（図6）。

　治験の結果は，国内7例を対象に行われ，対照群が設定されていないことから，有効性の評価は限定的ではあるのの，個別症例に対する総合的評価に基づき，標準的な薬物両方が奏功しない重症心不全患者に対して，一定の有効性が期待できると結論づけられた。本結果を持って条件及び期限付きでの製造販売承認に至った[8]。

5　おわりに

　平成26年の再生医療関連法の整備によって，再生医療等製品の開発はより加速されたのは言うまでもない。開発側をゴール（上市）まで導く道標である，細胞加工物の製造に関するガイドラインも充実されつつあり，多くの製品が上市されることが期待される。一方で，臨床評価に関するガイドラインの整備についても，より急務な課題ではあるが，再生医療等製品と疾患の特性を踏まえる必要があり，より慎重な議論が必要なのも事実である。これらの課題を一つ一つクリアすることで，安全で安心な再生医療を速やかに国民に届けることができる。もはや再生医療，夢の医療から汎用的な医療として実現される段階にあり，この医療イノベーションは患者にとって大きな福音になることは言うまでもない。

第 14 章　心臓・血管系

文　　献

1) Kawamura M, *et al., Circulation,* **126**, S29（2012）
2) Kawamura M, *et al., Circulation,* **128**, S87（2013）
3) Miyagawa S, *et al., Transplantation,* **90**, 364（2010）
4) Kondoh H, *et al., Ann Thorac Surg.,* **84**, 134（2007）
5) Hata H, *et al., J Thorac Cardiovasc Surg.,* **132**, 918（2006）
6) Stewart JD, *et al., J. Cell. Physiol.,* **196**, 70（2003）
7) Sawa Y, *et al., Circ J.* **79**, 991（2015）
8) ㈱医薬品医療機器総合機構「ハートシート審査報告書」平成 27 年 8 月 17 日

第15章 培養細胞シートを用いた角膜再生治療への取り組み

馬場耕一[*1], 西田幸二[*2]

1 はじめに

疾患や外傷等による角膜組織の透明性の低下は，視力低下や，失明をもたらす。深刻な視覚障害を伴う難治性角膜疾患には，ドナー角膜を用いた角膜移植が施されるが，現実にはドナー不足のため，多くの待機患者への速やかな角膜移植は困難な状況にある。また重篤な角膜上皮疾患の術後成績は，免疫拒絶反応のため特に不良である。ドナー不足および拒絶反応の問題を解決するため，著者らは体性幹細胞・前駆細胞を用いた角膜再生治療法の開発および臨床応用に取り組んできた。本稿では，著者らの難治性角膜疾患に対する培養細胞シートを用いた角膜再生治療法およびiPS細胞を利用した角膜再生治療法開発の現状を紹介し，角膜再生治療に関する培養細胞シートの評価技術への理解の一助としたい。角膜上皮の再生医療法を中心とし，角膜内皮の再生治療法の現状についても述べる。

2 角膜上皮疾患と再生治療の背景

角膜は無血管の透明組織であり，主に上皮層，実質層，内皮層という3層構造から形成される。角膜上皮は角膜の最表層にある厚さ約50 μmの非角化扁平重層上皮である（図1-A）。角膜上皮は表層細胞のタイトジャンクション形成およびムチン生産によって，外界に対するバリア機能を担う。また角膜上皮の恒常性は，角膜上皮幹細胞によって維持される。角膜上皮幹細胞は，輪部と呼ばれる角膜と結膜の境界に位置する組織の上皮基底部に存在する[1,2]（図1-B）。通常，角膜上皮幹細胞は，角膜上皮に創傷が無い定常状態では，非常にゆっくりと細胞分裂するに過ぎない。よって角膜の表層部から定期的に脱落する上皮細胞は，活発に増殖する角膜上皮の基底細胞により賄われる。角膜上皮基底細胞は，輪部幹細胞の増殖により形成された娘細胞が角膜中央部に送り出されることで補われる。当該基底細胞は，幹細胞より一段階分化したTA細胞（transient amplifying cell）である。基底細胞は細胞分裂の回数に限界があり，細胞分裂によって徐々に疲弊する。そのため，熱・化学腐食やStevens-Johnson症候群，眼類天疱瘡等の重度の外傷や疾患によって，輪部の角膜上皮幹細胞が完全に失われると，角膜上皮の恒常性は損なわれる。更に

[*1] Koichi Baba　大阪大学　大学院医学系研究科　視覚再生医学寄附講座　准教授
[*2] Kohji Nishida　大阪大学　大学院医学系研究科　脳神経感覚器外科学(眼科学)　教授

第 15 章　培養細胞シートを用いた角膜再生治療への取り組み

隣接する結膜上皮が角膜側へ侵入することで，血管を伴う結膜組織による被覆化が起こり，角膜混濁など重篤な視力障害が生じる（図1-C；角膜上皮幹細胞疲弊症）。このような難治性角膜上皮疾患に対しては，ドナー角膜（他家）を用いた角膜移植が施されるが，拒絶反応等のため術後成績は良好ではない。これは，本来は無血管組織である角膜に血管が侵入したことで，高い割合で拒絶反応が生じてしまうこと，および幹細胞の概念に基づく病態の理解や治療法が十分でなかったこと等が考えられる。また，慢性的なドナー不足も深刻な問題である。

　これらの問題を解決するため，患者自身（自家）の体性幹細胞を生体外で加工し移植する，再生治療法的な取り組みが試みられてきた。最初の培養角膜移植法はイタリアのPellegrini博士らにより報告された[3]。これは，片眼性の角膜上皮幹細胞疲弊症に対し，患者の健常眼の輪部組織から角膜上皮幹細胞を少量採取し，Green博士らの培養表皮移植法に基づき，培養角膜上皮シートを作製し，疾患眼へ移植する再生治療法である。本角膜上皮再生治療法は良好な成績を収め，以降，再生治療的アプローチによる治療法開発は進展し，拒絶反応の問題解決に寄与してきた[4~6]。一方で，当該手法は，片眼性疾患より割合の高い両眼性疾患には適応できないことに加え，培養

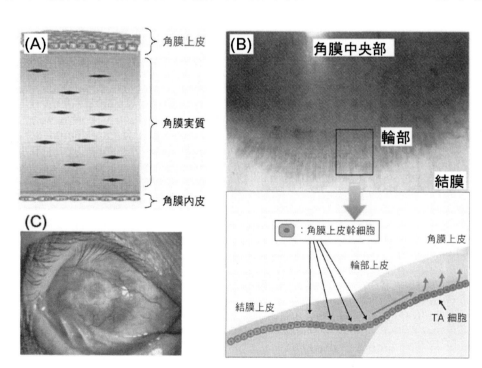

図1　角膜の構造(A)，角膜上皮幹細胞(B)，角膜上皮幹細胞疲弊症(C)
A：角膜は上皮，実質，内皮の3層からなる。
B：角膜上皮幹細胞は輪部組織の上皮基底部に局在している。
C：角膜上皮幹細胞疲弊症：輪部の角膜上皮幹細胞が疲弊あるいは消失すると，結膜上皮が侵入してきて瘢痕化する。
（林竜平ら，角膜上皮の再生医療，医学のあゆみ，Vol.241, No.10, 749-752, 2012.；図1及び2より転記・一部改変。）

上皮細胞シートの回収手段に課題があった。すなわち培養上皮細胞シートの回収時に、ディスパーゼ等の酵素処理を行うが、酵素処理によるシートの脆弱化や、シート基底部の接着サイトの破壊に伴う、角膜実質との接点不良等の問題があった。他方、角膜上皮と基質から構成されるシートの移植法も開発されたが、基質と角膜実質の接着不良や、基質は生体由来材料（羊膜やフィブリンゲル等）であるため、安全性や生体適合性に課題が残されていた。

3 自己培養口腔粘膜上皮細胞シート移植による角膜再生治療

そのような背景の中、著者らは自家の口腔粘膜上皮細胞中の幹細胞・前駆細胞を細胞源として自己培養口腔粘膜上皮細胞シートを作製し、角膜上皮幹細胞疲弊症患者眼に移植する治療法の開発に世界に先駆け成功した[7,8]（図2）。本手法は、①自家細胞を利用するため拒絶反応の問題が無い、②両眼性疾患にも適応可能、③温度応答性培養皿で培養した細胞シートを温度差を利用して回収するため、酵素処理によるダメージが細胞シート回収時に生じない等、従来の培養上皮シート移植法にはない大きなメリットが得られ、世界的にも高い評価を得ている。培養上皮細胞シートは in vivo 角膜上皮と同様に重層化し、基底部には上皮幹細胞・前駆細胞（p63陽性細胞）が保持された。臨床研究の結果、培養上皮細胞シートを移植したほぼ全ての症例において角膜の透明性が回復したことから、術後1年間以上にわたり患者自身の幹細胞が生着していると考えられた。次に本治療法を標準医療として普及させるためには、多施設における本手法の安全性およ

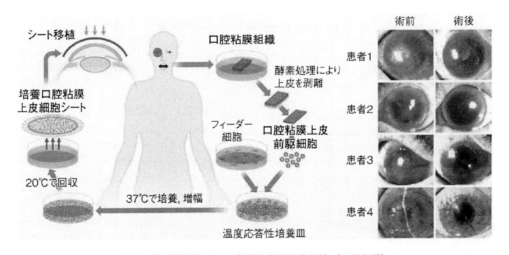

図2 体性幹細胞による角膜上皮再生治療法（口絵参照）
自家培養口腔粘膜上皮細胞シート移植法の概要（左図）：口腔粘膜組織を患者自身から少量採取する。そこから口腔粘膜上皮前駆細胞を単離し、温度応答性培養皿上で培養する。温度を下げることで（20℃）培養口腔粘膜上皮細胞シートを回収し、疾患眼へ移植する。シート移植前後の診断画像（右図）：多くの症例で角膜の透明性は改善し、臨床成績は良好である。
（林竜平ら、iPS細胞を用いた難治性角膜疾患に対する再生医療開発、医学のあゆみ、Vol.253、No.8、664-669、2015.；図1より転記・一部改変。）

第15章　培養細胞シートを用いた角膜再生治療への取り組み

び有効性を詳細に検証する必要がある。そこで著者らを含め，多施設共同臨床試験（大阪大学，東北大学，東京大学，愛媛大学）を実施した（図3）[9]。多施設研究を行うための細胞シートの評価技術・輸送技術の開発および本治療に関連した知的財産権を確保した。大阪大学，東北大学では自施設内のセルプロセシングセンターで作製した培養口腔粘膜上皮細胞シートを用い，東京大学および愛媛大学の臨床試験では大阪大学で作製した培養細胞シートを搬送し治療を実施した。その結果，術後経過は良好で，主要評価項目である角膜上の上皮化はいずれの症例でも改善し，シート移植と関連した臨床上問題となるような有害事象は認めなかった。平成27年度からは，PMDA薬事戦略相談を経て医師主導治験に移行している。

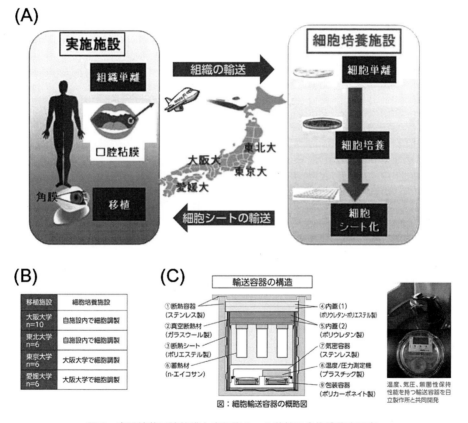

図3　自己培養口腔粘膜上皮細胞シート移植の多施設臨床研究
　　　A：研究開発体制と実施の概要
　　　B：移植＆細胞培養施設および移植数の概要
　　　C：細胞シートの輸送容器の構造
（文部科学省 橋渡し研究加速ネットワークプログラム「角膜上皮幹細胞疲弊症に対する自己培養口腔粘膜上皮細胞シート移植法の多施設共同臨床試験」成果報告より転記・一部改変。
http://www.tr.mext.go.jp/content/downloads/seeds_posters/h26/82_osaka(C5).pdf）

4 ヒトiPS細胞由来培養上皮細胞シートを用いた角膜再生治療の開発

一方，自己口腔粘膜上皮細胞シート移植法の多施設共同臨床試験により，長期間観察の臨床データが蓄積された結果，課題点も明らかとなってきた。つまり一部の症例においては，長期的には周辺部から血管侵入が生じ，再び角膜混濁をきたす。この原因として，角膜上皮と口腔粘膜上皮の性質差に起因する可能性が示唆された。このことから，口腔粘膜上皮は角膜上皮の代替として完全には成り得ず，角膜上皮そのものの移植が，より理想的な治療法であると考えられた。そこで著者らは，ヒトiPS細胞由来の培養角膜上皮シートを移植に用いる新規な角膜再生治療法の開発に取り組んできた。iPS細胞は胚性幹細胞（ES細胞）と同様に，身体を形成する全ての細胞種に理論上分化可能であり，初期胚の破壊という倫理的問題はなく，患者自身から樹立可能であるため，ES細胞にはない長所を有する[10]。著者らは，iPS細胞の角膜上皮細胞への分化誘

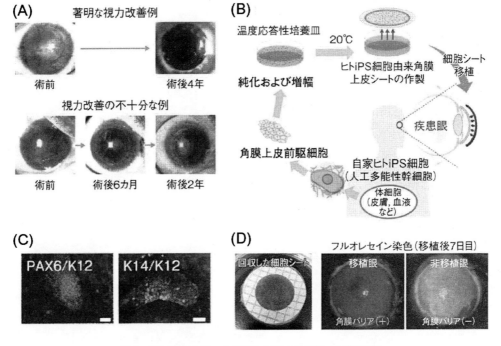

図4 iPS細胞を用いた角膜上皮再生治療法（口絵参照）
A：自家培養口腔粘膜上皮細胞シート移植では，一部の症例では長期間の観察において角膜周辺部からの血管侵入が認められる。
B：iPS細胞を用いた自家角膜上皮再生治療法の概要。
C：ヒトiPS細胞の分化誘導によりPAx6，K12，K14陽性の角膜上皮細胞コロニーを確認。スケールバー＝100μm。
D：角膜上皮幹細胞疲弊症モデル家兎へのヒトiPS細胞由来角膜上皮細胞シート移植により，角膜バリア機能が改善した（左図；細胞シート，右図；フルオレセイン染色）。
（林竜平ら，iPS細胞を用いた難治性角膜疾患に対する再生医療開発，医学のあゆみ，Vol.253, No.8, 664-669, 2015.；図2より転記・一部改変。）

第15章 培養細胞シートを用いた角膜再生治療への取り組み

導に成功した[11]（図4）。更に，角膜上皮（前駆）細胞を純度高く単離して得られる機能的な角膜上皮組織の作製も行った。またヒトiPS細胞に関する臨床試験開始にあたり，最大の課題は造腫瘍性の問題である。著者らは，ヒトiPS細胞由来角膜上皮細胞の免疫不全マウスへの移植検討で，腫瘍形成が無いことを確認した。現在は安全性中心の非臨床試験を実施しており，1〜2年以内には，自家iPS細胞を用いた角膜上皮再生治療法の臨床試験開始を目標としている。

また最近，著者らのグループは，ヒトiPS細胞から眼全体の発生を再現させる2次元培養系の確立に世界初で成功した[12]。極めて興味深いのは，本培養系で得られる同心円状の帯状構造（SEAM：self-formed ectodermal autonomous multi-zone）から，発生期の眼を構成する主要な細胞群に関し，前眼部（角膜や水晶体等）と後眼部（網膜や網膜色素上皮等）の両方を同時に誘導できることである（図5）。SEAM法により，ヒトiPS細胞の角膜上皮再生治療法への応用や，眼の様々な部位の再生治療開発に寄与できると考えている。

一方で，自家iPS細胞を用いた自家移植には課題もある。患者毎にiPS細胞樹立ならびに分化誘導を行うテーラーメード型医療は，治療コストが極めて高額になると考えられる。そのため，iPS細胞による再生治療法を広く普及させるためには，標準医療を実現できる製造工程の自動化，最適化，短縮化の検討も重要であると考える。更には京都大学が中心に進める，HLAホモドナーより樹立のiPS細胞バンキングを利用した他家iPS細胞による再生治療法の開発も併せて検討している。他家iPS細胞からヒトiPS細胞由来角膜角上皮（前駆）細胞を作製し，バンク化することで，製造期間は2週間程度に短縮され，大幅なコスト削減と安定した品質の確保に有利となる。再生医療の普及には，効果・安全性・コスト等のバランスを踏まえた再生医療開発を行うことが重要と考えている。

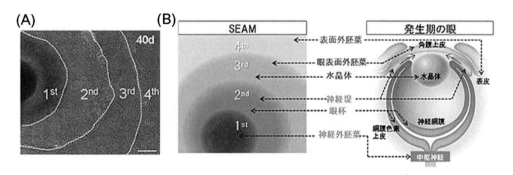

図5 SEAMの概略図
A：ヒトiPS細胞から誘導したSEAMは眼全体の発生を再現し，同心円状の4つの帯状構造からなる。
B：SEAMの特定の部位に発生期の眼を構成する主要な細胞群（角膜上皮，網膜，水晶体上皮等）が出現する。
（国立研究開発法人科学技術振興機構プレスリリース（2016年03月10日版）より転記・一部改変。http://www.jst.go.jp/pr/announce/20160310/）

5　自家培養角膜上皮細胞シートを用いた企業主導治験

また著者らのグループは，自家培養角膜上皮細胞シートを用いた企業主導治験（治験依頼企業：㈱ジャパン・ティッシュ・エンジニアリング）を開始している。患者自身の角膜組織を用い，自家培養角膜上皮シートを培養角膜上皮用温度応答性培養皿にて培養・製造し，片眼性の角膜上皮幹細胞疲弊症患者に移植するものである。自家培養角膜上皮シート移植により，角膜上皮を再建させ，視力等，臨床症状を改善させることを目指す。同時に著者らは，自家培養角膜上皮シートの品質を評価できる，新規な有効性評価指標の探索研究を行っていることも付記する。

6　角膜内皮の再生治療

角膜内皮は角膜の前房側（内側）に存在する単層組織である（図1-A）。角膜内皮は角膜実質側から前房内へ水を能動輸送し（ポンプ機能），またバリア機能によって角膜内の含水率を一定にし，角膜の透明性を維持している。ヒト角膜内皮細胞は in vivo では増殖しない。そのため角膜内皮が障害を受けると角膜内皮細胞数は減少するばかりで，最終的には，実質浮腫による角膜混濁が生じ，水疱性角膜症の病態となる（図6-A）。水疱性角膜症は失明に至りうる重篤疾患であると共に，角膜移植の対象疾患の中で最も症例数の多い疾患であり，ドナー不足は特に深刻な問題である。

ヒト角膜内皮細胞は in vivo と異なり，in vitro では増殖するため，角膜上皮の場合と同様に，in vitro で角膜内皮（前駆）細胞を増やし移植する角膜内皮再生治法の開発が試みられてきた。角膜内皮は角膜上皮とは異なり，免疫拒絶が起きにくい組織のため，他家細胞を細胞源に利用可能というメリットがある。著者らは，ヒト角膜内皮において，p75NTRを発現する細胞集団が，角膜内皮前駆細胞であり，機能的な角膜内皮細胞シートを形成可能であることを初めて報告した[13]（図6-B,C）。しかしながら，in vitro で十分量の良質な角膜内皮細胞を得ることが困難であったため，角膜内皮再生治療の実現は難しかった。そのような中，2014年に，他家輸入角膜の内皮細胞を効率よく増やし，十分量の角膜内皮細胞懸濁液を前房内に注射する他家角膜内皮再生治療法が本邦で報告された[14]。本治療法では，3例の水疱性角膜症患者の角膜厚，透明性の改善が認められ，角膜内皮疾患への再生医療的アプローチの有効性が，ヒトで初めて確認された。

一方で，体細胞の増殖能には限界があり，一つのドナー角膜で治療できる患者数は制限される。今後，角膜内皮再生治療法を標準医療として普及させるには，角膜内皮細胞の大量生産技術が極めて必要となる。よって著者らは，ほぼ無限に増殖可能なiPS細胞を細胞源とした角膜内皮再生治療法の開発に着手した。発生学的には，角膜内皮細胞は頭部の眼周囲神経堤に由来する。そこで先ずiPS細胞から神経堤を誘導し，続いて眼周囲神経堤から角膜内皮（前駆）細胞への誘導を検討した（図6-D）。その結果，ヒトiPS細胞から機能的な角膜内皮様細胞を誘導できることを予備検討レベルだが確認できた。詳細は鋭意検討中である。前述のように，角膜内皮疾患は患者

第15章 培養細胞シートを用いた角膜再生治療への取り組み

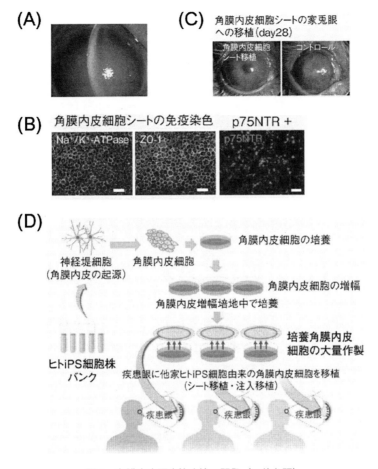

図6 角膜内皮再生治療法の開発（口絵参照）
A：水疱性角膜症。角膜内皮細胞が障害を受けて細胞密度が減少すると角膜が混濁する。
B：角膜内皮細胞シートの免疫染色。p75NTR陽性角膜内皮前駆細胞を分化させることで，敷石状の角膜内皮様形態が形成され，Na^+/K^+ ATPaseやZO-1等の成熟角膜内皮マーカーが確認された。
C：角膜内皮細胞シートの水疱性角膜症モデル家兎眼への移植により，角膜の透明性が改善した。
D：iPS細胞を用いた他家角膜内皮再生治療法の概要。
（林竜平ら，iPS細胞を用いた難治性角膜疾患に対する再生医療開発，医学のあゆみ，Vol.253, No.8, 664-669, 2015.；図3より転記・一部改変。）

数が多く，また角膜内皮は免疫拒絶の少ない組織のため，iPS細胞を用いた治療法が，技術開発による低コスト化も伴うなら，標準医療として広く普及できる可能性を有している。そのため，質が高く均一な角膜内皮細胞を大量生産できる技術開発が急務である。

7 おわりに

　1924年にソ連のフィラトウらにより，ドナー眼を用いた他家由来の全層角膜移植が初めて報告されて以来，現在においても，他家由来の全層角膜移植は，最も普及した角膜移植術である。また拒絶反応のリスク軽減のため，障害部位のみをパーツ移植するという考えから，表層角膜移植や深層角膜移植，および近年ではDSEK（Descemet's Stripping Endothelial Keratoplasty）等の角膜内皮移植も実施されている。しかしながら，未だドナー不足や拒絶反応の問題を十分に克服できない。本課題を克服すべく，著者らは培養上皮シートを用いた角膜再生治療に取り組んできた。自己培養口腔粘膜上皮シート移植法および自家培養角膜上皮シート移植法については，現在治験の段階まで来ている。認可の後，角膜上皮疾患に対する培養細胞シートを用いた画期的治療法が世に普及する日は近いと期待する。またiPS細胞については，臨床使用上の安全性の問題等，検証すべき点は残されているが，角膜再生領域での多くの課題を根本的解決に導く，理想的な再生治療法を提供できる可能性を有する。近年iPS細胞の樹立法や培養法等に関し，様々な改善が成され，臨床使用に関する課題の大部分は克服され始めた。2014年に，日本で世界初のヒトiPS細胞由来の網膜色素上皮細胞移植が実施されたが，最終的に安全性に関する一定の回答が得られることを期待する。ヒトiPS細胞を用いた角膜再生治療法を，日本初の技術として一刻も早く実現化させるべく，今後とも関係者チームを中心に日々研究に邁進していく所存である。

文　　　献

1) A. Schermer *et al.*, *J. Cell Biol.*, **103**, 49 (1986).
2) G. Cotsarelis *et al.*, *Cell*, **57**, 201 (1989).
3) G. Pellegrini. *et al.*, *Lancet*, **349**, 990 (1997).
4) R. Tsai *et al.*, *N. Engl. J. Med.*, **13**, 86 (2000).
5) N. Koizumi *et al.*, *Ophthalmology*, **108**, 1569 (2001).
6) P. Rama *et al.*, *Transplantation*, **72**, 1478 (2001).
7) K. Nishida *et al.*, *Transplantation*, **77**, 379 (2004).
8) K. Nishida *et al.*, *N. Engl. J. Med.*, **351**, 1187 (2004).
9) Y. Oie *et al.*, *Cornea*, **33**, S47-S52 (2014).
10) K. Takahashi *et al.*, *Cell*, **30**, 861 (2007).
11) R. Hayashi *et al.*, *PloS One*, **7**, e45435 (2012).
12) R. Hayashi *et al.*, *Nature*, **531**, 376 (2016).
13) S. Hara *et al.*, *Stem Cells Dev.*, **23**, 2190 (2014).
14) 京都府立大学報道発表「水疱性角膜症に対する培養ヒト角膜内皮細胞移植を世界で初めて実施」 https://www.kpu-m.ac.jp/doc/news/2014/20140312.html

第16章 糖鎖を標的としたヒト間葉系幹細胞の品質管理技術の開発

舘野浩章*

1 背景

　ヒト間葉系幹細胞は骨髄や脂肪などの中胚葉性組織（間葉）に由来する体性幹細胞の一種であり，骨，軟骨，脂肪などの中胚葉性組織に分化する能力や細胞遊走能をもつ。また，サイトカイン等の様々な因子を分泌することにより，免疫制御能やパラクライン効果を示す。ヒト間葉系幹細胞は免疫原性が低く，他家移植が可能という利点もある。そのため，再生医療のための細胞源として期待されている。事実，急性移植片対宿主病（GVHD），急性心不全，重症虚血肢，骨髄損傷，糖尿病などさまざまな疾患の治療を目的として，既に500例以上の臨床試験が行われている。再生医療関連の法律が整備されて産業化も進み，2015年，造血幹細胞移植後の急性GVHDの治療を目的として，骨髄から採取したヒト間葉系幹細胞が日本初の他家由来再生医療等製品として厚生労働省より製造販売が承認された。このようにヒト間葉系幹細胞の医療応用が進む一方で，品質管理に関する課題が指摘されている。ヒト間葉系幹細胞は，年齢，性別，人種などの異なる背景を持つドナー由来の骨髄や脂肪等の組織から採取し，体外で目的とする細胞数に到達するまで細胞を増殖・分化した後に，患者の目的とする部位に移植する。ここで注意すべき点は，ヒト間葉系幹細胞の性質が，由来するドナー，単離方法，培養条件，細胞継代数などで大きく変化することである。通常，ヒト間葉系幹細胞は，培養皿への接着性，CD105，CD73，CD90陽性，CD34，CD45，CD14陰性などで評価する[1]。しかしこれらのマーカーでは，ヒト間葉系幹細胞の分化能や免疫制御能等の治療効果に必要とされる機能を評価できない。こうした中，我々は「糖鎖」に着目してヒト間葉系幹細胞の品質評価技術の開発に挑み，ヒト間葉系幹細胞の分化ポテンシャルを評価する技術を開発した。ここではその開発経緯についてご紹介するとともに，細胞の品質管理における糖鎖の有用性についてお伝えしたい。

2 糖鎖は「細胞の顔」？

　なぜ糖鎖は「細胞の顔」と呼ばれるのか？ それを理解するためには糖鎖について理解しておく必要がある。糖鎖はタンパク質や脂質に付加され，複合糖質として細胞表面に存在する。糖鎖は主に9種類の単糖で構成されている。すなわち，グルコース（D-Glc），マンノース（D-Man），

＊ Hiroaki Tateno　（国研）産業技術総合研究所　創薬基盤研究部門　主任研究員

ガラクトース (D-Gal) を基本とし, N-アセチルグルコサミン (D-GlcNAc), グルクロン酸 (GlcA), フコース (L-Fuc), キシロース (D-Xyl), N-アセチルノイラミン酸 (Neu5Ac), N-アセチルガラクトサミン (D-GalNAc) である。これらの単糖が硫酸化, リン酸化, アセチル化などの修飾を受け, さらにグリコシド結合により多様な糖鎖構造がつくられる。タンパク質や遺伝子との大きな違いは, これらの生体分子は直鎖構造である一方で, 糖鎖は分岐構造を形成する点であり, この特徴により糖鎖の構造的多様性は格段に高まる。

　細胞外に分泌される分泌タンパク質や膜タンパク質の多くには糖鎖が付加される。小胞体に結合したリボソームでタンパク質部分が合成され, シグナル配列によりトランスコロンを介して小胞体膜内腔側にペプチド鎖が伸び, その過程で糖鎖が付加される。その後, ベルトコンベア式に小胞体, ゴルジ体を通過し, 細胞外に輸送される過程で, 糖転移酵素やグリコシダーゼなど多くの糖鎖関連酵素により糖鎖修飾を受ける。従って, 糖鎖構造は酵素の発現量, 活性, 局在等の変化により影響を受けることになる。これが, 細胞の種類, 状態, 細胞内外の環境変化に応じて, 糖鎖構造は劇的に変化する大きな理由である。事実, 糖鎖は細胞のがん化や分化度を調べるための指標(マーカー)として古くから使われてきた。たとえば, ヒトiPS/ES細胞を識別する際に一般的に用いられている細胞表面マーカーであるSSEA-3/4やTra-1-60/81に対する抗体のエピトープは糖鎖であることが知られている。また我々が以前開発に成功したヒトiPS/ES細胞に特異的に反応するレクチンrBC2LCNもHタイプ3と呼ばれる糖鎖エピトープを認識する[2,3]。更に, 癌の診断に用いられる血清マーカーであるCA19-9や癌胎児抗原 (CEA) は, がん細胞が作る特徴的な糖鎖構造を提示する糖タンパク質であることが知られている。このように, 糖鎖は細胞の最も外側に位置し, 色々な細胞とコミュニケーションを行うとともに, バクテリアやウイルスなどの侵入者との交渉も行う。更に, 細胞の状態を鋭敏に反映する。これらの理由から, 糖鎖は「細胞の顔」と呼ばれる。すなわち糖鎖をうまく利用すれば, 細胞の品質や状態を細かく把握できるのだ。

3 細胞表層糖鎖を迅速高感度に解析する技術:レクチンアレイ

　上記したように, 糖鎖は複雑で多様な構造をもつ。そのため, 従来は糖鎖の構造を解析することが困難であった。細胞表層糖鎖を解析する手法としては質量分析計や液体クロマトグラフィーが一般的に用いられて来た。これら技術は糖鎖構造を決定できるという利点を有する一方で, 解析するためには時間や労力が必要とされる上, 多くのサンプル量が必要とされるなどの課題があった。こうした中, 我々は迅速, 簡便, 高感度に生体試料中の糖鎖のプロファイルを取得する新たな技術としてレクチンアレイを開発してきた[4]。レクチンアレイとは, それぞれ異なる糖鎖に結合するレクチン(糖結合タンパク質)を数十種, ガラス基板上に固定化したチップである。細胞抽出液等の生体試料を蛍光標識後にレクチンアレイに反応させて, その反応を蛍光スキャナーで検出・測定する。そして, レクチンの反応パターンからサンプル中の糖鎖のプロファイル

第16章 糖鎖を標的としたヒト間葉系幹細胞の品質管理技術の開発

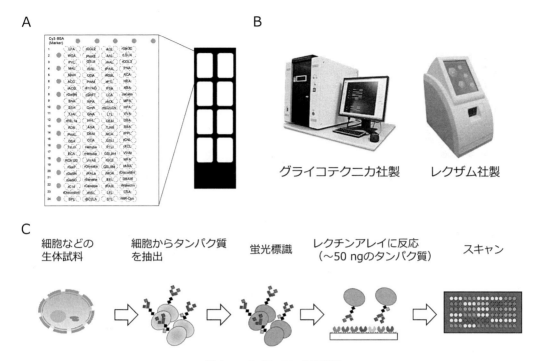

図1 レクチンアレイの概要

を明らかにする（図1）。この際，糖鎖-レクチンの相互作用は抗原-抗体反応と比べて弱いと想定される。そこで産総研では，弱い相互作用も洗浄操作なしに検出可能なエバネッセント波励起蛍光型スキャナーを開発した（図1）。本技術により，数百ナノグラムという極微量のタンパク質での細胞表層糖鎖の解析が可能となった。更に筆者らはレクチンのリコンビナントシフトに着手，ライブラリー化した組み換えレクチンを搭載することにより従来のレクチンアレイ（市販品LecChipの場合，45種）と比べ搭載するレクチン数を倍増させることで，プロファイリングの性能向上を図った。スポット径を小さくすることでコストパフォーマンスに優れた高密度レクチンアレイ（38組み換えレクチンを含む96レクチン）を開発した。

4 ヒト多能性幹細胞の糖鎖

そこでいよいよ高密度レクチンアレイを用いて各種組織から作製したヒトiPS細胞糖鎖の網羅解析に挑んだ[2]。ヒト胎児肺，羊膜，子宮内膜，胎盤動脈，皮膚に山中4因子（Oct3/4, Klf4, Sox2, c-Myc）を導入することで，これら5種の組織から異なる由来と継代数のヒトiPS細胞，計114種を調製し，由来する5種の親細胞（体細胞）やヒトES細胞と比較糖鎖プロファイリングを行った[2]。1×10^5個程度の細胞から疎水性分画を調製し，Cy3で蛍光標識化した後に，50 ngのタンパク質をレクチンアレイに反応させた。得られたデータをノーマライズ後，クラスター解

析した結果，①親細胞（体細胞）はそれぞれ別のグループに分類され，②114種のヒトiPS細胞はヒトES細胞と同じグループに分類された。以上の結果から，未分化なヒトiPS/ES細胞は，分化した体細胞とは明確に異なる「細胞の顔」を持つことが分かった。

では，ヒトiPS/ES細胞はどのような「顔」をしているのか？ 得られたレクチンアレイの結果から，未分化なヒトiPS細胞では，α2-6シアル酸，α1-2フコース，1型ラクトサミン構造，が特徴的な糖鎖構造として存在することが予想された[2]（図2）。糖転移酵素遺伝子の発現においても，これら糖鎖エピトープの合成に関与するST6Gal1, FUT1/2, B3GalT5の発現がヒトiPS細胞で顕著に増加していることが分かった。更に，これらの予測を確認するため，液体クロマトグラフィーと質量分析計を用いた構造決定を行った[5]。ヒトiPS細胞の代表である201B7株と，由来するヒト皮膚線維芽細胞の2種について，N型糖鎖とO型糖鎖の構造を解析した。その結果，ヒトiPS細胞からN型糖鎖37種とO型糖鎖7種，ヒト皮膚繊維芽細胞からN型糖鎖20種，O型糖鎖7種を同定した。これらの結果はレクチンアレイで予測した糖鎖構造と良く一致してい

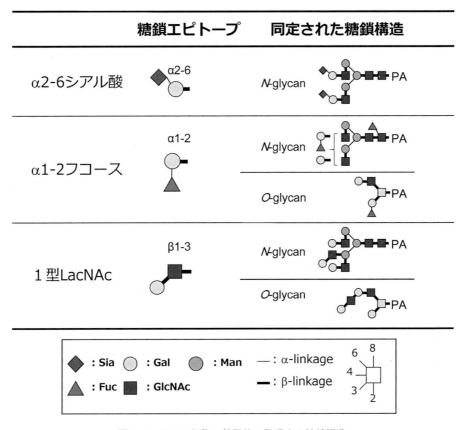

図2 ヒトiPS細胞に特徴的に発現する糖鎖構造

第16章　糖鎖を標的としたヒト間葉系幹細胞の品質管理技術の開発

た。すなわちヒトiPS細胞では，①N型糖鎖のシアル酸結合様式は全てα2-6型，②α1-2Fucを有するO型糖鎖が出現，③N型とO型の双方で1型ラクトサミン構造の出現（Galβ1-3GlcNAc），が認められた（図2）。大変興味深い点は，ヒト多能性幹細胞に発現するN型糖鎖に修飾されたシアル酸は全てα2-6結合であったのに対し，ヒト皮膚線維芽細胞に発現するN型糖鎖に修飾されたシアル酸は全てα2-3結合であったことである。本現象から，筆者はα2-6シアリルN型糖鎖は細胞の多能性と密接関係していると考えた。

5　ヒト間葉系幹細胞の糖鎖

次に筆者らは同様のストラテジーでヒト間葉系幹細胞の糖鎖解析に挑んだ[6,7]。上記したように，ヒト間葉系幹細胞の分化能は，由来するドナーの年齢や組織により劇的に異なることから，移植前に事前に分化能を評価するためのマーカーの開発が望まれていた。そこで，ヒト脂肪由来間葉系幹細胞を長期継代培養して，継代初期（passage 4, P4）と継代後期（passage 27, P27）の細胞を，分化誘導用の培養液を用いて，骨あるいは脂肪への分化を誘導した（図3）。その結果，

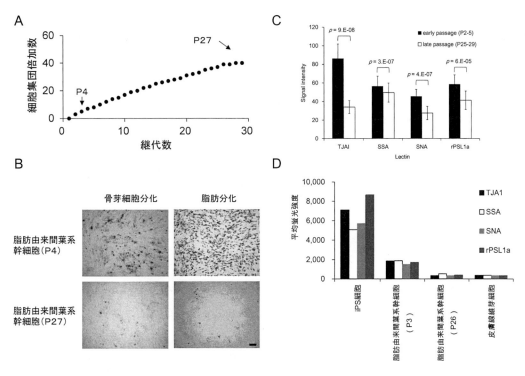

図3　ヒト脂肪由来間葉系幹細胞の分化ポテンシャルマーカーの開発
A：ヒト脂肪由来間葉系幹細胞の長期継代培養。
B：継代初期（P4）と継代後期（P27）の骨芽細胞と脂肪への分化。
C：継代初期と継代後期で顕著に異なるレクチン。
D：フローサイトメーターによるレクチンの各種細胞への反応性の比較。

継代初期のヒト脂肪由来間葉系幹細胞は骨や脂肪に分化する能力を持っていることが分かった。一方，継代後期のヒト脂肪由来間葉系幹細胞は骨や脂肪に分化する能力がないことが分かった。次に，分化する能力がある継代初期のヒト脂肪由来間葉系幹細胞と，分化する能力がない継代後期の細胞を高密度レクチンアレイで解析して，継代初期と後期で$p<1\times10^{-4}$で有意に異なるレクチンを統計的に抽出した。その結果，継代後期と比べて継代初期の細胞に高い反応性を示すレクチン4種類（TJA1, SSA, SNA, rPSL1a）を抽出することに成功した（図3）。面白いことに，いずれのレクチンも$α2$-6シアル酸に結合特異性を示すことが分かった。すなわち$α2$-6シアル酸はヒト間葉系幹細胞の分化ポテンシャルを示すマーカーであると考えられた。次に，これら4種のレクチンを蛍光標識し，フローサイトメーターを用いて分化する能力がある継代初期のヒト脂肪由来間葉系幹細胞と，分化する能力がない継代後期の細胞に対する反応性を解析した（図3）。レクチンアレイの結果と一致して，4種のレクチンは，分化する能力がない継代後期のヒト脂肪由来間葉系幹細胞と比べ，継代初期の細胞に高い反応性を示すことが分かった（図3）。ヒト骨髄由来間葉系幹細胞やヒト軟骨細胞を用いた場合においても同様の結果を得ることができた。これらの結果は筆者にとって大変興味深いものであった。上記したように，あらゆる細胞に分化する能力を持つヒトiPS/ES細胞に発現するN型糖鎖に付加されたシアル酸は全て$α2$-6結合である一方，分化する能力のないヒト皮膚線維芽細胞は全て$α2$-3結合であったからだ。$α2$-6シアル酸結合性レクチンの反応性をフローサイトメーターで調べたところ，その反応性は，ヒトiPS/ES細胞＞ヒト脂肪由来間葉系幹細胞（passage 3, P3）＞ヒト脂肪由来間葉系幹細胞（passage 29, P29）＝ヒト皮膚線維芽細胞，の順に高いことが分かった（図4）。

次に，継代初期と継代後期のヒト脂肪由来間葉系幹細胞に発現するN型糖鎖とO型糖鎖の構造を液体クロマトグラフィーと質量分析計で決定した。その結果，N型糖鎖27種とO型糖鎖7

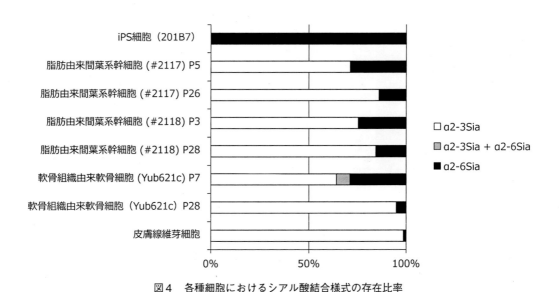

図4　各種細胞におけるシアル酸結合様式の存在比率

第 16 章　糖鎖を標的としたヒト間葉系幹細胞の品質管理技術の開発

種を同定した。予想した通り，継代後期（24-28％のα2-6シアリルN型糖鎖）と比べて継代初期（13-15％のα2-6シアリルN型糖鎖）の細胞でα2-6シアリルN型糖鎖の割合が顕著に高いことが分かった。骨髄由来間葉系幹細胞や軟骨組織由来軟骨細胞でも同様に，分化能の低い継代後期と比べて，分化能の高い継代初期の細胞ではα2-6シアリルN型糖鎖の割合が高いことが分かった。ヒト iPS 細胞やヒト皮膚線維芽細胞と比べると，α2-6シアリルN型糖鎖の割合は，ヒト多能性幹細胞＞ヒト体性幹細胞継代初期（分化能あり）＞ヒト体性幹細胞継代後期（分化能なし）＞ヒト皮膚線維芽細胞（分化能なし）の順になることが分かった。すなわち，α2-6シアリルN型糖鎖の割合は細胞の分化ポテンシャルと密接に関係していると考えられる。

6　α2-6シアリルN型糖鎖の機能

果たしてα2-6シアリルN型糖鎖の機能は？　Wangらはα2-6シアル酸転移酵素であるST6Gal1に着目，ヒト iPS 細胞における本酵素遺伝子の発現を抑制すると，ヒト皮膚線維が細胞からのヒト iPS 細胞の誘導効率が低下するとともに，NanogやOct4などの未分化マーカー遺伝子の発現が低下すると報告した[8]。またシアル酸合成阻害剤を添加することで，ヒト iPS 細胞の誘導効率が抑制されることが分かった。Alisson-Silvaらはヒト iPS 細胞上のシアル酸をシアリダーゼで除去すると，ヒト iPS 細胞の形態，接着能，分化能を変化させることを報告した[9]。

一方，我々はヒト軟骨組織由来軟骨細胞におけるα2-6シアル酸のキャリアタンパク質の1つとしてα5インテグリンを同定した[6]。インテグリンα5は14個のN型糖鎖付加部位を有し，β1インテグリンとヘテロダイマーを形成し，フィブロネクチンリセプターとして機能し，細胞遊走，細胞増殖，細胞内シグナル伝達，細胞骨格形成に関与している。継代初期と後期のヒト軟骨組織由来軟骨細胞におけるα5インテグリンタンパク質の発現量に違いはなかったものの，α2-6シアル酸結合性レクチンのα5インテグリンへの反応性は，継代初期と比べて継代後期で優位に低下した。α2-6シアリル化は，β1インテグリンの構造や，CD45，EGFR，PECAMのクラスタリングを変化させると報告されている[10]。また，α5β1インテグリン上のN型糖鎖はヘテロダイマー形成や細胞外マトリックスとの相互作用に重要であることが指摘されている。そのため，α5β1インテグリン上のα2-6シアリルN型糖鎖は，細胞の未分化性と密接な関係があるのかもしれない。

7　まとめ

ヒト間葉系幹細胞の臨床応用は今後益々進むと考えられるが，再生医療に産業化するためには，安全性や有効性を担保するための品質管理技術の開発が鍵となる。製造過程や最終製品の品質を確保するためには，機能測定のみならず簡便迅速な分子マーカー（指標）も必要とされる。分子マーカーとしては遺伝子発現を解析することが専ら一般的であるが，限界もある。昨今では

再生医療・細胞治療のための細胞加工物評価技術

癌などの疾病の診断や創薬の標的として糖鎖に注目が集まっている。再生医療等製品の品質管理においても糖鎖は大変有用な指標となるだろう。ここではヒト多能性幹細胞やヒト間葉系幹細胞の品質管理技術についてご紹介したが，糖鎖は分化誘導後の肝細胞，心筋細胞などの移植に用いる体細胞の品質管理マーカーとしても有効なはずである。また今回はご紹介しなかったが，細胞外に分泌される糖タンパク質を指標とすれば，培養液を用いた非破壊の細胞評価技術の開発も可能である[11]。更に，目的とする細胞の選別や[12]，目的外の細胞を除く技術にも活用できる[13]。今後，患者様が安全で有効な再生医療を享受できるよう，糖鎖を活用した実用的な技術を開発していきたい。また，再生医療や幹細胞分野の研究者の方々が糖鎖やレクチンを活用できるよう，普及化と支援をしていきたい。

謝辞

本研究は，NEDO「iPS細胞等幹細胞産業応用促進基盤技術開発/iPS細胞等幹細胞の選別・評価・製造技術等の開発」プロジェクト（2009/4/1-2010/3/31），AMED「再生医療の産業化に向けた評価基盤技術開発事業／再生医療の産業化に向けた細胞製造・加工システムの開発」プロジェクト（2014/04/01-2017/03/31）の支援を受けて実施された。本研究は，梅澤明弘博士（国立成育医療研究センター），阿久津英憲（国立成育医療研究センター），豊田雅士博士（東京都健康長寿医療センター），浅島誠博士（東京理科大学），平林淳博士（国立研究開発法人産業技術総合研究所），伊藤弓弦博士（国立研究開発法人産業技術総合研究所），小沼泰子博士（国立研究開発法人産業技術総合研究所）をはじめとして多くの研究者に多大なるご協力とご支援を頂いた。また幸運なことに，多くの優秀なテクニカルスタッフに恵まれ，楽しく効率的に研究を行うことができた。関係者の皆さまに深く感謝したい。

文　　献

1) Dominici, M., Le Blanc, K., Mueller, I., Slaper-Cortenbach, I., Marini, F., Krause, D., Deans, R., Keating, A., Prockop, D., and Horwitz, Minimal criteria for defining multipotent mesenchymal stromal cells. The International Society for Cellular Therapy position statement. *Cytotherapy* **8**, 315-317 (2006)

2) Tateno, H., Toyota, M., Saito, S., Onuma, Y., Ito, Y., Hiemori, K., Fukumura, M., Matsushima, A., Nakanishi, M., Ohnuma, K., Akutsu, H., Umezawa, A., Horimoto, K., Hirabayashi, J., and Asashima, M. Glycome diagnosis of human induced pluripotent stem cells using lectin microarray. *J Biol Chem* **286**, 20345-20353 (2011)

3) Tateno, H., Matsushima, A., Hiemori, K., Onuma, Y., Ito, Y., Hasehira, K., Nishimura, K., Ohtaka, M., Takayasu, S., Nakanishi, M., Ikehara, Y., Ohnuma, K., Chan, T., Toyoda, M., Akutsu, H., Umezawa, A., Asashima, M., and Hirabayashi, J. Podocalyxin is a glycoprotein ligand of the human pluripotent stem cell-specific probe rBC2LCN. *Stem Cells Transl Med* **2**, 265-273 (2013)

4) Hirabayashi, J., Yamada, M., Kuno, A., and Tateno, H. Lectin microarrays: concept,

principle and applications. *Chem Soc Rev* **42**, 4443-4458 (2013)

5) Hasehira, K., Tateno, H., Onuma, Y., Ito, Y., Asashima, M., and Hirabayashi, J. Structural and quantitative evidence for dynamic glycome shift on production of induced pluripotent stem cells. *Mol Cell Proteomics* **11**, 1913-1923 (2012)

6) Tateno, H., Saito, S., Hiemori, K., Kiyoi, K., Hasehira, K., Toyoda, M., Onuma, Y., Ito, Y., Akutsu, H., and Hirabayashi, J. alpha2-6 sialylation is a marker of the differentiation potential of human mesenchymal stem cells. *Glycobiology* (2016)

7) Hasehira, K., Hirabayashi, J., and Tateno, H. Structural and quantitative evidence of alpha2-6-sialylated N-glycans as markers of the differentiation potential of human mesenchymal stem cells. *Glycoconj J* (2016)

8) Wang, Y. C., Stein, J. W., Lynch, C. L., Tran, H. T., Lee, C. Y., Coleman, R., Hatch, A., Antontsev, V. G., Chy, H. S., O'Brien, C. M., Murthy, S. K., Laslett, A. L., Peterson, S. E., and Loring, J. F. Glycosyltransferase ST6GAL1 contributes to the regulation of pluripotency in human pluripotent stem cells. *Sci Rep* **5**, 13317 (2015)

9) Alisson-Silva, F., de Carvalho Rodrigues, D., Vairo, L., Asensi, K. D., Vasconcelos-dos-Santos, A., Mantuano, N. R., Dias, W. B., Rondinelli, E., Goldenberg, R. C., Urmenyi, T. P., and Todeschini, A. R. Evidences for the involvement of cell surface glycans in stem cell pluripotency and differentiation. *Glycobiology* **24**, 458-468 (2014)

10) Gu, J., Isaji, T., Sato, Y., Kariya, Y., and Fukuda, T. Importance of N-glycosylation on alpha5beta1 integrin for its biological functions. *Biol Pharm Bull* **32**, 780-785 (2009)

11) Tateno, H., Onuma, Y., Ito, Y., Hiemori, K., Aiki, Y., Shimizu, M., Higuchi, K., Fukuda, M., Warashina, M., Honda, S., Asashima, M., and Hirabayashi, J. A medium hyperglycosylated podocalyxin enables noninvasive and quantitative detection of tumorigenic human pluripotent stem cells. *Sci Rep* **4**, 4069 (2014)

12) Onuma, Y., Tateno, H., Hirabayashi, J., Ito, Y., and Asashima, M. rBC2LCN, a new probe for live cell imaging of human pluripotent stem cells. *Biochem Biophys Res Commun* **431**, 524-529 (2013)

13) Tateno, H., Onuma, Y., Ito, Y., Minoshima, F., Saito, S., Shimizu, M., Aiki, Y., Asashima, M., and Hirabayashi, J. Elimination of tumorigenic human pluripotent stem cells by a recombinant lectin-toxin fusion protein. *Stem Cell Reports* **4**, 811-820 (2015)

第17章　神経

佐俣文平[*1]，土井大輔[*2]，髙橋　淳[*3]

1　はじめに

　パーキンソン病は中脳黒質のドパミン神経細胞が進行性に脱落することによって生じる神経変性疾患である。その多くは50歳以降に発症し，日本には約14万人の患者がいるとされる。一般に病初期はLドパやドパミンアゴニストなどの内服が有効であるが，病気の進行に伴って，薬効の減弱や副作用の出現により，徐々に症状のコントロールが難しくなる。

　欧米では脱落したドパミン神経細胞を補充する目的で，ヒト胎児中脳腹側細胞移植の臨床研究が実施されている[1]。一部の症例では移植後15年以上にわたって顕著な有効性が確認されているが，移植細胞の供給方法や質，生命倫理の点で問題がある[2,3]。この問題を克服するために多能性幹細胞を用いる細胞移植治療の開発に期待が寄せられている。多能性幹細胞は無限の増殖能と多能性を持ち，分化誘導によって目的の細胞を制限なく作製できる。さらにinduced pluripotent stem（iPS）細胞の樹立によって生命倫理面でのハードルも克服され，再生医療の実現に向けた準備が加速している。

　本稿では，筆者らが進めているヒトiPS細胞由来ドパミン神経細胞移植によるパーキンソン病治療を例に取り，一般的な神経細胞の評価技術や，移植に用いるドパミン神経細胞の評価技術を概説する。

2　神経細胞の評価技術

　脳全体を構成する神経細胞は千数百億個あるとされ，ひとつの神経細胞は細胞体，樹状突起，軸索から成る。神経細胞の特徴は，細胞体から突出した樹状突起と軸索を持つことであり，それぞれが異なる働きを持つ。樹状突起は他の神経細胞からの情報を受け取り，その情報は軸索から次の神経細胞に伝達される。実際の情報伝達は，一方の細胞の軸索末端ともう一方の細胞の樹状突起の間（シナプス間隙）で行われており，軸索末端まで伝達された電気信号は化学物質の信号に変換され，神経伝達物質としてシナプス間隙に放出される。このような特徴を持つことから，神経細胞は一般的な評価法のみならず，その構造を利用したいくつかの解析手法が存在する。

＊1　Bumpei Samata　京都大学　iPS細胞研究所　臨床応用研究部門　特定研究員
＊2　Daisuke Doi　京都大学　iPS細胞研究所　臨床応用研究部門　特定拠点助教
＊3　Jun Takahashi　京都大学　iPS細胞研究所　臨床応用研究部門　教授

第 17 章　神経

2.1　qPCR 法

Quantitative polymerase chain reaction（qPCR）法はターゲットの遺伝子に対するプライマーを作製し，耐熱性のポリメラーゼと緩衝液を使って温度を変化させながら反応させることによって，そのDNA量を100万倍以上にまで増幅できる手法である。本手法を用いることによって，細胞内に微量に含まれる遺伝子を検出することや，分化誘導によって変動する遺伝子の発現量を調べることができる。

筆者らの研究室では，ドパミン神経細胞への分化が適切に進行しているのかどうかを調べるために，初期神経マーカーである *Paired box 6*（*PAX6*）や *SRY-box 1*（*SOX1*）やドパミン神経細胞マーカーである *Forkhead box A2*（*FOXA2*）や *LIM homeobox transcription factor 1 alpha*（*LMX1A*），*Tyrosine hydroxylase*（*TH*）などの遺伝子発現量の変化を調べている。qPCR法は細胞のcDNAを鋳型として用いるので，培養細胞の数に関わらず細胞集団をまとめて解析できるという利点がある。その一方で，個々の細胞が発現しているマーカーの有無を評価することはできないので，以下の免疫細胞化学等の評価技術と組み合わせることにより，解析結果の信頼性を高めることができる。

2.2　免疫細胞化学

免疫細胞化学は，細胞の持つタンパク抗原に対して，抗原抗体反応を利用することにより対象細胞を標識する技術である。通常はパラホルムアルデヒド等によって固定化された細胞に，特異的に結合する抗体を作用させることにより，目的の細胞のみを標識することができる。免疫細胞化学では目的のタンパク質を発現する細胞のみを検出することができるので，陽性細胞の数を評価したい場合や，そのタンパク質の細胞内局在を評価したい場合に優れている。

初期神経細胞は抗PAX6抗体や抗NESTIN抗体で染色することができ，成熟神経細胞は抗Neuron-specific class III beta-tubulin（TUJ1）抗体や抗Microtubule associated protein 2（MAP2）抗体によって染色することができる。神経細胞の種類を調べたい場合は，前述の神経細胞全般で発現しているマーカーと，調べたい神経細胞で特異的に発現するマーカーを組み合わせることによって，サンプル中に含まれる目的の細胞を評価することができる。例えば，ヒトiPS細胞由来の神経細胞に含まれる成熟ドパミン神経細胞の割合を調べるためには，TUJ1陽性細胞の数に対してTH陽性細胞やFOXA2陽性細胞の数がどれぐらいあるのかを評価すればよい。

2.3　フローサイトメトリー

フローサイトメトリーは細胞の散乱光の違いを検出して，不均一な細胞集団を選別することができる技術である。免疫細胞化学と同様の手順で蛍光標識された抗体を反応させることにより，特定の細胞集団を客観的に評価することができる。

また，フローサイトメトリーでは細胞表面に発現する抗原をターゲットにした表面抗体を使う

ことによって，細胞を生きた状態のままで評価・選別することもできる。本技術は多種混在した細胞集団の中から，目的の細胞のみを選別することができるので，幹細胞研究では非常に有力なツールとなる。筆者らの研究室では，ヒト iPS 細胞からドパミン神経細胞を分化誘導する際に，神経系への誘導が適切に行われているのかどうかを調べる目的で，Polysialylated neuronal cell adhesion molecule（PSA-NCAM）の発現を評価している。また，ドパミン神経前駆細胞を精製・純化する目的で，中脳腹側 floor plate の細胞表面マーカーである CORIN を指標にした細胞選別操作を行っている[4,5]。

2.4 神経突起の評価

神経細胞は長い軸索を伸ばし，適切な神経細胞と結合することによって神経ネットワークを構築している。また，樹状突起にあるスパインは，脳内のほとんどの興奮性シナプス伝達を受信している。多くの神経変性疾患では，細胞死と同時かそれに先行して神経突起の退縮や変性が認められるので，神経突起の形態を調べることによって細胞の良し悪しをある程度評価できる。

一般的には，*in vitro* 条件下で培養される神経細胞の神経突起の長さや数を評価するが，高密度で培養すると各々の神経突起が重なり合ってしまうので，培養条件の検討や，神経突起のみが通過できるスリットが設けられたデバイスの使用など工夫が必要である。

2.5 電気生理学的手法による評価

神経細胞間の情報伝達はシナプスを介して行われる。このときに，興奮性の伝達であれば脱分極性の電位変化が生じ（興奮性シナプス後電位），抑制性の伝達であれば過分極性の電位変化が生じる（抑制性シナプス後電位）。このシナプス後電位は，イオンチャネルを介して行われ，細胞膜に生じる膜電位が一定の閾値を超えると活動電位が生じ，それが伝播することによって情報が伝わる。

パッチクランプ法は，パッチ電極と細胞膜の間で強固なシールを形成し，漏洩電流を最小限に抑えることによって，細胞膜上のイオンチャネルまたはトランスポーターから流れる電流をリアルタイムに測定できる評価法である。また，神経細胞は活動電位が発生すると，電位依存性カルシウムチャネルが開き，細胞内のカルシウム濃度が上昇する特長を持つ。このカルシウム・シグナル伝達の活性化は，ほとんどの神経細胞間で同時多発的に起きるので，Ca^{2+} プローブを用いるカルシウムイメージング技術によって，活動中の神経細胞のカルシウムシグナリングのパターンを可視化することができる。

3 ドパミン神経細胞の評価技術

これまでは神経細胞全般に用いることができる評価技術を紹介してきたが，本項では，ドパミン神経細胞を例に取り，細胞移植治療に用いるヒト iPS 細胞由来ドパミン神経細胞の評価技術を

第17章　神経

紹介する。

　我が国では国民が迅速かつ安全に再生医療を受けられるようにするために，平成26年に再生医療等の安全性の確保等に関する法律が施行された。そのなかでヒトiPS細胞を用いる再生医療の実施にあたっては，安全性及び妥当性について，科学的文献その他の関連する情報又は十分な実験の結果に基づき，倫理的及び科学的観点から検討する必要があると記されている（省令第10条　第1項より）。つまり細胞移植治療の実施にあたっては十分な安全性が見込まれ，尚且つ再生医療の提供による利益が不利益を上回ることが十分予測される必要がある。

　筆者らはヒトiPS細胞由来ドパミン神経細胞を用いるパーキンソン病治療法の臨床応用を目指しており，分化誘導によって臨床用に得られるドパミン神経細胞が，脳内に生着し，ドパミンを放出することによって運動機能症状の改善に寄与するのかどうかを確認する実験を行ってきた。これらの成果に基づき，ヒトiPS細胞の培養から細胞移植実験までを通した一連の研究から，移植に適した機能的ドパミン神経細胞の評価技術を構築した（図1）。

　安全性については，移植細胞に混在した未分化iPS細胞や未熟な神経系細胞が移植片の腫瘍化の原因となり得る。また，ドパミン神経細胞以外の神経細胞，例えばセロトニン神経細胞の混入は移植後の不随意運動（ジスキネジア）の原因となることがわかっている。ドパミン神経前駆細胞の評価として，これらの細胞の混入を検出できる評価系を使用する必要がある。

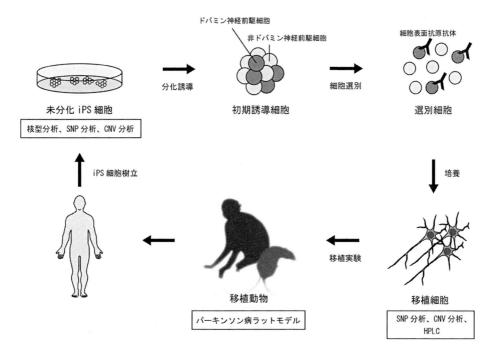

図1　ヒトiPS細胞由来ドパミン神経細胞の評価技術

3.1 核型分析

　幹細胞は酵素処理による継代やフィーダーフリー条件での培養など，ストレスの多い環境に曝されることによって核型に異常が生じやすくなる[6]。多能性幹細胞を用いる細胞移植治療では，目的の細胞を得るために分化誘導をする必要があるので，その間に染色体の欠損や重複，エピジェネティックプロファイルの変化などが生じ，結果として細胞の不安定性が増す可能性が考えられる。

　核型分析では染色体に異常がないかどうかを調べられる。一般的には，染色体が複製を終えて凝縮する分裂中期の細胞を，ギムザ色素などによって染色することにより，特徴的なバンドパターンが得られる。このパターンを分析することによって染色体の数やサイズ，形に関する情報が分かる。例えば，継代を重ねた未分化iPS細胞や分化誘導後のiPS細胞を調べることによって，染色体の数や長さなどの異常が生じていないかどうかを知ることができる。

3.2 SNP分析

　Single-nucleotide polymorphisms（SNPs）とは，基本的な遺伝子の塩基配列は同じであるのに，ひとつの塩基が他の塩基に置き換わっている箇所のことで，最も一般的な遺伝子変異である[7]。培養過程で生じるSNPは多能性幹細胞に蓄積されていくので，場合によっては多能性の消失や発がん性の獲得といった結果につながる可能性が考えられる。

　SNPsの発現を経時的に調べることで，培養過程で蓄積する発がん関連遺伝子の変異の有無を明らかにすることができる。しかし，発がんへの関与が示唆されている遺伝子は日々更新されているので，実際に解析を行う際は，解析対象の遺伝子の設定に偏りが生じてしまわないように注意を払う必要がある。解析に際しては細胞の種類や製造方法を踏まえて，Catalogue of somatic mutations in cancer（COSMIC）等の既存のがんゲノム変異データベースを参考にして合理的な範囲で対象遺伝子を決めることが望ましい。

3.3 CNV分析

　ゲノムの中には構造的に変化しやすい配列が含まれており，その配列のひとつがCopy number variation（CNV）である。細胞分裂の複製の際に，CNVを持つ大小さまざまなゲノムDNA断片は，コピー数の不安定性をもたらすことによって，遺伝子全体の増加や減少に寄与する。その変化が生殖細胞で起きると個人間の多型を示すのだが，がん細胞で変化すると体細胞変異となって，結果的に異常を示すことになる。CNVは遺伝子全体のコピー数の変化を伴うことから，SNPと比べると，その影響はさらに大きいと考えられる。SNP分析と同様に，既存のがんゲノム変異データベースを参考にしたスクリーニングが望ましい。先に述べたSNP分析やCNV分析については，その変異と造腫瘍性についての一定の見解は現時点の科学水準では得られないため，そのデータの取り扱いについては注意する必要がある。将来的な基準の作成のため，データの蓄積を行うことが重要と考えられる。

3.4 高速液体クロマトグラフィー（HPLC）

HPLCは，固定相とこれに隣接して流れる移動相との親和力の違いからサンプルが一定の比率で配分され，その比率がサンプルによって異なる性質を利用した分析方法である。

中脳黒質のドパミン神経細胞は，線条体まで神経突起を伸ばし，そこで神経伝達物質であるドパミンを放出する。このドパミンが受け手側のドパミン受容体に結合することによって情報伝達が行われる。HPLCは放出されたドパミンの量を評価できるので，ドパミン神経細胞を一定期間培養した培地を用いれば，ドパミンが培地中に放出されているのかどうかを調べることができる。また，脳内のドパミン放出を確認したい場合は，予めガイドカニューラを留置しておけば，同部位に半透膜透析プローブを挿入することによって，自由行動下で生きた動物の脳内からドパミンの放出を評価することもできる。

3.5 パーキンソン病ラットモデル

カテコールアミン選択神経毒である6-hydroxydopamine（6-OHDA）を成体ラットのドパミン神経線維が豊富に存在する内側前脳束に投与すると，6-OHDAが細胞内に取り込まれ，逆行性に黒質ドパミン神経細胞の変性を引き起こすことができる。片側のドパミン神経細胞のみを脱落させドパミン放出を増大させるメタンフェタミンを投与すれば，健常側の線条体内のドパミン量が増大され，傷害側方向への回転運動が生じる。逆に，傷害側ではドパミン受容体の感受性が高まっているので，ドパミンアゴニストであるアポモルフィンを投与すれば，健常側方向への回転運動を誘発することができる[8]。

移植した細胞が線条体内でドパミン神経細胞として機能すればこれらの回転運動が減少するので，細胞移植後のモデルラットの行動解析を行うことにより移植細胞の脳内での機能を評価することができる[9]。

4 おわりに

本稿では，一般的な神経細胞の評価技術から，移植に用いるドパミン神経細胞の評価技術までを解説してきた。細胞移植治療では，適切に誘導・選別をした細胞を移植することができれば，安全性と有効性の高い治療効果が期待できる。今後は，移植後の神経細胞がどのように機能するのかを調べるための技術開発が必要である。そのためには，脳内に生着した細胞が，どれぐらいの割合でホストの神経細胞とシナプスを形成し，どれぐらいの頻度でどのような神経ネットワークが再生されるのかを定量評価できるシステムが求められる。

文　　献

1) Freed CR, *et al. N Engl J Med*, **344**, 710-719 (2001).
2) Kefalopoulou Z, *et al. JAMA Neurol*, **71**, 83-87 (2014).
3) Hallett PJ *et al, Cell Rep*, **7**, 1755-1761 (2014).
4) Ono Y *et al, Development*, **134**, 3213-3225 (2007).
5) Doi *et al, Stem Cell Reports*, **2**, 337-350 (2014).
6) Inzunza J *et al, Mol Hum Reprod*, **10**, 461-466 (2004).
7) Brookes AJ *et al, Gene*, **234**, 177-186 (1999).
8) Ungerstedt U *et al, Brain Res*, **24**, 485-493 (1970).
9) Kriks S, *et al, Nature*, **480**, 547-551 (2011).

第3編

評価技術についての動向

第18章　国際標準化の状況

廣瀬志弘*

1　はじめに

　2006年11月，経済産業省では，我が国が国際標準化活動に参加して100年を迎える節目に際して，「国際標準化戦略目標」を策定し，国際標準化の取り組みに関する政府全体としての目標を示した。また，内閣官房知的財産戦略本部により策定された「知的財産推進計画2010」において，戦略的に国際標準化を進めるべき特定7分野の一つとして，「先端医療」が選定されたのを受け，iPS細胞等幹細胞の産業化に向けた国際標準化戦略案を策定するため，関係4府省の連携の場として設置された「iPS細胞等研究連絡会」の下に「国際標準化戦略部会」が設置された。

　一方で，経済産業省に設置されている審議会であり工業標準化法に基づいて工業化に関する調査審議を行う「日本工業標準調査会（JISC）」においても，「国際標準化アクションプラン各論（改訂版）（2010年5月）」等を策定し，日本が幹事を務めるISO/TC 150/SC 7（Implants for surgery：外科用インプラント/Tissue-engineered medical products：再生医療機器）での再生医療に関する試験法・評価法標準策定に向けた取り組みを紹介し，日本の技術優位性を有する分野の国際競争力強化を目的とする活動指針を示している。

　2014年11月，再生医療等の安全性の確保等に関する法律（再生医療新法）ならびに医薬品，医療機器等の品質，有効性及び安全性の確保等に関する法律（医薬品医療機器等法）が施行された。再生医療に関する公的な取り決めであるガイドラインや標準は，再生医療の産業化を現実のものとするための技術の実用化に向けた有効な手段であると考えられる。細胞あるいは再生組織の再生医療への使用に際しては，医療機関から患者様の細胞・組織を採取した後，細胞加工施設で適切な培養操作を施し，患者様へ戻す一連のプロセスが必要となる。しかし，再生医療は，新規の治療技術であるため，細胞・組織の採取から，細胞・再生組織の移植に至る各工程を担う医療関連産業群を育成・支援するためにも適切なガイドラインや標準の策定が望まれている。

　このような背景のもと，我が国が技術的優位にある標準化ニーズに的確に対応するため，国内外の関連技術情報の収集，有識者委員会等による検討，国際規格原案の作成・提案，関係国への説明・説得等を実施するための国家プロジェクトが多数実行されており，規格発行に結びつける活動が推進されている。本稿では，再生医療の産業化ならびに国際競争力強化の観点より，再生医療関連の国際標準化の状況について詳述する。

＊　Motohiro Hirose　（国研）産業技術総合研究所　生命工学領域　健康工学研究部門
　　主任研究員

2　再生医療等製品に関する試験法・評価法の国際標準化の状況

再生医療等製品に関しては，2014年11月に施行された医薬品医療機器等法のもと，期限付き・条件付き承認制度が開始され，早期実用化の気運が高まってはいるが，新しい制度が開始されたばかりであることもあり，2016年7月現在，日本では4製品が製造販売承認を受けているのみである。日本の規制環境の合理化は，海外規制当局からも注目されており，治験環境の整備と相まって，今後，再生医療等製品の市場導出が進んでいくものと想定される。実際，経済産業省より報告された「再生医療の実用化・産業化に関する報告書（2013年2月）」によると，再生医療分野の市場規模は急速に拡大すると予測されているが，再生医療の実用化・産業化を進めていくための有効な道筋として，再生医療の早期実用化に直結する試験・評価技術の確立と併行して，確立された試験・評価技術の標準化を速やかに進める必要がある。標準化された試験・評価技術により，企業は開発の方向性と事業の経済的見通しを明確化できると同時に，信頼性の高い再生医療等製品を世に送り出すことが可能になる。幹細胞をはじめ，生きた細胞と合成または天然素材からなる足場材料を用いる再生医療分野は，新規性の高い分野であるため，試験法や評価法に関する適切な標準・規格は極めて少ない。再生医療分野に関する国際標準は，これまでの互換性や，市場実績がある業界標準をもとにしたデファクト標準（個別標準が，実勢，取捨選択，淘汰によって市場で支配的となった事実上の標準）とは異なり，再生医療等製品の開発を健全に導くための科学的根拠を重視したデジュール標準（公的標準機関で，公開された手続きにより，科学的裏付け，各国コンセンサスに基づき作成された公的標準）であり得る。従って，標準・規格の持つ特性をよく理解し，戦略的に標準化活動に取り組むことが重要となってくる。

1995年WTO/TBT協定（世界貿易機関/貿易における技術的障害に関する協定）の発行により，ISO（International Organization for Standardization：国際標準化機構）[1]などの国際規格を各国内技術規制の基礎とすることが義務づけられたことにより，国際標準は産業競争力の強化に資する戦略的ツールとして位置づけられることになった。ISOは，工業標準の策定を目的とする国際機関で，各国の標準化機関の連合体であり，電気・電子分野を除く様々な工業製品分野の標準化を扱う専門委員会（Technical Committee：TC）が積極的な活動を展開している。技術や方法などの標準化を試みる場合，規格案を国内審議団体に提案した後，国内委員会での審議を経て，ISOに提案される。日本は，JISCが投票など取り纏め機関として機能している（図1）。1971年に創設されたISO/TC 150[2]では外科用インプラント（Implants for Surgery）を中心に標準化が進められており，以下7つの分科会（Subcommittee：SC）がある。SC 1（材料：Materials），SC 2（心臓血管インプラント：Cardiovascular implants），SC 3（神経外科インプラント：Neurosurgical implants），SC 4（人工骨・人工関節：Bone and joint replacement），SC 5（骨接合・脊椎デバイス：Osteosynthesis and spinal devices），SC 6（能動インプラント：Active implants），SC 7（再生医療機器：Tissue-engineered medical products）。TC 150の国内委員会は，日本ファインセラミックス協会および日本医療機器テクノロジー協会が事務局として

第 18 章　国際標準化の状況

機能している．TC 150 では，SC の下部組織として，作業部会（Working Group：WG）に分かれ，各国の専門家により，議論が進められている．

2016 年 7 月現在の ISO/TC 150 の体制を図 2 に示す．再生医療分野に特化した SC 7 は，金沢

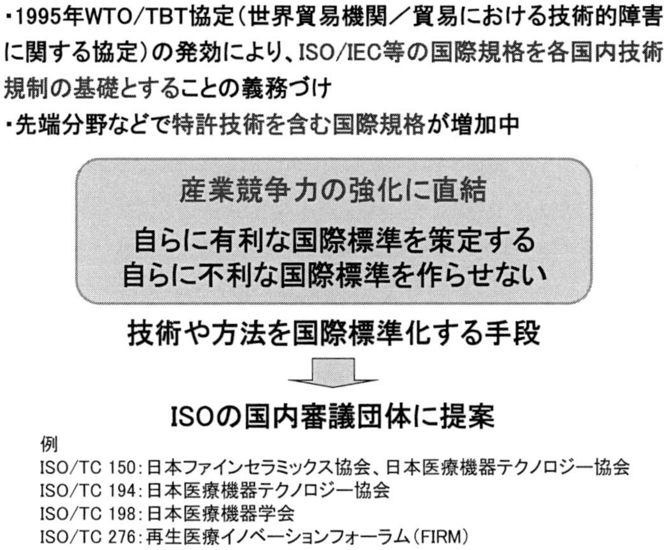

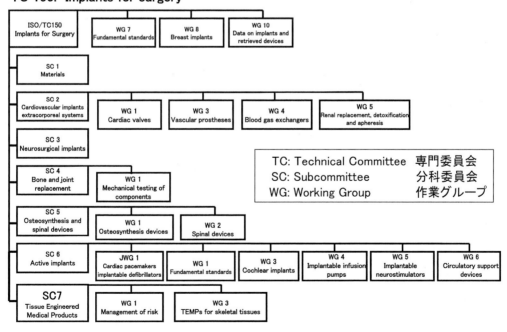

図 1　国際標準の考え方と ISO 提案手順

図 2　ISO/TC 150 の体制（2016 年 7 月現在）

再生医療・細胞治療のための細胞加工物評価技術

工業大学の堤 定美 客員教授(ISO/TC 150 国内委員会委員長,当時:京都大学 再生医科学研究所 教授)が中心となり,2007年4月に新設された。国際幹事に日本(国立医薬品食品衛生研究所・中岡竜介博士),また議長に米国(FDA/CDRH・Dr. David Kaplan)がそれぞれ就任し,日本が先導する SC となっており,2つの WG が組織されている。そのうち,WG 3(硬組織用再生医療機器:Tissue-engineered medical products for skeletal tissues)は,硬組織をはじめとする特定領域の提案を審議する WG としての位置付けであり,WG 3 のコンビーナは筆者の廣瀬が務めている。TC 150/SC 7 の業務範囲は,再生医療機器の一般的要求事項,物理化学的安全性および性能評価に関する事項であり,再生医療に限らず,医療機器やインプラント材料の生物学的安全性に関する事項は,TC 194(医療機器の生物学的臨床的評価:Biological and clinical evaluation of medical devices)[3] において審議されている。

近年,経済産業省をはじめとした国際標準化事業の推進を受けて,標準化案もしくは作成予定を含めた日本発の案件が増加しており,SC 7 での活動は着実に進展している。現在,ISO/TC 150/SC 7 には,日本から以下2つの試験法に関する標準化案が提出されている。

① CD 13019: Tissue engineered medical products-Quantification of sulphated glycosaminoglycans (sGAG) for evaluation of chondrogenesis(軟骨再生評価のための硫酸化グリコサミノグリカンの定量法)(図3)

② CD 19090: Tissue engineered medical products-Bioactive ceramics-A method to measure cell migration in porous materials(生体活性セラミックス-多孔性材料内への細胞遊走に関する試験方法)(図4)

また,以下1件の日本提案が,TR(Technical Report)として成立・発行されている。

① TR 16379: 2014(Ed. 1): Tissue engineered medical products-Evaluation of anisotropic structure of articular cartilage using DT(Diffusion Tensor)-MR imaging(拡散テンソル MRI を用いた再生関節軟骨組織の異方性構造評価)

一方で,再生医療技術が先端技術であるが故,エキスパート参加国が不足するなど,提案ステージが停滞する案件もある。この課題に対して,各国の理解・賛同を得やすい,より基本的で基盤的な産業化に必須な標準化案の提案を考えていく必要がある。更に,最先端の製品であるが故に,国際的に再生医療関連製品が少ないことも P-メンバーが増えず,エキスパート参加国が集まらない原因と考えられる。米国,欧州,日本の三局における規制での国際調和がなされていない現状を考慮しながら,標準化案の内容について,各国の標準化機関(米国 ASTM international や欧州 CEN 等)に対して十分に説明し,賛同を得るとともに,エキスパートの獲得に努めていく必要がある[4]。

第18章　国際標準化の状況

> Tissue engineered medical products − Quantification of sulphated glycosaminoglycans (sGAG) for evaluation of chondrogenesis
> 再生関節軟骨中の硫酸化グリコサミノグリカンの定量法

再生軟骨組織の主要な細胞外基質成分である硫酸化グリコサミノグリカン(sGAG)を測定するための試験方法およびその妥当性検証をおこない本法の国際標準化を目指す。

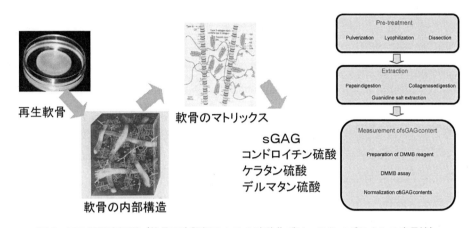

図3　ISO標準案概要（軟骨再生評価のための硫酸化グリコサミノグリカンの定量法）

> Tissue engineered medical products − Bioactive ceramics − A method to measure cell migration in porous materials
> 生体活性セラミックス − 多孔性材料内への細胞遊走に関する試験方法

骨再生に関連する株化細胞の多孔性バイオセラミックス内への進入活性を測定する方法として、in vivoでの移植環境を模倣した手法を開発した。国際ラウンドロビン試験により、その妥当性検証をおこない本法の国際標準化を目指す。

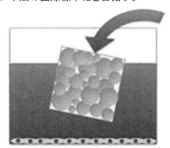 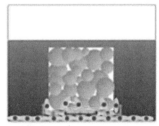

Specimen was placed on confluent cells.　　Cells were going up to pores.

図4　ISO標準案概要（多孔性材料内への細胞遊走に関する試験方法）

3　細胞加工装置に関する国際標準化の状況

上述した2013年度，経済産業省「再生医療の実用化・産業化に関する報告書」および2013年度，経済産業省「セラミックスの生体適合性評価法に関する国際標準化フィージビリティスタディ」事業での調査結果において，細胞培養容器，細胞培養装置，細胞搬送装置など，周辺機器の用途に対する標準化ニーズが高いことが判明した。再生医療等製品の製造には，細胞の増殖・分化など複数のプロセスを必要とし，全てのプロセスを閉鎖空間内で無菌的に実施することが必要である。また，現在，再生医療等製品の製造においては，クリーンルーム型細胞加工施設（Cell processing facility：CPF）が使用されており，建設・維持・運営費に加え，微生物検査，作業人員の人件費なども加味するとコストが莫大になる。さらには，細胞操作の安定性，クロスコンタミネーション・細胞の取り違え防止等，安全性を担保するために，現在，これらのプロセスは，ほぼ全て手作業でおこなわれており，再生医療の産業化のためには，革新的な製造システムの構築が期待されている。例えば，アイソレータ技術と無菌的に脱着可能な無菌接続技術の組み合わせにより，再生医療等製品の製造にかかる人手・時間・コストが大幅に削減できる可能性がある。

細胞加工装置に関して，2010年度～2012年度に経済産業省「多様な再生医療等製品の製造に対応可能な除染接続手段に関する標準化」事業を実施し，再生医療等製品製造のための効果的なCPFのレイアウトならびに無菌接続装置に求められる要件を検討した。作成した規格案については，再生医療等製品の製造プロセスに関する標準化作業が実施されているISO/TC 198（ヘルスケア製品の滅菌：Sterilization of healthcare products）[5]/WG 9（無菌操作：Aseptic processing）に提案し，前者については，2016年2月に発行された再生医療用途の細胞培養プロセスを含む規格であるISO 18362: Manufacture of cell-based healthcare products（細胞を利用したヘルスケア製品の製造）のAnnexに掲載された。また，後者については，ISO 13408-6: Isolator systemの改訂版のAnnexに追加することが目論まれている（図5）。特に，ISO 13408-6:

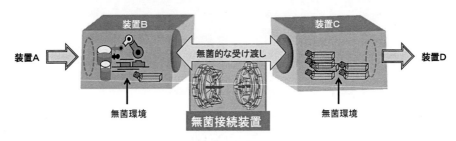

図5　無菌接続装置の国際標準化活動

第 18 章　国際標準化の状況

Isolator system の改訂版は，2015 年度～2017 年度，同「再生医療等製品の製造に対して有効なフレキシブルモジュラープラットフォームの要となる無菌接続インターフェースに関する国際標準化」事業内に設置された ISO/TC 198/WG 9 国内委員会での審議を経て，大阪大学・紀ノ岡 正博 教授がプロジェクトリーダーとして纏め上げることが決定しており，ISO/TC 198/WG 9 での活動により，日本が再生医療関連機器の開発で世界をリードすることも可能であると思われる。

4　再生医療用途の足場材料に関する国際標準化の状況

　合成材料であるセラミックスは，再生医療，特に骨再生に必須の足場材料として医療機器への適用が進んでおり，上述のとおり，ISO/TC 150/SC 7 および ISO/TC 150/SC 1 での標準化提案も増えている。これら，セラミックスは，生体内で用いる場合，生体との相互作用，有効性，安全性の評価が重要となるが，その一方で，足場材料としては，材料の物理的・化学的性質のみならず，材料の力学的特性，細胞の侵入性，接着性，増殖性，安定性，安全性，機能発現等の生体適合性評価が必須である。特に，セラミックスの適用範囲が，人工骨，骨補填材料，人工関節，歯科インプラント等のみならず，医療用材料（輸血用バッグ，チューブ，人工血管等），細胞培養器具，培養装置，搬送装置，保存装置，保存容器等へと拡大している。しかしながら，その評価法は，材料の物理的・化学的性質に関しての JIS/ISO 規格が有るのみで，他に関してはほとんど無いのが現状である。

　バイオセラミックスの特性に関して，2010 年度～2012 年度，経済産業省「バイオセラミックスの再生医療用特性評価法に関する標準化」事業により，生体内における親和性・骨再生効果・吸収性についての評価法として，生体外で，これらの評価が可能な多孔性バイオセラミックスへの細胞侵入性の評価方法が検討された。国際多施設共同試験（国際ラウンドロビンテスト）の結果を受け，物質・材料研究機構・菊池 正紀 博士がプロジェクトリーダーとして作成した ISO 規格案：Tissue engineered medical products-Bioactive ceramics-A method to measure cell migration in porous materials を 2013 年 4 月に ISO/TC 150/SC 7 へ提案した。本規格案は，国際投票を経て，NP 19090 として正式登録され，2016 年 7 月現在，CD の段階まできている。更に，2013 年度には，同「セラミックスの生体適合性評価法に関する国際標準化フィージビリティスタディ」事業を実施し，セラミックスと生体組織（細胞）等に関し，力学的特性，細胞の侵入性，接着性，増殖性，安定性，安全性，機能発現等セラミックスの生体適合性について検討すると共に，その具体的評価法について調査を実施した。その結果，セラミックス材料評価および細胞評価の観点で具体的なニーズが有ることが判った。実際にバイオセラミックスが使用される臨床の場では，生体内という常に生理食塩水程度のイオンを含んだ湿潤環境での曲げやねじり，衝撃での破損例が生じる場合がある。また，セラミックスコーティングでは，引っ張りなどに加え，ずり応力でのはく離が問題となる。このことから細胞を用いた試験方法の標準化に先立ち，セラ

ミックスの材料特性，特に力学的特性に関する試験法の標準化を進めることが先決と考えられることが判った。以上の調査結果を踏まえ，2014年度以降，同「バイオセラミックスの生体模倣環境中での評価方法に関する国際標準化」事業を実施している。2014年度～2016年度は，バイオセラミックスの生体模倣環境下における曲げ強さ，ねじり強さ，セラミックスコーティングのはく離強度（密着強度）について国内ラウンドロビン試験を実施し，バイオセラミックスの生体模倣環境中での評価法に関する国際標準案を1件作成し，ISO/TC 150/SC 1またはISO/TC 150/SC 7へ提案することを目標としている。

これら各種事業で検討した標準化案のISO/TC 150への提案に際しては，他国提案も含めTC 150全体，SC 1，SC 4，SC 5，SC 7関係の提案規格に関して総括的に国内審議を行い，有力国との事前打ち合わせやTC 150総会での審議，意見交換を通して円滑な標準化を目指している。国内では，日本ファインセラミックス協会内に「TC 150国内委員会」が設置され，関係する専門家により審議を行っている。

5 再生医療分野の国際標準化の展望

再生医療分野に関する技術は，ES細胞，iPS細胞などに代表されるように，研究開発の歴史が浅く，知見の蓄積も十分ではないため，更なる基礎研究を推進する必要がある。そのため，他の成熟した産業分野以上に標準化を行うタイミングを見極める必要がある。米国・欧州・日本の三極での規制の国際調和がなされていない現状を考慮して，再生医療等製品そのものの規格を策定する状況にはないと思われる。一方で，用語とその定義，評価項目，評価試験法，細胞足場材料，製造設備など，技術に関連した国際標準化は可能と思われる。他方で，前述したようにISOでは，再生医療分野の関連TCが複数（TC 150，TC 194，TC 198）存在し，お互いリエゾン関係にあるものの議論が個別に行われている状況である[6]。さらに，2013年2月には，ISO/TC 276（Biotechnology）が新設され，業務範囲に再生医療分野が含まれることになった[7]。TC 276の国内審議団体は再生医療イノベーションフォーラム（FIRM）が担当しており，まずは，国内の関係者が協力して，関連TCにおけるギャップ・ニーズ解析をもとに，再生医療が産業として成り立つために，どのような標準がどのタイミングで策定されるのが適当であるかについて，戦略的に協働していく必要がある（図6）。

また，国内におけるデジュール標準化に結びつける活動として，経済産業省・厚生労働省の合同事業である医療機器開発ガイドライン策定事業・次世代医療機器評価指標作成事業が，2005年度から開始され再生医療分野の開発ガイドライン・評価指標が策定されつつある[8~11]。本事業は，2015年度から日本医療研究開発機構（AMED）事業として実施されており，行政・学会・関連企業がさらに有機的に協働することで，日本の再生医療産業の国際市場での優位性を確保し，産業競争力を強化するための，産業化への実効性の高い標準・規格策定が進展していくものと期待している。

第 18 章　国際標準化の状況

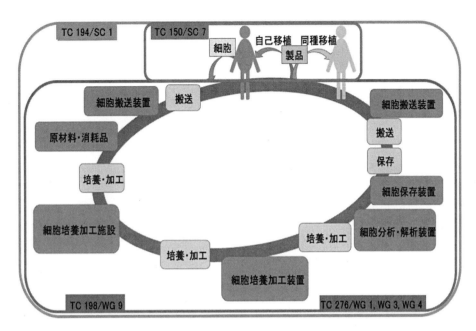

図 6　再生医療分野に関連する ISO 専門委員会

6　おわりに

　前述のとおり，2014 年 11 月に，再生医療新法ならびに医薬品医療機器等法が施行されたことも鑑み，再生医療に関する評価試験法のデジュール標準化は，技術の実用化に向け有効な手段であると考えられる。並行して，再生医療分野関連技術の進展と歩調を合わせた，標準化推進のための人材確保が益々必要となっていくと考えられる。国家プロジェクトのもと，国際標準化を積極的に進める我が国としては，ISO と JIS との連携は当然のこととして，米国の ASTM international，欧州の CEN との協調の増進，さらには中国，韓国などの近隣諸国とアジア連合を組んで欧米勢力に対抗できるアジア戦略を強力に進めるべき状況にある。特に，ASTM international では再生医療関係も含めて多くの医療機器規格を迅速に制定する活力があるものの，著作権・版権の観点から，ISO と JIS とが相互整合化を認めている状況とは対立している。ASTM international は，任意の個人参加の機関であるが，FDA，NIST など米国政府機関との連携も緊密である。特に FDA は，ISO/TC 150 の議長や委員長に就任しているのみならず，TC 194，TC 198，TC 276 でのエキスパートとして積極的に参画していることからも，我が国は ASTM international とも積極的に連携を保つ必要があると考えられる。

文　　献

1) 国際標準化機構, http://www.iso.org/iso/home.html
2) ISO/TC 150,
   http://www.iso.org/iso/home/standards_development/list_of_iso_technical_committees/iso_technical_committee.htm?commid=53058
3) ISO/TC 194,
   http://www.iso.org/iso/standards_development/technical_committees/other_bodies/iso_technical_committee.htm?commid=54508
4) 廣瀬志弘ほか, 標準化と品質管理, p.35, 日本規格協会 (2013)
5) ISO/TC 198,
   http://www.iso.org/iso/home/standards_development/list_of_iso_technical_committees/iso_technical_committee.htm?commid=54576
6) 廣瀬志弘, *Medical Tribune*, **48 (32)**, 16 (2015)
7) ISO/TC 276,
   http://www.iso.org/iso/home/standards_development/list_of_iso_technical_committees/iso_technical_committee.htm?commid=4514241
8) 廣瀬志弘, 幹細胞医療の実用化技術と産業展望, p.206, シーエムシー出版 (2013)
9) 廣瀬志弘, 再生医療規制の動向と製品開発および産業化の注意点, p.141, 情報機構 (2015)
10) 次世代医療機器評価指標作成 再生医療 WG,
    http://dmd.nihs.go.jp/jisedai/saisei/index.html
11) 医療機器開発ガイドライン策定事業,
    http://www.meti.go.jp/policy/mono_info_service/healthcare/report_iryou_fukushi.html

第19章　研究用組織試料の収集と分譲

竹内朋代*

1　はじめに

　平成26年11月に再生医療等の安全性の確保等に関する法律が施行され，再生医療・細胞治療の実現に向けた細胞・組織加工品の開発が本格化している。また，次世代シーケンサー等，遺伝子解析装置の感度も向上して微量の試料でも遺伝子解析研究が可能になっている。このような背景から，優れた成果を得るためには質の高い試料を入手して研究開発に用いることが必須である。試料が採取され，研究者の元に届くまでの保存や搬送の手順は，試料の質に影響を及ぼし，成果に繋がる重要な要因となる。本章ではバイオバンク等の試料供給施設で管理されている組織試料について，採取から搬送までの過程で核酸やタンパク質の変性を極力抑え，質の高い試料を保管する方法を紹介する。

2　組織試料の収集にあたって

2.1　インフォームド・コンセント

　試料の収集にあたり，先ず始めに行わなければならないことが患者等，試料提供者からの同意取得（インフォームド・コンセント Informed consent：IC）である。一見，質の高い試料を保管することとは直接的な関係はないように思われるが，バイオバンクの利用を検討している企業を対象とした調査では，保管試料が倫理面に対応していることがニーズとして上位に挙げられている。研究利用（特に企業でも利用されること）について同意が得られていることが担保されている試料は質の高い試料の要素の一つである。試料の使用目的が決まっている場合は，採取から使用までの詳細を説明することができるが，バイオバンクで管理される試料は提供時にどのような用途で使用されるのか明確になっていない。そのため，使用者や使用時期は未定で広範に様々な研究に使用される可能性があること（ただし，必ず使用されるとは限らないこと），提供をしても直ぐに自身の治療に役に立つわけではないことも含め，未来の医療発展のために協力を仰ぐことになる。試料提供者が医学研究・開発に十分な理解や知識を有していることは少なく，試料を使用することに関しては具体的な内容が決まっていないため包括的な説明をすることになるが，提供者が混乱することなく，またストレスにならないような配慮が必要である。既にいくつかの施設で実施されているが，人件の確保が可能であればICを取得するための専任スタッフを

---

*　Tomoyo Takeuchi　筑波大学　医学医療系　助教

表1 組織試料の採取にあたり取り決めておくべき事項

項目	内容
採取担当者	病理医,臨床医,臨床検査技師,バイオバンク実務担当者等
対象	特定疾患,特定臓器,病変部,非病変部等
採取場所	手術室,手術標本整理室,病理切出し室等
準備	採取容器,保存容器,切り出し用メス,液体窒素等

配置することが望ましい。

2.2 組織試料採取の準備

　組織の採取にあたり,採取から保存までの手順については標準作業マニュアル等の形でまとめておくとよい。採取についてのルールはあらかじめ各施設で取り決めておく。例えば,採取は誰が行うのか,採取対象は何か,採取場所,採取準備に関すること等である(表1)。

3 凍結組織試料の収集・保管

3.1 組織の採取

　ここではバイオバンク等の試料収集・供給施設で最も多く取り扱われている凍結組織について,腫瘍患者の手術標本からを採取して保存するまでの手順,注意事項を述べる。組織の取り扱い,手順は平成28年3月に一般社団法人日本病理学会が策定した「ゲノム研究用病理組織検体取扱い規程」に基づくものである[1]。

　一般的に手術標本はホルマリン固定後に病変等,必要箇所の切出しが行われて最終的に診断用のプレパラートが作製される。研究用に組織を採取する場合は病理診断を妨げることがあってはならず,病理診断に影響を及ぼすことのない範囲で適切な採取を行う必要がある。その上で病変部を正確に見極めて壊死部を避けたviableな病変組織を採取することが重要である。先ず,手術標本を観察して採取部位を決定する。写真撮影を行い,採取部位の記録を残しておくことも有効である。可能であれば腫瘍部と対象部位となる非腫瘍部の双方から採取を行う。腫瘍部と非腫瘍部はそれぞれ別の採取器具を使用し,腫瘍細胞のコンタミネーションを避けるために腫瘍組織の採取は後に行う。出血,壊死,繊維化を伴わない場所から採取することが好ましく,腫瘍部は深達度の判定に支障を来す可能性のある中心部から採取することは避ける。さらに切除断端に近い場所や被膜外浸潤が疑われる部位からの採取も好ましくない。肉眼的に腫瘍組織の不均一性が観察される場合,色調や形状が異なる箇所がある場合には,それぞれの箇所から採取することが望ましいが,難しい場合は量的に多い部分,悪性度が高いと考えられる部分から採取するとよい。

　このように適切な場所から組織を採取するには,手術標本の肉眼所見を見極めることが必要になる。よって組織の採取は,病理専門医あるいは病理診断学に精通した担当診療科の臨床医が採取することが望ましい。また,研究用の組織の取り扱いについて,東京大学医学部附属病院のゲ

第19章　研究用組織試料の収集と分譲

ノム病理標準化センターでは定期的に講習会が開催されている他，日本病理学会のwebページからもe-ラーニングシステムで研修を受けることができる[2,3)]。臨床検査技師やバイオバンクの実務担当者等がこれらの研修を受け，病理医の指導下で採取を行うことも推奨される。採取する組織の量は病理診断に支障を来さない限り多い方がよいと考えられるが，処理に時間がかかり質の低下を招く恐れもあるため，あらかじめ採取基準とする大きさ，量を決めておく。日本病理学会の規程では，採取量は半小指頭大（1×0.5×0.3 cm程度，50 mg-100 mg）が基準となっている。

3.2　組織の処理・組織片試料（dry sample）の調整

　採取した組織は，時間が経過するにつれRNAの分解，タンパク質の変性等が生じ，研究結果に悪影響を及ぼす可能性が高くなる。従って採取した組織は速やかに処理を施して凍結保存する必要があり，手術標本が摘出されてから組織が凍結されるまで，できるだけ短時間であることが望ましい。日本病理学会の規程で回避するべき事項として挙げられている「手術標本を室温で長時間保持すること」は言うまでもなく質の高い試料を得るために極力避けるべきことであるが，推奨される事項と位置づけられている凡例(A)は，「標本摘出から凍結までの時間を30分以内に行うこと」となっており，これは実施が難しいかなり厳しい条件である。次に推奨される凡例(B)でも手術標本を4℃で保管し3時間以内に採取，凍結を行うことになっており，こちらも決して緩い条件ではない。手術標本摘出後の迅速な採取を実現するためには事前に診療科と採取担当者の間で協議を行い，綿密な計画を立てておく必要があるだろう。実際には，各診療科の方針や組織採取に携わる人員の確保等，施設や症例により状況は様々で採取時間の統一を図ることや基準を定めることは難しい。組織の品質管理のために比較的簡単に導入できることとしては，採取した組織の処理を開始した時刻，終了した時刻を記録することである。バイオバンクでは多くの場合，診療録等を閲覧して当該症例の手術開始・終了時刻，術中疎血時間等を記録することができるので，処理を行った時間と併せて記録を残しておくことで組織試料の品質を判断する目安となる。

　採取した組織は，蓋がしっかり閉まるスピッツや遠沈管に入れて凍結処理を行うまで氷上または冷蔵状態を保つことができる容器で保持する。採取容器にプラスティックシャーレを使用しているケースも見受けられるが，組織が乾燥しやすいので注意が必要である。次に採取した組織を専用のクリーンベンチや安全キャビネットに運び入れ，適当な大きさに細切して組織片試料（dry sample）とする。凍結・融解が繰り返されることを避けるため，1回分の使用量を目安に大きさを決定するとよいが，日本病理学会では1辺2-3 mm角程度に細切することを推奨しており，1組織片あたり5-10 mg程度の重量になる。また，十分量の組織が採取できた場合はdry sampleの他に凍結組織切片作製用の包埋剤（Optimal Cutting Temperature［OCT］コンパウンド等）を用いて包埋処理を施した包埋組織試料（OCT sample）も作製するとよい。OCT sampleの調整については後述する。組織の処理は腫瘍細胞の混入を避けるために非腫瘍組織から先に行う。腫瘍組織は腫瘍細胞の含有率を上げるために細切する前に肉眼的にトリミングを行い，非腫瘍組

織をできる限り取り除く。細切用のボードやメス刃は症例ごとに新しいものに交換し，繰り返しの使用は避ける。保存容器，ラベル，マーカーは液体窒素による急速凍結や超低温槽等の保管庫で長期保存が可能な耐低温性のものを使用する。特に保存容器は急速凍結時に液体窒素の膨張による事故を防ぐためにスクリューキャップつきのものを使用する。匿名化番号のバーコード等があらかじめ印字されている容器やラベルも販売されており，各施設の管理体制に応じて利用するとよい。2-3 mm角に細切した組織片は1片を1つの容器に分取することが望ましいが，保管庫の容量に制限がある場合は，複数の組織片を容器の内壁に相互に離して貼付けるようにして1つの容器に収めることもできる。また，研究用試薬としてDNAやRNAを安定に保存するための安定化剤が多数販売されていることから，組織片をこれらの安定化剤に浸漬して凍結する手法も多用されている。しかし，種類によっては組織片の凍結保存に適さないものもあるので，注意を要する。日本病理学会が規程策定にあたって実施した実証解析では，DNAの品質は安定化剤による影響を殆ど受けないが，RNAは安定化剤の種類によって効果にばらつきが生じている。安定化剤の使用により，凍結した組織から核酸抽出を行う際の試薬の工程が増えるため，かえって質が低下する恐れもある。安定化剤の使用に当たっては各施設の設備，環境下で検証を行った上で選択をするべきである。分取した組織片は速やかに容器ごと液体窒素等を使って凍結する。液体窒素以外の溶媒として，ドライアイスとアセトン，ヘキサン等を組み合わせた冷却媒体の使用も可能である。しかし，より低温であること，保存容器に冷却媒体の液層が入る可能性もあることより，液体窒素の使用が組織への影響が最も少ないと考えられる。実際の手技としては，コルク栓付きのデュワー瓶や蓋ができる発泡スチロールの容器等に容量の1/4程度の液体窒素を入れ，蓋をして容器内に冷気を充満させた後，組織片の入った容器を入れ，1分程度静置する。急速凍結後の組織片は，使用するまで液体窒素タンク中で保存することが最も望ましい。しかし，液体窒素タンクの設置場所の規制や定期的な液体窒素の補充が必要であることから，導入は施設の判断によるものとなる。液体窒素タンクでの保存が難しい場合は，－80℃以下の超低温槽を用いることが推奨される。日本病理学会の実証解析においても数年の保存期間であれば，保存した組織から抽出したDNA，RNAの品質に影響を及ぼすものではないが，5年以上長期保存された組織ではゲノムDNAの剪断化やRNAの品質指標となるRIN値の低下する症例が認められた。一方で，－80℃で10年以上の長期保存した組織であってもRIN値の低下は認められなかったという報告もある[2]。組織試料の長期保存設備については，保存容器に印字されたバーコード等を識別して自動出入庫を行う液体窒素タンクやフリーザーが導入されている施設もある。費用や設置場所等を考慮し，各施設の状況により判断をして選択するべきである。

3.3 包埋組織試料（OCT sample）の調整

　十分量の組織が採取できた場合は，dry sampleの他にOCT sampleを調整しておくと試料の管理に有用である。OCT sampleよりHE標本を作製することで，組織像が確認できるという利点があり，腫瘍細胞の含有率を把握する指標にもなる。OCT sampleの調整を行う場合は，包埋

第19章　研究用組織試料の収集と分譲

剤の混入を防ぐため組織片試料を保存容器に分取した後に行う。基本的には術中迅速診断用組織標本の作製法と同様に行い，迅速に凍結することが重要である。包埋するまでに組織が乾燥してしまわないように注意し，生理食塩水等に浸してある組織はろ紙で十分に水分を切ってから作製することも形態観察に適した標本を作るための要点である。包埋後に直ちにHE標本を作製して検鏡をする病理診断用とは異なって，研究用に長期保存をするために推奨される点がいくつかある。包埋容器はディスポーザブルのプラスティック製を使用すると事前に試料管理用のバーコードラベルの貼付を行うことができ，作製した標本を別容器に移し替えることなくそのまま保存することができる。凍結包埋剤も各社より販売されているが，感染検体の処理を考慮した抗生物質が添加された包埋剤を使用する際は，薬剤の添加が核酸抽出等に影響を及ぼすことがないか検証した上で選択をする。冷却溶媒は，一般的に液体窒素，ドライアイスとアセトンやヘキサン等の有機溶剤，あるいは専用冷却機と溶媒が使用されている。迅速診断のように直ぐに薄切をして使用される場合は，何れの冷却溶媒でも問題がない。しかし，研究に使用されるまで包埋した状態で保存をしておくには液体窒素の使用が推奨される。ドライアイスと有機溶剤を使用した場合，包埋剤に浸透した有機溶剤が残っていることが多く，薄切作業の妨げになることがある。包埋剤に有機溶剤が残っていると−80℃以下で保存されている試料を−25℃前後のクライオスタットに取り付けた時に試料の温度の上昇に伴い包埋剤がゴム状に変性してしまうことがある。すると組織を支持している包埋剤が柔らかくなってしまい数ミクロンの厚さで均一に薄切することができなくなる。専用冷却器に使用される溶媒を使用した場合も同様のことが起こり，薄切作業が困難になることがある。また，有機溶剤や専用冷却溶剤を使用した場合，プラスティック製の包埋容器の劣化が顕著である。安全面や長期保存を考慮すると液体窒素を用いた凍結が最適であると考えられる。有機溶剤等を使用する場合も厚手のワイパー等で包埋剤に浸透した溶媒をよく拭き取り，できるだけ溶媒が取り除かれた状態で保存を行うことが重要である。さらに日本病理学会の規定ではOCT sample作製時の氷晶形成を避けるために組織を一度包埋剤に浸漬した後に新しい包埋剤で包埋することを推奨している。また，肺組織からOCT sampleを作製する際には，シリンジに組織と包埋剤を入れて陰圧をかけることで肺胞が整形されて形態観察にも適した美しい標本に仕上げることができる。OCT sampleをフリーザーで保存する際は乾燥してしまわないように気をつけなければならない。乾燥した試料から抽出した核酸は断片化が進んでいることが多く，研究利用に適さない。作製した試料をパラフィルムやアルミ箔で厳重に包装してチャック付きビニール等に入れて保存するとよい。経験上，パラフィルムを使用して長期凍結保存するとパラフィルムが劣化して剥がれてしまうことが多いので，アルミ箔で包装することを推奨する。OCT sampleは組織像を観察することができるので，病変細胞の含有率を確認できるという利点がある。しかし，調整時の作業工程が多くなるため，各施設の設備，状況により作製が可能であるか判断するべきである。

4 凍結組織試料の搬送

　凍結組織試料を遠隔地の研究者に提供する際は適切な手段で搬送しなければならない。発泡スチロールの容器にドライアイスを充填して試料を納め，宅配業者に依頼をして搬送しているケースも見られるが，不適切な梱包により容器が破裂して一般の貨物に飛散した試料が付着するという事例も報告されている[5]。貴重な試料を質の低下を避け，安全に研究者の手元に届くように搬送にも十分な気を配らなくてはならない。安全面や温度管理等の品質保持の点から臨床検体や研究用試料の搬送を専門に請け負っている業者に委託をして搬送することが望ましい。各自で梱包して搬送する場合は，各施設の規則や世界保健機関（WHO）の指針に基づき，適切に搬送する。WHOから発行されている「感染性物質の輸送規則に関するガイダンス」では輸送の対象になる患者検体は①その物質への曝露によって，健康なヒトまたは動物に恒久的な障害や，生命を脅かす様な，あるいは致死的な疾病を引き起こす可能性のある状態で輸送される感染性物質（カテゴリーA），②カテゴリーAの基準に該当しない感染性物質（カテゴリーB），③病原体を含む可能性が殆どないもの，④病原体が不活性化されているものに分類されている。④以外は検体を入れる一次容器，一次容器を入れ保護するための二次容器，外装容器の三重包装を行うことが示されている[6]。また，郵便事業㈱ではゆうパックを利用して検体を送付する場合の包装に関して厚生労働省で定めた遵守事項に基づき，各都道府県で研修会が開催されている[7]。平成25年3月に公表された経済産業省の「細胞・組織加工品の研究・開発におけるヒト細胞・組織の搬送に関するガイドライン2012」においても試料の搬送は三重包装の手法が定められており，さらに搬送中の温度をモニタリングできるようにすることも記載されている[8]。このように搬送時には万全の事故防止策に努め，試料の品質を低下させることなく研究者に提供されるような手段をとらなくてはならない。凍結試料を搬送する際には温度を保持して搬送されるよう特に注意が必要である。試料搬送業者が行った調査によると搬送容器の上下左右にドライアイスを入れた状態では24時間まで-77℃を保持できた。24時間経過後は徐々に温度上昇がみられ，50時間を経過すると-60℃付近まで温度が上昇していた。-60℃であれば冷凍状態は十分に保持されているものの，20℃の温度上昇が試料の品質低下に影響を及ぼすかについては検証する必要がある。

5 感染性試料の扱い，試料の廃棄

　試料の収集・保管に従事する際は，感染性病原体を含む試料の扱いで暴露の可能性があることを認識し，原則として全ての試料がバイオハザードであると考えて扱う。国立感染症研究所が策定している病原体等案線規定等を参照し，各施設で安全操作マニュアル等を作成して実施するように心がける。飛沫やエアロゾルによる暴露の可能性がある場合は，試料の容器を開ける際に安全キャビネット内で行う。また試料の収集・保管を行う実務担当者がB型肝炎ワクチン接種等を受けられるように配慮する。また，試料提供者から試料提供への同意の撤回があった場合等，

第 19 章　研究用組織試料の収集と分譲

保管している試料を廃棄する必要がある場合は，手術等に伴って発生する病理廃棄物（摘出又は切除された臓器，組織，郭清に伴う皮膚等）と同様に廃棄し，廃棄日や廃棄理由等を記録に残しておく。

6　ホルマリン固定パラフィン包埋試料の作製・保管

　病理診断に使用されるホルマリン固定パラフィン包埋試料（Formarin Fixed Paraffin embedded ［FFPE］ sample）は形態観察には優れているが，抽出した核酸が既に剪定化しており，研究利用には適していないと考えられてきた[9]。しかし，作製方法を工夫することで研究利用に耐え得る核酸を得ることができること，解析機器の進化により微量の核酸であっても遺伝子解析等の研究に使用できることもあり，病理診断用とは別に FFPE sample を研究用に作製・保管する施設も増えている。基本的にはルーチンの病理診断用と同様の工程で作製すればよい。標本摘出後に速やかに固定液に浸漬して固定を行う。Dry sample の調整時と同様に組織を室温で長時間放置することは避け，可能な限り冷蔵庫で保管した状態で 3 時間以内に固定を行う。一般的に固定に使用されているホルマリンは 1 時間当たり 1 mm 浸透するので，十分に固定が行える厚みになるように切り出しをして固定する。固定液は DNA を抽出して遺伝子解析を行う場合は 10％中性緩衝ホルマリンの使用が適している。RNA を用いた解析では 20％中性緩衝ホルマリンを使用してより十分な固定を行った方が良好な結果が得られる場合があるので，研究の目的に応じて固定の条件を検討するとよい。また，形態観察にも十分耐えられるホルマリンを含まない固定液も数種類市販されている。これらはホルマリンに比べ，核酸，タンパク質が保存されているものもある。ホルマリンを含まない固定液は廃液の処理や作業環境的に有用であるが，試薬が高価であることやホルマリンを混入させずに稼働できる標本作製装置を用意しなくてはならないこと等からルーチンのホルマリン固定と並行して実施する場合は，費用や設置場所等の確保が必要になる。固定時間は過固定にならないように 1 週間超えないように行う。固定後にパラフィン包埋を施した FFPE sample は使用時に薄切をして，薄切後は速やかに核酸抽出等の処理を行うことが推奨される。薄切後の試料を保存しておく必要がある場合は，冷蔵庫内で保存をするか専用の機器を使用して表面にパラフィンコートを施すと良い。ただし，パラフィンコートを施した試料からは核酸の抽出効率が低下する場合もあるので注意が必要である。

7　試料の分譲

7.1　倫理審査

　バイオバンク等の試料供給施設から研究者へ試料の分譲が行われる場合は，研究内容について倫理的に問題がないことが保証されている必要がある。研究者が各自で倫理審査に諮り，承認を得ていることが条件として挙げられるが，どのような倫理委員会の体制で審査が実施されたのか

ということをバイオバンクで把握し，適切でない場合は試料の分譲を行うべきではない。大学や国公立研究所だけでなく，企業においても倫理委員会が設置されている施設が多い。しかし，必ずしも国内の倫理指針に沿った形式ではないこともあり，いい加減な体制で実施された審査に対して貴重な試料を差し出すようなことがあってはならない。従ってバイオバンクで研究者の受けた倫理審査について，確認できるような体制を整えておくことが必要である。例えば，厚生労働省による認定を受けている倫理委員会であるか，国立研究開発法人日本医療研究開発機構（AMED）の研究倫理審査委員会報告システムに登録されている倫理委員会であるか等が指標になる。外部機関への研究用試料の分譲を行っている筑波大学附属病院つくばヒト組織バイオバンクセンターでは，人を対象とする医学系研究に関する倫理指針に基づき，倫理委員会のチェックリストを作成している。試料の分譲申請に当たっては，倫理委員会からの承認が証明できる書類と申請者が倫理委員会に提出した書類の写しの提出を要求している。さらに筑波大学附属病院の倫理委員会に試料分譲の可否について審査を受けることになっている。

7.2　共同研究契約，試料分譲同意書

　試料を分譲する際には，使用の目的，用途，場所及び使用後の試料の扱いについて，さらに得られた研究成果に対する権利の帰属について等，バイオバンクと分譲先との間で事前に明確にしておくべき項目が多数ある。産学連携課等に協力を仰ぎ，共同研究契約を締結することも一つの手段である。しかし，共同研究契約は事務的な手続き等で時間がかかることが多く，研究成果についても制約が生じる。そのため，企業等の研究者からは共同研究契約に消極的な意見が多い。試料分譲同意書（Material Transfer Agreement [MTA]）に関しては，利用範囲，費用，成果の扱い，成果の公表，守秘義務，免責について定義されており，分譲者と利用者の双方での署名・捺印がなされる形式で用意するとよい。つくばヒト組織バイオバンクセンターではできるだけ多くの研究者に収集した試料を研究利用してもらうことができるように，共同研究契約の形はとらず，分譲した試料を用いて実施された研究で得られた研究成果はバイオバンクセンターには帰属せずに研究者に帰属する形を取っている。試料分譲に関する契約についても各施設で経理や契約を担当する部署と協議して取決めるべきである。

7.3　分譲手数料

　試料の採取・保管には設備，消耗品，人件費等の諸費用がかかる。そのためこれらの費用を実費手数料として研究者に負担をしてもらう有償分譲を実施している施設もある。現状では有償分譲を行っているバイオバンクは少なく，どの程度の分譲手数料が妥当であるのか，判断が難しい。しかし，1大学で小規模なバイオバンクを運営する場合に設備の規模や配置するスタッフの人数にもよるが，年間で2千万円程度の費用がかかる。これを踏まえて試料の分譲手数料を設定するとdry sample 1症例あたり10万円程度の手数料になる。手数料の設定も各施設の状況により設定する事項であるが，施設間でばらつきが大きくなることは好ましくなく，バイオバンク間での

第19章　研究用組織試料の収集と分譲

ある程度の基準が設定されることが望ましいと考える。

8　おわりに

　この数年，研究用試料の収集・分譲を行うバイオバンクの設置が急速に進んでいる[5,6]。既に多くの施設で試料の収集を開始しており，設備面等の整備を進めている。研究者の間でもバイオバンクという言葉が浸透しつつあり，アカデミアだけでなく企業においてもバイオバンクの利用についても前向きに検討している。しかし，収集した試料の分譲が積極的になされていないこと，品質管理についての標準化がなされていないこと等，供給施設としては多くの課題が残っている。2013年に「ヒトゲノム・遺伝子解析研究に関する倫理指針」が大きく改正され（その後，2014年に一部改正），いわゆるバイオバンクのような試料・情報の収集・分譲を行う機関に連結可能匿名化された試料・情報を提供してもよいことになり，2014年に制定された「人を対象とする医学系研究に関する倫理指針」においても試料・情報の収集・分譲を行う機関について明記されている[6,7]。このように日本の指針上は，ヒト試料の研究利用が進めやすい方向に改正されてきており，試料供給施設の分譲体制が整えられることを期待する。そのためにはこれまでに躊躇されていた試料の有償分譲について積極的に検討，実施していくべきだと思われる。また，品質管理の徹底についても試料供給施設の重要な課題となる。国際標準化機構（ISO）においてもバイオテクノロジー分野の技術委員会（TC），ISO/TC276が設立され，用語の定義，バイオバンクとバイオリソース，分析方法，バイオプロセッシングの4分野の部会が設置され，これらの部会で国際基準を定める検討が進められている。生物環境レポジトリのための国際団体であるISBER（International Society for Biological and Environmental Repositories）でもバイオバンクにおける収集試料の保存，品質管理，データの活用法，ICの取得等のあらゆる項目について協議が進められている。国内でも日本病理学会が中心となり，研究用の組織試料について試料採取から保存，移送に関する実証研究が行われ，ガイドラインが策定された。今後は国際的な動向を考慮し，国内の関連学会等で試料供給施設の試料管理，運営に関する標準化について検討がなされていくだろう。今後，品質管理が徹底した質の高い試料が研究者に分譲され，研究開発の促進に繋がることを期待したい。

文　　献

1)　一般社団法人日本病理学会，ゲノム研究用病理組織検体取扱い規程（2016）
2)　東京大学医学部附属病院ゲノム病理標準化センター，http://genome-project.jp/
3)　一般社団法人日本病理学会，http://pathology.or.jp/genome/e-Learning/

4) A. Andreasson *et al.*, *Biopreservation and Biobanking*, **11**, 366-370 (2013)
5) 厚生労働省 感染症発生動向調査事業等においてゆうパックにより検体を送付する際の留意事項,
   http://www.mhlw.go.jp/file/06-Seisakujouhou-10900000-Kenkoukyoku/2_7_12.pdf
6) 世界保健機関（日本語版翻訳・監修 国立感染症研究所），感染性物質の輸送規則に関するガイダンス　2013-2014 版
7) 厚生労働省，ゆうパックを利用して検体を送付する場合の包装に関する遵守事項,
   http://www.mhlw.go.jp/file/06-Seisakujouhou-10900000-Kenkoukyoku/2_7_13.pdf
8) 経済産業省，細胞・組織加工品の研究・開発におけるヒト細胞・組織の搬送に関するガイドライン 2012
9) S. V. Ahlfen *et al.*, *PLoS ONE*, **2**, e1261 (2007)
10) 竹内朋代ほか，病理と臨床，**30**, 646-653 (2012)
11) 竹内朋代ほか，呼吸，**33**, 548-551 (2014)
12) 文部科学省，厚生労働省，経済産業省，ヒトゲノム・遺伝子解析研究に関する倫理指針，平成 13 年 3 月 29 日（平成 25 年 2 月 8 日全部改正）
13) 文部科学省，厚生労働省，人を対象とする医学系研究に関する倫理指針，平成 26 年 12 月 22 日

第20章 ヒト細胞加工製品の品質及び非臨床安全性の確保に関する各種指針を踏まえた私見

嶽北和宏*

1 はじめに

　再生医療は，機能不全となった細胞や組織を再生させ，これまで有効な治療法のなかった疾患が治療できるようになる等，医療の質を向上させるものと考えられており，患者・国民の皆様からの期待は非常に大きい。我が国ではこれまでに，薬事承認に向けた細胞・組織加工製品の開発については平成11年からの確認申請制度を経て，平成23年からは薬事戦略相談制度により，治験開始の迅速化，ひいては患者にいち早く再生医療を届けるための方策を講じてきた。

　こうした中，我が国では，最先端の科学的知見を活かした再生医療を利用する機会を国民に提供することを目的に，迅速かつ安全な研究開発等に関する政府の基本方針の策定や必要な法制上，財政上，税制上の措置などを義務付けた「再生医療を国民が迅速かつ安全に受けられるようにするための施策の総合的な推進に関する法律」（再生医療推進法）が議員立法により平成25年に成立，即日公布された。それを受けて，平成25年に，薬事法は，主として企業が開発する細胞・組織加工製品等の特徴や特性を踏まえた規制を構築すること等を目的として，医薬品・医療機器とは異なる「再生医療等製品」を新たに定義づけした「医薬品，医療機器等の品質，有効性及び安全性の確保等に関する法律」（医薬品医療機器法）に改正され，平成26年11月25日に施行された。より有効でより安全な医薬品・医療機器・再生医療等製品を適正に開発し，より迅速に審査にし，臨床の場に提供するためには，規制環境の整備のみならず，それに対する正しい理解が極めて重要である。

　本稿では，「ヒト（自己）由来細胞・組織加工医薬品等の品質及び安全性の確保に関する指針」を含めた7つの通知（文献1～7）における基本的な考え方を基に，これまでに医薬品医療機器総合機構（以下「PMDA」という。）において実施した薬事戦略相談，製造販売承認審査等の経験を踏まえ，再生医療等製品の品質及び非臨床安全性における要点について概説する。

　なお，本稿の内容は著者の個人的見解に基づくものであり，PMDAの公式見解を示すものではない。

＊　Kazuhiro Takekita　㈬医薬品医療機器総合機構　再生医療製品等審査部　主任専門員

2 ヒト細胞加工製品の品質確保

2.1 一般的な品質確保の考え方について

　品質確保の目的は，最終製品の有効性・安全性を物質面から恒常的に確保することである。したがって，確保すべき品質の範囲は，一般的には非臨床試験及び臨床試験で有効性・安全性が確認された製品の品質特性に基づき製造販売承認時に定められることになる。ここでいう品質特性とは，製品の品質を表すのに相応しいものとして選択された細胞特性や製品特性である。安定性も特性の一要素である。

　品質確保の流れとしては，一般的に，まず，目的とする細胞特性や製品特性の解析を行う。これを基に品質管理項目となる特性に着目し，規格及び試験方法として設定することを検討する。また，製造工程が恒常的に一定の品質を有する製品を生産することを確認するために工程のプロセス評価／検証などを実施する。プロセス評価／検証を基に，それが品質確保上必要又は合理的と考えられる場合には，適切な項目を選択し，製造工程の恒常性を日常的に確認できるように工程管理又は工程内管理試験を設定する。最終的な規格試験項目及び規格値の設定にあたっては，製品の品質特性の解析結果や品質管理項目に係わる分析法の適切性はもとより，プロセス評価／検証，工程内管理試験との相互補完関係，製品の品質データ，安定性試験及び非臨床試験並びに治験の結果も踏まえて決定することになる。実際には，予備的な検討を含め試行錯誤を経て最適な品質管理の方策が確立されていくこととなる。なお，再生医療等製品の場合，製品開発において様々な制約から製品特性の十分な経験や知識の蓄積に至らないことから，市販後にも継続して臨床現場からの有害事象の情報や製造実績を品質確保に反映させることもある。

　一方，治験開始前の薬事戦略相談時においては，その製品が品質特性，安全性面からみて治験開始することが妥当であるか，少なくとも治験実施に足りる品質の治験製品が製造可能であるかについて説明が必要である。ここで認められた規格及び試験方法を含む品質確保のあり方は非臨床試験までのデータに基づいた暫定的なもので，その後の治験を通じ得られた治験製品での経験の蓄積や治験成績等を受けてさらに適正なものに見直されるものと考えられる。

2.2 ヒト細胞加工製品の特徴

　品質確保の検討を行う上でのヒト細胞加工製品の特徴として，①作用機序が不明で有効性・安全性を担保する重要品質特性を設定し難い場合がある，②技術的な限界から最終製品で適切な重要品質特性を確認できない場合がある，③原料（細胞・組織等）や製造工程の変動が製品の品質に及ぼす影響が大きく，特に個体差がある患者（自己）由来製品の場合は特に品質の変動が大きい，④不純物を効果的に除去する工程の設定が困難，⑤感染性物質の不活化／除去工程の導入が困難な場合が多い，という点が挙げられる。また，再生医療等製品の特徴として，医師が「再生医療等の安全性の確保に関する法律」に従い，自らの判断と責任の下，目前の患者さんの治療や研究のために提供する医療技術を再生医療等製品のシーズとして薬事開発する場合も少なからず

第 20 章　ヒト細胞加工製品の品質及び非臨床安全性の確保に関する各種指針を踏まえた私見

考えられるが，その場合，開発当初においては品質確保の方策は十分とは言えない場合が多い。しかし，再生医療等製品として開発を目指す以上，臨床に使用される製品に最低限の品質特性の把握や管理，品質の恒常性の確保は前提となる条件であるため，審査においては製品の特徴を踏まえた上で品質確保の方策について申請者の考え方を含め，必ず議論されることになる。以下，現時点でのヒト細胞加工製品の品質確保の考え方及び留意点を解説したい。

2.3　ヒト細胞加工製品の品質確保を適正かつ合理的に行うための留意事項
2.3.1　原料及び材料の管理

　ヒト細胞加工製品は，原料となる細胞や組織はもとより，材料についても血清や酵素等，生物由来成分を使用するものが多い。それらのうち，ヒト・動物由来原料等については生物由来原料基準（平成 15 年 5 月 20 日厚生労働省告示第 210 号）及び関係通知への対応を説明できるようにする必要がある。治験開始時においては厳密に生物由来原料基準への適合性を示すというものではないが，治験製品が公衆衛生上の危害の発生の観点から，少なくとも感染性物質の混入を防止するにあたり方策を講じるべきであり，一般的に，原料及び材料の管理，製造工程での不活化／除去，最終製品での試験の 3 段階で管理することが基本である。しかし，ヒト細胞加工製品では製造工程での感染性物質の不活化／除去が余り見込めず，また，最終製品での各種のウイルス試験の実施は現実的ではない場合も多く，さらに無菌試験等については臨床で使用するまでに試験結果が得られない製品が多いため，可能な限り原料及び材料で管理（無菌性保証に関しては製造環境管理も含む）することが非常に重要になる。

　原料の管理としては，供給時点での管理であるドナースクリーニングが最も重要であり，その考え方は生物由来原料基準の基となった平成 12 年 12 月 26 日医薬発第 1314 号医薬安全局長通知「ヒト又は動物由来成分を原料として製造される医薬品等の品質及び安全性確保について」の別添 1 では「細胞・組織利用医薬品等の取扱い及び使用に関する基本的考え方（以下，基本的考え方）」に詳細に示されている。この「基本的考え方」は，"ヒト由来"か"動物由来"かに拘わらず，また"加工する"，"加工しない"に拘わらず，細胞・組織を取り扱う際の基本的要件を示すとともに，細胞・組織を"利用"した製品の品質及び安全性，並びに細胞・組織の取り扱いに関する科学的及び倫理的妥当性を確保することを目的として作成されたものである。その背景には，①細胞・組織利用製品については，細胞・組織に由来する感染症の伝播の危険性が懸念されるため，細菌，真菌，ウイルス等に汚染されていない原料の使用，製造工程中における汚染の防止等を図ることが不可欠であること，②また，不適切な製造等による不良製品の製造，不適切な製品の取り扱いや使用による問題の発生を防止する必要があること，③このような観点に立ち，細胞・組織の採取から，製造，使用まで一貫した方策が必要であること，との考え方に基づいている。内容は，大項目として，1) 目的，基本原則及び定義，2) 細胞・組織採取について，3) 製造段階における安全性確保対策，4) 職員及び組織並びに管理体制等，5) 使用段階における安全性確保対策，6) 個人情報の保護，7) 見直し，から構成されている。科学的な関心事とともに，

倫理面で細胞・組織採取段階や使用段階で配慮すべきことを網羅しているのも，この「基本的考え方」の特徴である。さらに，必要な記録・資料や細胞試料等に関する保管，職員及び組織並びに管理体制や個人情報の保護等にも言及している。つまり，「基本的考え方」はいわゆる細胞・組織の管理に対する基準（Good Tissue Practice）に相当するものといえる。「基本的考え方」に示された方法以外の方法を採る場合には，品質及び安全性確保の観点からその必要性及び妥当性を説明し，その根拠を示すことが必要である。

　一方，材料の管理としては，ドナースクリーニングや起原からの取り扱いの履歴の把握に加えて，供給元が実施した感染性物質否定試験結果の把握，ウイルスクリアランス試験の詳細把握が重要であるが，材料に対するウイルス安全性確保の基本的な考え方は，日本薬局方の参考情報「日局生物薬品のウイルス安全性確保の基本要件」を参考にしつつも，あくまでヒト細胞加工製品の材料として使用されるものであることを念頭において，供給元から得られる情報を踏まえて品質管理すべき項目を，原料であるヒト細胞・組織の特性との関連を踏まえて考慮することが重要である。

　なお，バンク化した同種由来細胞を原料とする場合やフィーダー細胞を材料とする場合は，セル・バンク・システムに対してICH品質ガイドラインのQ5A，Q5Dに基づき細胞株適格性試験を実施してウイルス安全性の確認及びセルバンクの細胞特性の解析を実施する必要がある。特に，マスター・セル・バンクに対して実施する内在性ウイルス試験及び非内在性ウイルス試験の充足性を説明するために，マスター・セル・バンク樹立までに使用してきた原材料の履歴の把握が重要であるため，その履歴に関する情報を幅広く収集することが重要である。

2.3.2　品質特性の解析

　品質特性の解析は目的産物の細胞特性及び製品特性を可能な限り明らかにし，定義することを目的としている。また，目的産物の特性を確認することはとりもなおさず製造工程の妥当性を確認することを意味している。解析結果は後に規格及び試験方法や工程内管理試験に設定すべき品質管理項目の選択のための重要な基礎データを提供する。また，有効性・安全性と品質特性の関連性について検討するための基礎的データともなる。ヒト細胞加工製品の品質特性の解析の対象となる項目としては，例えば，細胞の数・生存率，目的細胞の確認・純度（細胞特異的マーカー等の検出），目的とする機能（細胞機能特性，生理活性物質産生能等），細胞の増殖特性，細胞が腫瘍化する可能性，形態学的解析，目的細胞以外の混在する細胞の種類・量，ウシ胎仔血清等培地添加物やトリプシン等の工程由来不純物の種類・量などが挙げられる。遺伝子改変細胞では加えて，染色体に挿入された遺伝子の塩基配列，コピー数，クローナリティー等についても検討すべきであろう。例として挙げた項目は，通常，可能な限り検討すべきと考えられるものであり，検討しない場合はその妥当性を明らかにしておく必要がある。ただし，ヒト細胞加工製品は多様であることから製品ごとに実施するべき試験は一様ではない。非臨床段階で作用機序が明確になっておらず有効性・安全性に関連した重要品質特性を定義しにくい製品の場合には，上記の項目に限らず品質特性の解析を幅広く行い，治験の進行と共に治験製品を用いてより有効性・安全

第 20 章　ヒト細胞加工製品の品質及び非臨床安全性の確保に関する各種指針を踏まえた私見

性に関連する可能性のある品質特性を継続的に探索するとともに，製造販売承認後にも品質管理項目と並んでモニタリング項目に品質特性の解析を盛り込むことも考慮すべきである。

なお，品質特性の解析の具体的な試験方法，特異性及び検出感度，結果に対する考察，工程内試験や規格及び試験方法に用いるための品質管理項目の選択の妥当性について明らかにしておく必要がある。

2.3.3　最終製品の規格及び試験方法の設定

最終製品の規格及び試験方法は，出荷に際してルーティンに製品の品質を確認するための方策である。品質特性の解析結果に基づき，製造工程におけるプロセス評価／検証や工程内管理試験の設定，さらには原料及び材料の管理との相互補完関係も考慮して，最終製品レベルで有効性・安全性確保に関連すると考えられる品質特性から品質管理項目を設定する。項目としては，細胞の純度，細胞の数・生存率，目的細胞の確認・純度（細胞特異的マーカー等の検出），目的とする機能（細胞機能特性，生理活性物質産生能等），不純物の種類・量等の設定の必要性及び可能性を検討する。無菌試験（場合によっては微生物限度試験），マイコプラズマ否定試験及びエンドトキシン試験は基本的に設定する必要がある。検討の結果，最終製品における規格設定が不可能な場合又は合理的でない場合は，例えば，細胞特性に関しては加工し終えたバルクの細胞を利用する，無菌試験及びマイコプラズマ否定試験については出荷判定として可能な限り製造工程の下流の培養液や洗浄液を利用する，といった工程内管理試験等の製造工程中の管理によって品質の適合性を確認することを検討する。ヒト細胞加工製品の場合，ヒト検体の入手の困難性により，治験開始時までに十分な品質特性の解析を行うこと，そこから有効性・安全性確保に関連する適切な規格及び試験方法を設定することが困難なケースが想定されるが，その場合は，関連する可能性のある品質特性の項目に着目してデータを収集し，臨床試験の結果を踏まえた将来的な規格試験の設定に備えることもある。治験開始前の薬事戦略相談では有効性より安全性の面に重きをおいて議論していることから，治験実施に際しては，可能な範囲で期待される有効性と関係があると予測される細胞機能特性に着目した暫定的な規格設定を治験製品に対して行うことで，製造販売承認申請の際には有効性に関する品質特性と臨床データの関係をより明確にした形で規格及び試験方法を設定することも考慮されてよい。治験開始前においては，開発者がそれまで実施してきたプロトタイプの製品から治験製品までの品質特性の解析及びプロセス評価／検証の結果や論文報告等の知見の蓄積にあたり，実施可能な試験，試験方法の限界代替試験方法等を検討した過程に関する情報も活用して，妥当性を説明できるようにしておく必要がある。

規格値又は判定基準は，原則として安定した製造の結果得られた製品のデータを基に決定する。必要に応じて非臨床試験時の検体，治験製品，安定性試験の結果を反映させる。

2.3.4　製造工程のプロセス評価／検証及び工程内管理試験の設定

プロセス評価／検証は，選択された製造工程が恒常的に一定の品質の製品を製造できるか否か，その能力及び堅牢性という観点から，製造工程を評価／検証するために行われる。

プロセス評価／検証では，分化マーカーなどの目的細胞の生物学的特性，不純物，感染性物質

再生医療・細胞治療のための細胞加工物評価技術

等の有効性・安全性に関連すると考えられる指標について，当該工程が当初の目的に適うプロセシング能力や不活化／除去（クリアランス）能力をどの程度有するか，またその頑健性はどうかなどについて評価／検証する。例えば，細胞を分化させる工程や細胞純度を高める工程では，その工程の前と後の検体についてデータを取得し，細胞生存率が維持されたまま目的細胞の純度（細胞の種類の構成の比率のバランス等を確認）に達するかについて評価することもプロセス評価／検証である。不純物の除去工程が設定されている場合は，対象不純物がどの程度不活化／除去されるか，最終的に安全性上許容できるレベルになるかを確認する。ウイルスや未分化細胞といった目的外細胞の不活化／除去工程が設定されている場合は，クリアランス試験を行う。

　評価／検証された製造工程の恒常性を製造時にルーティンに確認する方策の一つとして，工程内管理試験がある。工程内管理試験は，製造工程において，最終製品に重大な影響を及ぼす段階，及びその他の製品の品質の恒常性を合理的に確認すべき（できる）段階で実施する。最終製品よりも中間細胞で実施した方が適切な試験（例えば，最終製品で希釈される不純物を希釈前に検出する場合，最終製品では妨害物質があって検出できない場合等が考えられる）は工程内管理試験として設定する。工程内管理試験として設定される試験は品目によって異なるが，例えば，細胞数，細胞生存率，細胞の純度，目的細胞への重要中間細胞の特性，不純物の種類・量，感染性物質に対する試験が考えられる。

　製造工程の目的遂行能力や頑健性の確認は，複数回の製造の評価／検証により行うことが望ましいが，マスター・セル・バンクからワーキング・セル・バンクへの培養，遺伝子の安定性，ウイルスクリアランスのように一度の試験で工程が評価／検証されることもある。一方，不純物の除去等で試験結果がばらつく場合などでは評価／検証する回数を増やすことが望ましい場合もある。プロセス評価／検証で当該工程の目的遂行能力や頑健性が確認されれば，それ以降，同一の製造工程を維持する限り，工程内管理試験や最終製品での規格試験といったルーティンの品質管理の対象とするまでは必要がない場合もある。

　治験開始前の薬事戦略相談において，プロセス評価／検証の観点からは，不純物の残存量，細胞の種類の構成及びその変化等の検討についてその詳細データ等の説明を求めることは多くはないが，例えば不純物の残存量が許容できるとする安全性の観点からの根拠など，残存量に関して得られた結果や推定量に対する解釈は議論になる。製造販売承認申請に向けて，プロセス評価／検証を行っていく際には，実施すべき試験を事前によく検討し，得られた結果の妥当性について十分に考察を行う必要がある。

　なお，例えば，「再生医療等の安全性の確保等に関する法律」下の特定細胞加工物等，外部の製造技術を導入して自社で独自に製造する場合は，その情報の利用可能性や充足性によっては，プロセス評価／検証及び工程内管理試験の設定，品質特性の解析は自社で実施する必要が出てくる場合もあり，その結果に対する考察は，治験開始前の薬事戦略相談時や製造販売承認申請で製品の品質や製造工程の妥当性を裏付ける資料として求められることになる。

2.3.5 規格及び試験方法設定にあたり注意すべき点

(1) 品質の変動（ばらつき）

　ヒト細胞加工製品は，最終製品の規格及び試験方法並びに工程内管理試験の試験結果がばらつく場合がある。このような場合であっても，目的細胞の種類，純度，細胞生存率や本質的な特性が損なわれないことが基本であり，製造販売承認申請時には治験の結果及び製造実績からばらつきの許容範囲を見極めたうえで規格値を設定する必要がある。治験開始前の薬事戦略相談の段階でも，一定の品質を有する製品を治験に供するという意味では，その時点で得られているデータの蓄積に基づく規格値の設定は必要であるが，厳密な規格値の設定が難しい場合は，暫定規格値を設定することになる。暫定規格値はばらつきを見込んで比較的広い幅で設定されるが，治験後に臨床使用実績に基づいて設定した新しい規格値から外れた製品を用いた各種データを製造販売承認申請時の根拠資料として使用することは説明が困難になる場合があることに注意する必要がある。

(2) 不純物

　最終製品に含まれる可能性のある不純物としては，工程由来不純物（血清，培地添加物等の生理活性物質，重金属等の毒・劇物といった安全性上懸念のあるもの），目的外細胞（原料となる組織中に混入する細胞，ES／iPS細胞由来製品の未分化細胞，目的細胞以外に分化した細胞，フィーダー細胞等），感染性物質がある。不純物問題への基本的な対応策としては，不純物となりうるものを想定した上で，次のような方策が考えられる。①原料及び材料の管理により製造工程に持ち込む可能性の排除，②プロセス評価／検証として不活化／除去能の評価，③製品特性の解析で最終製品に残存する量の評価を行うことにより，残存量が安全性上問題ないレベルであることの考察，④プロセス評価／検証の結果，頑健性に懸念がある場合は必要に応じて規格及び試験方法を設定する。一般的に，工程内由来不純物及び目的外細胞については，②，③（及び④）により対応することになり，感染性物質についてはヒト細胞加工製品の場合だと②が困難であり，①，③（及び④）で対応することになる。

(3) 被験試料

　原則として，品質特性の解析，プロセス評価／検証及び規格設定のデータ（申請用データ）を取得するための被験試料は，臨床使用される（予定の）製品と同じ原料及び材料，製造方法で製造されたものを使用する。通常，患者の正常細胞・組織を利用する自家移植の場合は健常人由来細胞・組織を使用した基礎研究データを参考にしても差し支えないが，製品によっては対象患者と同じ疾患を有する患者由来の組織を使用する必要がある場合も考えられる。しかし，患者や健常人からの細胞・組織の入手が不可能でやむを得ず細胞・組織バンク等からの代替のものを使用する場合には，細胞特性への影響を考察しつつ製品特性として大きな影響を与えるものではなく，データを外挿可能であることを説明する必要がある。

(4) 製造方法変更について

　治験実施後に製造方法を変更する場合，変更の品質への影響を評価するためには，品質特性の

解析により変更前後の最終製品の品質特性の比較を行うことが基本であるが，必要に応じて工程内管理試験，プロセス評価／検証を再度行う。その結果から，変更前後の品質の類似性が高いこと，又は品質特性が多少異なっても非臨床試験／治験，市販後の情報など既存の情報を基に最終製品の有効性・安全性に影響がないことを示す。影響が否定できなければ，製造方法変更後の製品を用いて非臨床試験又は治験を実施し，有効性・安全性を確認する必要がある。この考え方はICH品質ガイドラインのQ5Eと相違ない。製造販売承認取得後は，承認申請書記載事項に関しては基本的に一部変更承認申請が必要となる。その際，プロセス評価／検証や新たな工程内管理試験の設定が必要になる場合もある。開発中に製造方法を変更し，変更前の製品で得た非臨床試験データを利用しようとする場合は，製法変更後の製品について再度品質特性の解析等を実施し，必要に応じてプロセス評価／検証も実施する。もちろん臨床データは製法変更後の製品について取得する。

2.4 品質確保のまとめ

　ヒト細胞加工製品の品質確保も一般的なバイオ医薬品等と基本的な考え方は同じであるが，各製品によって製造方法や品質特性が非常に多様なため，その製品に応じた品質確保の方策を考慮すべきであろう。例えば，品質確保の基本となるのは出荷前の最終製品の規格及び試験方法の実施であるが，ヒト細胞加工製品では，製造後，臨床使用されるまでの期間が短く，臨床使用の前に試験結果を確認できない場合も多い。無菌試験やマイコプラズマ否定試験のように最終製品で確認する必要はあるが出荷に間に合わない場合には，とりあえず臨床使用に供しながら試験結果の確認ができ次第，適宜，しかるべき措置をとれるよう医療全体で対応策を立てておくこともあり得る。最近では，迅速無菌試験法や第17改正日本薬局方で一般試験法として収載されたPCR技術を利用したマイコプラズマ否定試験もあることから，利用可能であれば検討することもよいかもしれない。しかし，必ずしも最終製品での試験に依るのではなく，むしろ原料及び材料の管理，製造工程の管理で対応するという方策がより重要である。原料及び材料の管理，製造工程の管理だけでは技術的に対応が困難な場合は，アイソレータ等を利用し，厳密に環境管理することも検討するべきであろう。また，臨床上の有効性・安全性に影響を及ぼすような品質変動を，最終製品の規格で必ずしも確認できないのであれば，製品を一貫した方法で製造するという観点から，製造工程を適切に理解・設定することによって品質を確保することが重要である。

3　ヒト細胞加工製品の非臨床開発時点における品質からみた in vivo 試験や評価の考え方

3.1　一般的留意事項

　ヒト細胞加工製品の非臨床安全性については，「ヒト（自己）由来細胞・組織加工医薬品等の品質及び安全性の確保に関する指針」を含めた7つの通知（文献1～7）に基本的な考え方が示

第20章　ヒト細胞加工製品の品質及び非臨床安全性の確保に関する各種指針を踏まえた私見

されており，製品特性及び適用法から評価が必要と考えられる安全性関連事項について，技術的に可能かつ科学的合理性のある範囲で，「適切な動物を用いた試験」又は in vitro での試験の実施を検討することとある。再生医療等製品のうち，ヒト細胞加工製品に関する「適切な動物を用いた試験」の検討にあたり，医薬品のケースと対比させて品質の面から検討したい。

医薬品の研究開発段階で動物などを用いて実施される非臨床安全性試験の主な目的としては，一般に以下のようなものが挙げられている。

① 当該医薬品をヒトに適用する際の用法及び用量を設定するための安全性情報を可能なかぎり得ておくこと
② 医薬品として期待される「目的の作用」以外の望ましくない作用（毒性）が発現するおそれのある臓器・組織を可能なかぎり特定し，かつその毒性の種類・程度・可逆性や発現機序を検討しておくこと
③ 臨床試験を含めた臨床使用時にモニタリングするべき具体的な安全性評価項目を見いだしておくこと
④ 承認前にヒトでの知見を十分に得ることが事実上困難なケースが多い安全性（例えば，がん原性，生殖・発生毒性，遺伝毒性）に関する情報を得ておくこと

つまり，新医薬品の研究開発の全段階を通じて，in vitro および in vivo での非臨床安全性試験の実施は，安全性薬理試験も含めて一般的に必要不可欠なものであるということである。これはバイオ医薬品においても例外ではないが，バイオ医薬品においては，目的タンパク質の構造の多様性や不均一性，作用発現の動物種特異性，抗原性・免疫原性，予期しない部位での作用発現の可能性などの物性面や作用面での特徴・特殊性から，従来の医薬品（特に化学合成医薬品）における非臨床安全性試験の種類・項目及び試験方法をそのまま適用することは必ずしも妥当ではなく，従来とは異なる観点や方法で試験を実施するべき場合が多いとされている。そして全製品いずれにも画一的に適用可能な非臨床安全性試験のプロトコールなるものは存在せず，対象とする製品の特性や臨床上の適用法などを考慮しながら製品ごとにケースバイケースで合理的かつ柔軟に対応することが重要であるとされている。また，バイオ医薬品のうち，ヒト型タンパク質性医薬品の場合，最も重要な留意事項として「適切な動物種」を使用することが推奨されている。「適切な動物種」とは，標的組織に当該医薬品の受容体が存在し，目的とする薬理学的活性を示す動物種のことである。そして適切でない動物種を用いた毒性試験については，誤った結論に導かれる可能性があるので勧められないとされている。

ヒト細胞加工製品の場合はさらに多くの課題がある。上記①～④いずれも，一部を除いて目的に資する in vivo 試験を実施することは容易ではなく，また，適用することの意義を明確に示すことも容易ではない。これは，製品の特性が化学薬品とはもちろん，バイオ医薬品とも著しく異なっているからである。また，ヒト細胞加工製品では，単一のタンパク質に適用されるような「標的組織に受容体が存在し，目的とする薬理学的活性を示す動物種」という基準で「適切な動物種」を選ぶことは，その特性上，容易ではない。さらに，皮膚，角膜，軟骨等，細胞・組織として機

能不全のみならず物理的不全や欠損を補充するような製品，すなわちヒト細胞加工製品のうち組織工学的な製品の局所投与による治療では，その製品の概念的要求事項とするところを踏まえて，全身の薬理的な反応性等とは別の観点で機能評価の方法や指標を選択することが必要な場合もある。

　その一方で，あるヒト細胞加工製品の性能や作用機序がサイトカインや増殖因子のような生理活性物質の産生・供給にあった場合だと，製品から産生されるさまざまな生理活性物質のうち，どのような生理活性物質が治療効果と結びつき，逆に安全性上問題となるのか，あらかじめある程度明らかになっていれば，「適切な動物種」を選択することができるかもしれない。その際，産生する生理活性物質の種類やその量は置かれた細胞環境における他の細胞等とのクロストーク等によっても変わることが予測されるので，これに対する知見の蓄積量が「適切な動物種」の選定の妥当性に影響することを考慮しておく必要がある。生理活性物質とは別の機能が移植された製品の性能や作用機序であるような場合には，当然，その性能・作用の発揮を評価できる試験動物が「適切な動物」といえる。結局，対象としている製品特性について，いかに多くのことを知り，正しく把握しているか，製品の使用目的，性能・作用に応じた試験・評価計画の適切性が肝要である。さらに，ヒト細胞加工製品では実験動物に免疫応答を引き起こす可能性がきわめて高いが，それがどのような影響を及ぼすか，バイオ医薬品のように単一タンパク質の免疫応答による中和の場合とは異なり，関係する抗原及び抗体を特定することが困難を極めるところから，アレルギー等観察できる現象を除いて，個々の抗体等を解析し，その位置づけを評価することはほとんどできない。したがって，対策としては免疫不全動物を使用することが多い。これはある種の免疫応答を排除している観点から「適切な動物」と言えるかもしれないが，やはり，製品の使用目的，性能・作用に応じた試験・評価計画の適切かどうかについての課題は残り続ける。この観点からの十分な考察がなく動物試験を実施して得られた結果が果たして，ヒトに投与できるとする根拠を形成するための情報として適切であるのか，過小評価であるのか，過大評価になっているのか判断が難しい。言えることは製品のその試験における投与量における結果の解釈をしているに過ぎないということである。

　なお，当該ヒト細胞加工製品において，主要な生理的機能（中枢神経系，心血管系及び呼吸器系）に対する特段の懸念がないことを「予備的に確認」する試験としては意味があるかもしれない。例えば，循環器系，呼吸器系，腎臓系，中枢神経系などの主要な生理的機能を営む系に及ぼす影響を明らかにできる可能性が考えられるからである。

　また，製品の使用目的，性能・作用によっては，免疫不全動物を使用する試験は，動物モデルを用いてのPOC（Proof of Concept）試験の一部ともなるかもしれない。さらに，こうした試験は，特定の臓器における安全性上の問題発現に関する知見をもたらす可能性，ひいてはヒトでの臨床使用・適応に関して十分に考慮すべき情報となるかもしれない。

第20章　ヒト細胞加工製品の品質及び非臨床安全性の確保に関する各種指針を踏まえた私見

3.2　造腫瘍性評価について

　ヒト細胞加工製品の場合，細胞の人為的な増殖，薬剤処理，遺伝子工学的改変等といった加工の影響により，構成細胞が生体内で異所性組織形成や腫瘍形成を引き起こす懸念があるため，造腫瘍性の可能性に対する考察が求められる。ヒト細胞加工製品に関する造腫瘍性の懸念については，原料となる細胞特性，分化段階における細胞特性，培養期間や分裂回数といった加工方法によって異なり，また，ヒトや動物での使用方法（用法，用量，適用部位等も含む）や使用における知見の蓄積等によって異なると考えられる。

　最近，整理されつつある考え方としては，原料又は原材料となる細胞・組織がiPS細胞やES細胞のような奇形腫形成の特性をはじめから有する細胞であるのか，それとも体性幹細胞や体細胞のようにそういった特性を有する可能性が極めて低い細胞であるかどうか，また，最終製品中に含まれる目的細胞の特性として悪性形質転換等の異常増殖性を示しやすい細胞であるかを理解することが重要とある。一般的に，iPS細胞やES細胞由来の最終製品中に含まれる造腫瘍性の懸念のある細胞として考えられる「残存する未分化多能性幹細胞」や「異常増殖性を示す細胞」の存在自体は製品特性や細胞特性であり，「ハザード」でしかない。それらの細胞の「量」を高感度，高精度の確立された$in\ vitro$試験法で測定し，場合によっては管理することによって，「リスク」として論ずることが可能である。また，場合によってはバリデートされたある感度の適切な$in\ vivo$試験で何らかの腫瘍形成が観察されれば，その形成の状況や病理組織学的所見等から，「リスク」を論ずることは可能かもしれない。いずれも，その試験条件下においての造腫瘍性である。したがって，ヒトに投与した場合の造腫瘍性の評価という観点からは限界はある。しかしながら，現時点の科学的合理性のある範囲で「ヒト細胞加工製品によってもたらされるリスク」として「患者さんが持つ病気のリスクと時間経過に伴うリスクの増大」との比較考量によるリスク・ベネフィットの評価を行うことが可能であろう。なお，造腫瘍性に関する懸念がさらに低いと考えられる体性幹細胞や体細胞由来の製品については，必ずしも$in\ vivo$での試験による評価が必要ない場合も考えられる。増殖特性試験等といった品質に関連する試験からの考察から，開発する製品における造腫瘍性の懸念の程度に応じて，ケース・バイ・ケースで検討することも最近は考え方としてある。

　一方，近年，PMDAの科学委員会の報告書（文献8）に示すような腫瘍関連遺伝子については，医療やリスク評価という面からみて，再生医療等製品として中に含まれる細胞特性・製品特性として質的，量的に造腫瘍性とどのような関連や相関があるかは不明であることから，規格や工程内試験といった「管理」として腫瘍関連遺伝子を反映することの妥当性については判断がつかない状況である。また，同様に，科学的には重要な課題であるとしても，同じく医療上のリスクという観点からみればヒト細胞加工製品の原料又は最終製品の特性として適格性を有するものであるのか，その受入れ規格として検討すべきか設定の妥当性については未だに判断できない状況であると認識している。つまり，「ハザード」といえる特性に過ぎず，定量的に厳密に「リスク・ベネフィット」の検証できる方法もないのであれば，その現時点での特性としてのみの理解を

もって，根拠をもった「一定の基準」のある「管理」として設定できるものであるのか，設定することが適切であるのか議論の余地があり，規制として科学的合理性をもった要求事項とすることは現時点においては困難と考えざるを得ない。これは，PMDAの科学委員会の報告書があくまでその時点での最先端の科学に基づくものであり，再生医療等製品における最新の科学的見地に基づく提言であるが，規制として科学的合理性の検討を行ったものではないとする報告書の位置づけと相違ない。

なお，現在，造腫瘍性の考え方については，厚生労働省の革新的医薬品・医療機器・再生医療製品実用化促進事業において，研究班横断的に，最新の知見に基づく再生医療等製品の造腫瘍性評価の科学的合理性のある考え方を準備中とのことであるので，そちらの動向について注視することをお勧めする。

4 おわりに

我が国における2つの再生医療の規制の下における開発のうち，今回は再生医療等製品ならではの特徴を踏まえたケースバイケースによる開発ストラテジーの中で共通化を図れる，品質及び安全性の確保にかかる留意点について紹介した。国民の皆様からの再生医療に対する期待は大きく，政府も再生医療の早期実用化に向けた開発の留意点の共有化等をより強化する方向に推進している。今後，新たな技術及び製品の開発が促進されることを期待するとともに，再生医療等製品のリスクとベネフィットが患者に正しく理解され，安全かつ迅速に提供されるよう，一審査員としてこれからもその使命を果たしていきたい。

文　　　献

1) ヒト（自己）由来細胞や組織を加工した医薬品又は医療機器の品質及び安全性の確保について（平成20年2月8日付け薬食発第0208003号厚生労働省医薬食品局長通知）
2) ヒト（同種）由来細胞や組織を加工した医薬品又は医療機器の品質及び安全性の確保について（平成20年9月12日付け薬食発第0912006号厚生労働省医薬食品局長通知）
3) ヒト（自己）体性幹細胞加工医薬品等の品質及び安全性の確保について（平成24年9月7日付け薬食発0907第2号厚生労働省医薬食品局長通知）
4) ヒト（同種）体性幹細胞加工医薬品等の品質及び安全性の確保について（平成24年9月7日付薬食発0907第3号厚生労働省医薬食品局長通知）
5) ヒト（自己）iPS（様）細胞加工医薬品等の品質及び安全性の確保について（平成24年9月7日付け薬食発0907第4号厚生労働省医薬食品局長通知）
6) ヒト（同種）iPS（様）細胞加工医薬品等の品質及び安全性の確保について（平成24年9月

第 20 章　ヒト細胞加工製品の品質及び非臨床安全性の確保に関する各種指針を踏まえた私見

7 日付け薬食発 0907 第 5 号厚生労働省医薬食品局長通知）
7) ヒト ES 細胞加工医薬品等の品質及び安全性の確保について（平成 24 年 9 月 7 日付け薬食発 0907 第 6 号厚生労働省医薬食品局長通知）
8) iPS 細胞等をもとに製造される細胞組織加工製品の造腫瘍性に関する議論のまとめ（平成 25 年 8 月 20 日付け科学委員会細胞組織加工製品専門部会報告書）

第21章　再生医療等製品の製造管理及び品質管理

尾山和信[*]

1　はじめに

　平成26年11月の薬事法改正により，医薬品，医療機器等の品質，有効性及び安全性の確保等に関する法律（医薬品医療機器法／薬機法，以下「医薬品医療機器法」という。）が施行され，加工細胞等からなる製品は，新たに再生医療等製品として承認されることとなった。一方で，この新たな規制の枠組みにおいて，医薬品とは異なる特有の品質特性を有する再生医療等製品の品質管理の経験は十分に蓄積されているとは言い難く，多くの課題が存在する。本稿では，これまでの医薬品医療機器総合機構（以下「PMDA」という。）で実施した薬事戦略相談，承認審査等の経験を踏まえ，再生医療等製品の製造管理及び品質管理における要点について概説する。

　なお，本稿の内容は著者の個人的見解に基づくものであり，PMDAの公式見解を示すものではない。

2　再生医療を取り巻く新たな規制の枠組み

　iPS細胞等で注目される再生医療は，身体の構造機能を再建，修復し，これまで有効な治療法のなかった疾患を治療する可能性をもった革新的な医療として期待が寄せられている。一方，関連する経験や知見の蓄積が極めて乏しいことに伴う安全性の懸念が存在しており，再生医療の安全性の確保は社会的な要請でもあった。そのような背景の中，「再生医療を国民が迅速かつ安全に受けられるようにするための施策の総合的な推進に関する法律（再生医療推進法）」が平成25年5月に公布され，再生医療を利用する機会を国民に提供するため，迅速かつ安全な研究開発等に関する政府の基本方針の策定や必要な法制上の措置等を行うことが明記された。これに伴い，再生医療の新たな法的枠組みである「再生医療等の安全性の確保等に関する法律」に加え，薬事法改正により「医薬品医療機器法」がともに平成26年11月より施行され，再生医療の安全性を慎重に確保しつつ実用化が図られているところである。

　医薬品医療機器法では，従来の類別である医薬品，医療機器と別に，再生医療等製品が新たに定義された。この法律で「再生医療等製品」とは，人又は動物の細胞に培養その他の加工を施したものであって，①人又は動物の身体の構造又は機能の再建，修復又は形成，②人又は動物の疾病の治療又は予防を目的としたもの，さらに，③人又は動物の疾病の治療に使用されることが目

　＊　Kazunobu Oyama　㈳医薬品医療機器総合機構　再生医療製品等審査部　主任専門員

第21章　再生医療等製品の製造管理及び品質管理

的とされている物のうち，人又は動物の細胞に導入され，これらの体内で発現する遺伝子を含有させたものと定義され，また，同法律施行令別表第二において再生医療等製品の範囲（ヒト細胞加工製品，動物細胞加工製品，遺伝子治療用製品）が定められた。これにより，これまでに旧薬事法下で製造販売承認された自家培養皮膚，自家培養軟骨2製品は医療機器として承認されたが，医薬品医療機器法では，そのような細胞加工物からなる製品は，再生医療等製品として承認されることとなった。

　再生医療等製品は，加工された生きた細胞又は体内で発現する遺伝子を含む製品であることから，医薬品とも，医療機器とも異なる品質特性を有しており，ロット毎又はロット間で均一の品質特性を有する製品を製造することには限界がある。さらに，ヒト・動物由来の多様な成分を含む培地等を製品の製造時に原料等として使用するため，これらに由来する外来性感染性物質の管理及び無菌性の確保のための管理等が求められるが，生きた細胞そのものを取扱うことに伴う再生医療等製品に固有の品質管理上の課題も存在する。このような課題に対し，例えば，細胞の特性やウイルス安全性などについての日米欧医薬品規制調和国際会議（以下「ICH」という。）のバイオ医薬品関連ガイドライン（Q5A，Q5B，Q5D，Q5E，Q6B，S6）等を一定程度適用することは有用かつ可能ではあるが，従来の医薬品の開発・審査のルールを厳格かつ一律に当てはめれば，再生医療等製品に固有の課題に対する本質的な対応とならない場合も考えられるだけでなく，開発や審査に必要以上の時間を要することになり，有望な治療法を待ち望んでいる患者や医療現場のニーズに迅速に応えることは難しくなる。そのような観点から，医療上必要とする患者が，有効性が期待され安全性の確保された先進的な医療に基づく製品に迅速にアクセスできるようにすることを前提に，医薬品・医療機器の規制を一律に当てはめるのではなく，細胞の特性を踏まえた柔軟な規制体系を構築することが，薬事法改正における医薬品医療機器法を制定した際の規制改革の趣旨である。

3　再生医療等製品の特徴と品質設計における課題

　再生医療等製品は，主にヒト由来の組織・細胞に培養等の加工を施したもの又は患者に投与された後に体内において発現する遺伝子を含有させたものであるため，医薬品のような化学合成品，タンパク質とは異なる特性を有している。特に，多様な生理活性を有した生きた細胞そのものが期待される効能，効果又は性能を発揮するため，再生医療等製品は複雑で多様な品質特性を示す。一方で，製造に用いる様々な原料や加工等によりその品質特性においては抗体医薬品等に代表されるバイオ医薬品と比べても非常に高い不均質性を有しており，CMC研究開発においてはこれらの詳細な特性解析に加え，治験製品及び市販後製品における適切な品質管理戦略の構築が求められる。

　特に，再生医療等製品のCMC研究開発において，非臨床試験及び臨床試験において確認された有効性及び安全性に関係のある重要な品質特性とその特性の変動に影響する製造条件（製造工

程パラメータ等）の特定は極めて重要な事項である。すでに，ヒト細胞加工製品の品質については「ヒト（自己）由来細胞・組織加工医薬品等の品質及び安全性の確保に関する指針」を含めた7つの指針[1~7]が発出され，特性解析の評価方法ついては一定程度整理はされてはいるものの，特定の試験によりこれらの品質特性を正確に把握することは容易ではない（表1）。また，一般的に細胞加工製品では製品の保存期間が短いこと，また，自己由来の細胞加工製品では試験検査に供する量が十分に確保できないことも多いため，品質管理においては出荷試験として実施できる試験検査に限界がある。さらに，安全性に関わる品質の特性として，ヒト・動物由来の原料等を用いる点からウイルス安全性の確保が，また体内に直接投与される点からは無菌性の確保が必要となるが，細胞加工製品では生きた細胞そのものが製品であり，熱や化学物質に弱く，フィルター処理もできないため，従来のバイオ医薬品と同等レベルのウイルス及び微生物の除去・不活化工程を設定することは現在の科学技術レベルでは不可能である。

したがって，実際の製造管理及び品質管理においては，製品品質及びその製造工程の特性や複雑さ，品質リスクに応じて，その製品ごとに，最終製品の試験検査の実施だけはなく，原料管理から製造管理及び品質管理を一貫して行い最終製品の品質が確保されるよう品質管理戦略を構築することが肝要となる。しかしながら，その方法論，基本の考え方については十分な認識がされているとは言えない状況である。このような背景の中，科学委員会 CPC（Cell Processing Center）専門部会においてこれらの課題に関する議論が重ねられ，現時点での細胞加工製品の品質確保における基本の考え方[8]が取りまとめられた。また，PMDA からもヒト細胞加工製品を開発する際の基本となる考え方や具体的な留意点について取りまとめられ，技術的ガイダンス[9]として示されている。これらが今後広く参照されることを期待したい。

表1　再生医療等製品の品質特性

評価項目の例	試験方法の例 （試験の位置づけに応じてケースバイケース）
確認試験	性状，細胞表現型，分化能，細胞種等
細胞の純度試験	細胞表現型，異常増殖等
製造工程由来不純物	製造工程由来物質（血清由来アルブミン，抗生物質等）
目的外生理活性不純物	生理活性物質等
安全性	染色体異常，軟寒天コロニー形成能，ウイルス，マイコプラズマ，エンドトキシン，無菌等
力価試験，効能効果試験，力学的適合性	タンパク質発現，生理活性物質の分泌能，分化能，細胞表現型，細胞増殖能，遊走能，耐久性等
含量	細胞数，細胞生存率等

・有効性及び安全性に関係のある品質特性が重要品質特性になりえるが，細胞を含む製品でどのような品質特性が該当するのか，考え方の整理，議論が必要。
・特に，力価試験ではどのような品質特性の項目を設定し，規格値を設ければよいか，悩ましいところ。

4 再生医療等製品の品質における基本の考え方

　医薬品も含め再生医療等製品において求められる品質は，単なるモノとしての特性を対象としているのではなく，有効性及び安全性を確保するために要求される品質特性の集まりであり，また，それらが期待する有効性及び安全性が得られる程度の基準を満たすことが求められる。すなわち，品質を確保することの本質的な意義は，患者に投与する前に把握できる有効性及び安全性を保証することに他ならない。したがって，CMC研究開発の基本の考え方は，作用機序に加え投与経路や貯法等を踏まえた目標とする製品の品質特性を多面的に解析し，その多様な品質特性の中から最終製品として管理すべき重要な品質特性を特定し，これを堅牢かつ恒常的に管理できる品質管理戦略を構築することが原則となる。また，製造販売承認を得た市販後の品質管理においては，製品の製造販売が終結するまで，この確立した品質管理戦略を達成・実現するともに，必要に応じて見直し改善することが求められる（図1）。

　医薬品においても，高分子化合物で複雑な構造を有し，不均質性を有した製品としてバイオ医薬品等が挙げられる。これらの品質管理の手法はすでに確立され，多くの経験が積み重ねられている。この場合においても単に最終製品の規格のみを管理するのではなく品質管理戦略に基づいた品質管理が行われている。すなわち，最終製品の規格試験に加え原料管理，工程内管理及び中間体の管理等によりそれらの変動を制御又は監視すること，並びにその管理された製造において生じる品質特性の変動範囲を事前に検討し，管理値又は規格値をあらかじめ設定しておくことで，恒常的に期待する品質を保証している。再生医療等製品では，バイオ医薬品以上に，原料や

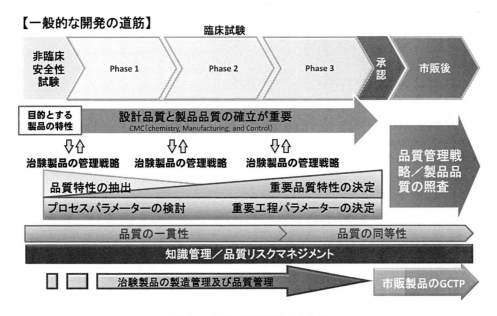

図1　一般的な研究開発の全体像

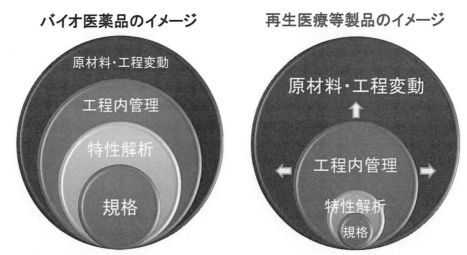

- 規格で品質をすべて把握することは困難。再生医療等製品ではその特徴から限られた情報しか得られない。
- 製造工程のコントロールにより品質を管理する考え方が重要となる。

図2　品質のつくり込み

工程の変動が大きく，さらには，特性解析や規格で知り得る情報も製品の品質特性の全体からみても極めて限定的である。そのような状況では，製造工程の管理方法，工程内管理試験，中間製品の試験により求められる品質の変動をモニタリングすることにも比重をおいて品質を製造工程でつくり込み，確保するという対応がより一層重要となる（図2）。

このように，最終製品の試験により品質を確保するという考え方に加え，製品品質と製造プロセスの理解に基づき製造工程の上流から管理していくことで品質を保証するという考え方は，医薬品では「管理戦略」と言われており，昨今のICHにおいて，「医薬品品質システムに関するガイドライン」（以下「ICH Q10 ガイドライン」という。）等に基本の考え方が示されている。管理戦略は，一貫して製品品質を保証するための概念とされている。単に規格により品質を確保するという考え方ではなく，製造工程の上流から下流，原料から製品に対しどのように管理をすれば恒常的に期待する品質が得られるのかについて，製品品質の基本設計や製造工程の理解とその品質リスクマネジメントに基づき体系立てて設定された管理の方法論として説明されている。すなわち，意図したとおりの製造プロセスを経ることで期待した製品品質を一貫して得るための方策である。再生医療等製品はICH Q10 ガイドラインの適用の外であるが，試験検査の実施できる内容及びその検出感度の限界を考慮して，適切な品質確保の方法論としてその概念を活用した品質管理戦略を構築することがより科学的と言える。品質管理戦略そのものは現時点における再生医療等製品の薬事手続きの中で必ずしも要求されているものではないが，PMDA での薬事戦略相談，承認審査等の経験を通じ，このような品質管理戦略の「概念」に基づく議論は開発者と当局との相互の理解を容易にし，またその理解の程度も深化することを多数経験している。再生医療等製品の品質の理解においてもこの概念が有益であると認識しており，今後一層活用される

第 21 章　再生医療等製品の製造管理及び品質管理

ことを期待したい。

5　技術移管に向けた製品品質の理解と知識管理の重要性

　市販される再生医療等製品を開発していく上では，品質管理戦略の構築と併せ，これを製造所に技術移管し，そこで適切な品質管理を行う必要がある。再生医療等製品の品質管理を確度良くより実効的に行うためには，製品品質の科学的な理解（図3）が欠かせない。これは，設計品質として「製造されるべき製品品質」を規定することが前提であり，一般的にはCMC開発研究を通じ実施される広範な特性解析の成績，有効性及び安全性に関連する重要な品質特性の特定とそれを含む規格及び試験方法の設定，並びに慎重な品質リスクの考察を踏まえ構築される品質管理戦略に基づき考案される。ただし実際の製造では製造プロセスにおける原料，設備及び製法による多種多様な変動が生じうることから，製造品質はそれらの変動の影響を受けたものとなる。したがって，この製造品質をつくり込む際は，品質リスクマネジメントやこれまでに得られた品質管理のための知識を効果的に活用し，多様な変動要因を管理することで設計品質を実現することが求められており，製造管理及び品質管理の本質と言える。

　細胞加工製品のような再生医療等製品では，細胞・組織を用いた培養等の加工工程を経るため，医薬品の製造工程のような一連の機械化された大規模な製造工程とは異なり，多くが手作業での製造を行っている。さらに，生きた細胞そのものが製品となることから，実施した製造工程の状況により細胞の特徴は大きく変化するおそれがあり，作業者の個人の技術レベルや理解の程度が製品品質に影響を与えることは避けられない。したがって，この培養工程等を含む加工工程についての理解を深めるともにその知識を作業者で共有化することは，製造品質のつくり込みに

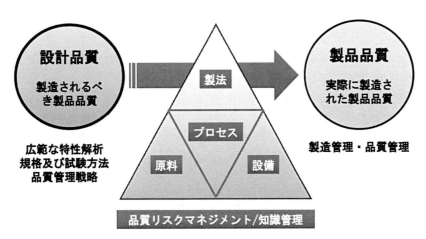

- 製造される品質は、各種の要因により影響を受け、変動することになる。
- プロセスにおける変動要因を把握、管理できるようにすることが、製造方法の確立、品質の管理につながる。

図3　製品品質の科学的な理解

再生医療・細胞治療のための細胞加工物評価技術

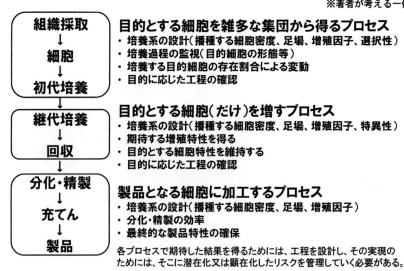

図4　製造工程の理解とは

おいて極めて重要である。図4において培養工程における理解の一例を示した。単に培養工程と言ってもそれぞれの段階で実施される培養において対象としている細胞種や各培養の目的は様々である。そのため、ここでは、各工程がどのような目的を踏まえ設定されているかを研究開発段階において得られた所見や知識に立ち返り整理することが、製造工程の理解の一助となりえる点に着目してほしい。また、培養工程の作業や細胞を対象とした特性解析、試験検査は高度な科学技術が求められるため、場合によっては、CMC研究開発のごく初期に得られた知見、研究者において暗黙的に認識されている情報等が、製造工程及び品質特性の理解に必須となりえる。したがって、研究開発の初期から培養方法や得ようとする目的細胞・組織の特性について、その本質的な理解を深めた上で、標準作業手順書等の作成や技術移管の計画書・報告書を作成することが品質確保のための土台を形成する重要な要素である点には留意されたい。

6　再生医療等製品の製造管理及び品質管理における要点と課題

先般の薬事法改正により、再生医療等製品の製造管理及び品質管理の基準（Good Gene, Cellular and Tissue-based Products Manufacturing Practice, 以下「GCTP」という。）に関する省令が公布・施行された。これにより、再生医療等製品の市販後製品に対する製造管理及び品質管理については、医薬品のGMP、医療機器のQMSとは別に新たな規制体系が適用されることとなった。これは、GCTP省令では、再生医療等製品に特有となる組織・細胞の入手から加工までの管理方法、生きた細胞又は体内で発現する遺伝子を含む製品の品質確保のための方策、外来性感染性物質の汚染リスクに対する措置等の品質管理を適正に行う必要があることを考慮したものであ

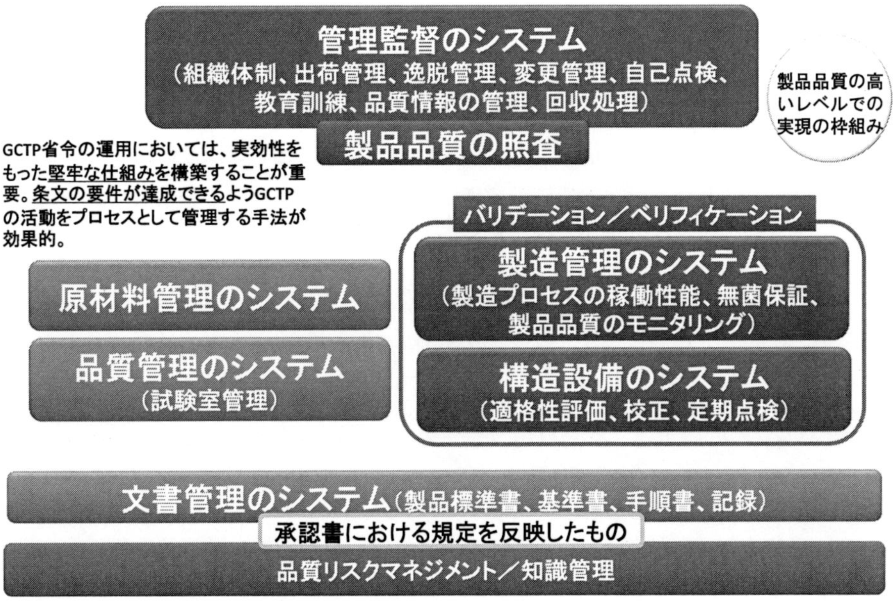

第21章 再生医療等製品の製造管理及び品質管理

管理監督のシステム
（組織体制、出荷管理、逸脱管理、変更管理、自己点検、教育訓練、品質情報の管理、回収処理）
製品品質の照査

製品品質の高いレベルでの実現の枠組み

GCTP省令の運用においては、実効性をもった堅牢な仕組みを構築することが重要。条文の要件が達成できるようGCTPの活動をプロセスとして管理する手法が効果的。

原材料管理のシステム

バリデーション／ベリフィケーション

製造管理のシステム
（製造プロセスの稼働性能、無菌保証、製品品質のモニタリング）

品質管理のシステム
（試験室管理）

構造設備のシステム
（適格性評価、校正、定期点検）

文書管理のシステム（製品標準書、基準書、手順書、記録）
承認書における規定を反映したもの
品質リスクマネジメント／知識管理

図5　GCTP省令の運用イメージ

る。また，医薬品のGMP省令と同様に，より高いレベルで品質保証を達成するための枠組みであり，取り違え防止など人為的なミスを最小にすること，汚染及び品質の低下を最小限にすることに加え，高い品質保証システムを構築するといったGMPの本来の原則は踏襲されている（図5）[10〜13]。一方で，GCTP省令において新たに規定された「品質リスクマネジメント」，「ベリフィケーション」，「製品の品質の照査」については，再生医療等製品に特有の品質を確保する観点，構築した品質保証システムが実効性をもって機能しているかを管理監督する観点からGCTPの運用や調査において特に重要な事項となるため，その意義や趣旨を十分に理解しておくことが必要である。

　再生医療等製品の製造管理及び品質管理の実際の運用においては，極めて多様かつ複雑な課題を抱えている。例えば，再生医療等製品ではヒト・動物由来の原料等を用いる点からウイルス安全性や無菌性の確保が重要な事項となるが，医薬品のように製造を開始する前段階において細胞等の原料を無菌化処理することや製造工程において無菌化工程を設定することは技術的に困難であるうえ，製造工程に培養工程があるため製造中に微生物の混入があれば増殖することも想定される。その一方で，最終製品の無菌試験のみではその検出感度の観点から必ずしも無菌性保証のための方法となり得ず，無菌性保証のあり方として抗生物質に安易に依存することは抗生物質耐性菌の選択や出現を考えると必ずしも十分な品質リスクの低減とならない。さらに，ウイルスの迷入に対しても同様に製造工程においてウイルスの不活化／除去工程を設定することは容易ではなく，原料毎に混入するウイルス種が異なることも想定される。ウイルス安全性の確保においては，残存するウイルス安全性のリスクをケース毎に慎重に考え，適切なウイルス否定試験を設定

する等により可能な限り安全性を高める方策を講じることが必要である。このように，無菌性保証の方法論やウイルス安全性の確保の考え方については，バイオ医薬品における方法論をそのまま適用することは難しい場合が多く，製品毎の特徴に加えて使用する構造設備の特性（ハード）及び製造作業内容（ソフト）も考慮した上で汚染等のリスクを可能な限り低減することが原則となる。汚染リスクに応じた妥当な製造管理の実施に加え，汚染等が最も感度良くかつ効果的に検出できるよう最終製品以外にも適切な検体を用いた試験の実施や科学的に妥当な試験方法を選択すること等の最善の品質管理戦略に基づいた手法により総合的に汚染リスクを管理することが実効的である。

7　品質リスクマネジメントの考え方

再生医療等製品はバイオ医薬品と比べてもその品質リスクは低いとは言えず，またいかなる手法を用いてもその品質リスクを取り除くことはできない。このため，製造管理及び品質管理において可能な限り品質リスクを低減することが求められる。したがって，GCTPの運用においては品質リスクマネジメントの対応は極めて重要な要素である。昨今のICHにおいて，医薬品の品質管理における品質リスクマネジメントの重要性が認識され，「品質リスクマネジメントに関するガイドライン」（以下「ICH Q9 ガイドライン」という。）にその基本の考え方や方法論が提示されている。例えば，健康被害あるいは品質不良の潜在的要因の発生のしやすさ，その重大性，検出のされやすさの観点から品質リスクを評価する点や品質リスクマネジメントの活用により製品品質と製造プロセスに関する理解を促進し，より高度な品質保証を達成しようとする点などは，再生医療等製品においても医薬品と同様にICH Q9ガイドラインの品質リスクマネジメントの手法を適用することが可能である。しかしながら，その適用の程度については，構造設備（ハード）と品質管理の方法（ソフト），また製品の開発段階の観点から，状況毎に判断することが必要である。例えば，細胞加工に適した構造設備を維持するためには，設備機器の点検等の管理に加えて，適切な環境モニタリングが実施される必要があり，また，交差汚染を防止するためには，適切なチェンジオーバーの手順を策定する必要がある。製造管理及び品質管理では，問題が発生してから対応するのではなく，品質リスクのアセスメント，低減等のコントロール，情報の共有，監視や照査等の体系的な手法により未然に防ぐ手立てを講じる考え方が望まれており，特に品質リスクを許容する際の判断においては，科学的知見に基づくべきものであり，最終的には患者保護に帰結されるべき点は医薬品の場合と相違はない。

8　ベリフィケーションによる品質保証のアプローチ

品質保証において，治験製品及び市販後製品ともに，バリデーション又はベリフィケーションは極めて重要な事項である。特に，市販後製品に対しては，原則として，プロセスバリデーショ

第 21 章 再生医療等製品の製造管理及び品質管理

ンの実施が要件となる。しかしながら，患者由来の細胞・組織を原料に用いる自己由来製品では，倫理上の観点から事前に入手可能な検体が制限され，限られた製造経験から製品化が進められる場合や技術的限界からプロセスバリデーションの実施が困難な場合が想定されるため，プロセスバリデーションに代わりベリフィケーションにより品質を確保する手法が規定されている。

　プロセスバリデーションとベリフィケーションの本質的な違いについて，図6に示すように，プロセスバリデーションは，品質リスクや品質に寄与する重要工程パラメータ等の変動要因を特定した上で，製造プロセスの制御を通じ恒常的に高いレベルで品質保証を達成する活動であり，また，構築した品質管理戦略を事前に検証する手法である。これに対し，ベリフィケーションは，本来であればプロセスバリデーションにより目的とする品質に適合する製品を恒常的に製造できるよう事前に検証しておくことが望まれるものの，慎重な品質リスクマネジメントに基づく品質管理戦略を設定することにより，変動要因の特定が技術的な限界等から明確になされていないながらも求められる製品品質を製造毎に確保する手法である（図7）。ベリフィケーションでは，単なる品質試験の結果の確認にとどまるものではなく，製造管理及び品質管理の方法も含め期待される結果が得られているかの確認であり，原料品質，工程パラメータ及び工程内管理試験も含めた総合的な確認と理解すべきである。また，さらに，ベリフィケーションにより品質を確認する際は，その手法の特性上，プロセスバリデーションと異なり市販後製造においても継続的にベリフィケーションマスタープランに基づく確認を行う必要があることにも留意すべきである[13]。

　治験製品の製造において行われるベリフィケーションについても，品質確保の観点から基本の

プロセスバリデーション

工業化研究の結果や類似製品の製造実績等に基づき，**あらかじめ特定した製品の品質に影響を及ぼす変動要因**（原料及び資材の物性、操作条件等）を考慮した上で設定した**許容条件の下で稼働する工程**が、目的とする品質に適合する製品を恒常的に製造するために**妥当であることを確認し、文書化**すること。**検証の方法は、原則、実生産規模での製造スケールとして、3ロット又は製造番号の繰り返し又はそれと同等の以上の手法**とする。

⇒　変動因子を特定された後に、製造管理及び品質管理の方法が期待される結果を
　 与えるか3ロットで検証する。（事前の検証）

ベリフィケーション

　例えばヒト（自己）細胞加工製品に係る製品のように、**倫理上の理由による検体の量的制限、技術的限界等のため、プロセスバリデーションの実施が困難な製造工程**（試験的検体の利用等により適切にプロセスバリデーションを実施しうる製造工程を除く。）に関し、実生産において、あらかじめ特定した製品の品質に影響を及ぼす変動要因が許容条件の範囲内にある等、**製造手順等が期待される結果を与えたことを各ロット番号又は製造番号の製品ごとに確認し、文書化**することをいう。
　なお、ベリフィケーションの適用対象となる製品の製造工程に関しては、**原則として、引き続きベリフィケーションを行うこと**が求められ、再バリデーション（当該製造工程を構成する設備、システム及び装置の適格性評価並びに当該製造工程に係る洗浄作業の洗浄バリデーションを除く。）を行うことは求められないこと。

⇒　 変動要因は十分に特定されてはないものの、期待される品質が得られたことを手順
　　書、計画書、記録、報告書等から確認しその妥当性や適切性の評価確認のために行う。
　　（製造毎の確認）

　　実施の際の前提として、確認のための適切な計画に基づいたパラメータ等の設定があり、その上での結果とし
　て評価し、確認されることを意図している。

図6　プロセスバリデーションとベリフィケーションの違い

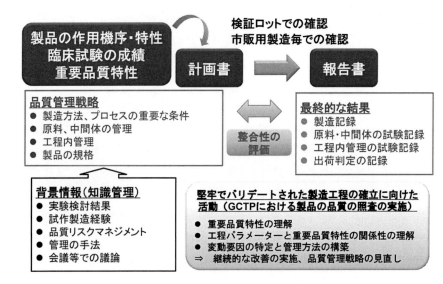

図7　ベリフィケーションの運用のイメージ

考え方は市販後製品と大きく変わるものではないが，治験製品の製造においては開発段階であり製造方法や試験方法が未だ確定されていないことを十分に考慮した上で，その時点で得られている製品品質や製造プロセスの理解を踏まえ，さらにより慎重な品質リスクマネジメントに基づく治験製品の品質管理戦略を設定した上で行うことが実施の際の要点である。

9　治験製品の製造管理及び品質管理の要点

再生医療等製品の治験製品における製造管理及び品質管理については，市販後製品を対象としたGCTP省令とは異なり，再生医療等製品の臨床試験の実施の基準に関する省令において適切に実施することが求められているものの，現時点では具体的な基準や指針等が明示されているわけではない。しかしながら，再生医療等製品であっても，被験者の保護，臨床試験の信頼性の確保，治験製品と市販後製品との一貫性・同等性を保証すること等の治験薬GMPの基本原則と大きく変わるものでない。したがって，治験製品における製造管理及び品質管理においては，製造方法及び試験法が確定していない開発段階にある製品という観点に加え，再生医療等製品の品質管理として特有な事項を考慮し対応することがより適切な対応と言える。

10　再生医療等製品のCMC開発研究での留意点

再生医療等製品は生きた細胞を用いることから製造工程や品質特性において多様な変動要因及び不均質性が存在しており，治験の後期段階以降における製造工程の変更等は品質の同等性／同質性を確保する観点からは通常大きな開発リスクが伴う。また，医薬品医療機器法では，患者ア

第 21 章　再生医療等製品の製造管理及び品質管理

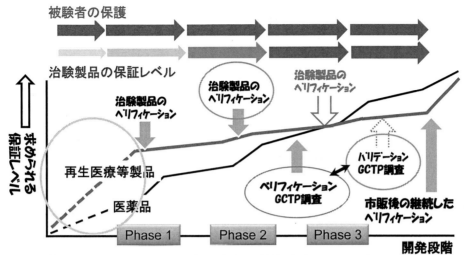

- 再生医療製品の特性から開発後期での大きな変更は同等性の観点からリスクが大。
- 条件及び期限付承認であれば、本承認までに品質管理戦略の妥当性の確認が求められ、通常の医薬品とは製品ライフサイクルの対応の相場感が異なる。

図 8　再生医療等製品のライフサイクル

クセスの視点に立ち，再生医療等製品に対して治験において有効性が推定された段階で承認申請を行い，検証的な臨床試験の結果を待たずに承認することができる条件及び期限付承認制度を新たに導入しており，この場合，CMC 研究開発から市販後に必要となる対応は医薬品と大きく異なり，必要な CMC データの取得，GCTP 調査への対応が早期に求められる場合も想定される（図 8）。したがって，再生医療等製品では，開発の初期から広範に品質に関する情報を収集しておくことが望ましく，知識管理，品質リスクマネジメント及び品質管理戦略の概念を踏まえた対応が効果的である。再生医療等製品の薬事手続きを効率的に進める観点からは，このような CMC 研究開発の違いを見据えた開発戦略が重要となる点には留意されたい。

11　おわりに

再生医療等製品の品質保証については，本稿に示したとおり，解決すべき再生医療製品に特有で複雑な課題が多い。しかしながら，医薬品の品質保証のために提示されている ICH の品質関係のガイドライン等の考え方を参考とし再生医療等製品に当てはめて考えることは，再生医療等製品の品質保証を考える上で極めて有用なものである。その際には，各種ガイドライン又は指針等に示された文言を厳密に運用するのではなく，その趣旨を踏まえ，さらには再生医療等製品の特性も考慮しつつ，科学的合理性かつ品質リスクの観点から柔軟に活用することが強く望まれる。今後の相談又は審査における品質の議論においては，個別の製品の特性に応じたより妥当な品質管理戦略等が提示され，より本質的かつ深い議論がなされることを期待したい。

再生医療・細胞治療のための細胞加工物評価技術

文　　献

1) ヒト（自己）由来細胞や組織を加工した医薬品又は医療機器の品質及び安全性の確保について（平成20年2月8日付け薬食発第0208003号厚生労働省医薬食品局長通知）
2) ヒト（同種）由来細胞や組織を加工した医薬品又は医療機器の品質及び安全性の確保について（平成20年9月12日付け薬食発第0912006号厚生労働省医薬食品局長通知）
3) ヒト（自己）体性幹細胞加工医薬品等の品質及び安全性の確保について（平成24年9月7日付け薬食発0907第2号厚生労働省医薬食品局長通知）
4) ヒト（同種）体性幹細胞加工医薬品等の品質及び安全性の確保について（平成24年9月7日付薬食発0907第3号厚生労働省医薬食品局長通知）
5) ヒト（自己）iPS（様）細胞加工医薬品等の品質及び安全性の確保について（平成24年9月7日付け薬食発0907第4号厚生労働省医薬食品局長通知）
6) ヒト（同種）iPS（様）細胞加工医薬品等の品質及び安全性の確保について（平成24年9月7日付け薬食発0907第5号厚生労働省医薬食品局長通知）
7) ヒトES細胞加工医薬品等の品質及び安全性の確保について（平成24年9月7日付け薬食発0907第6号厚生労働省医薬食品局長通知）
8) 再生医療等製品の品質確保における基本の考え方に関する提言（平成27年8月14日付け科学委員会CPC（Cell Processing Center）専門部会報告書）
9) 再生医療等製品（ヒト細胞加工製品）の品質，非臨床試験及び臨床試験の実施に関する技術的ガイダンスについて（平成28年6月27日付け厚生労働省医薬・生活衛生局医療機器審査管理課事務連絡）
10) 再生医療等製品に係る構造設備規則，GCTP省令及びGQP省令について（平成26年8月12日付け薬食発0812第11号厚生労働省医薬食品局長通知）
11) 再生医療等製品に係る構造設備規則，GCTP省令及びGQP省令の取扱いについて（平成26年10月9日付け薬食発1009第1号厚生労働省医薬食品局監視指導・麻薬対策課超通知）
12) 再生医療等製品の製造管理及び品質管理の基準等に関する質疑応答集（Q&A）について（平成27年3月17日付け薬食監麻発0317第1号厚生労働省医薬食品局監視・指導麻薬対策課長通知）
13) 再生医療等製品の製造管理及び品質管理の基準等に関する質疑応答集（Q&A）について（その2）（平成27年7月28日付け薬食監麻発0728第4号厚生労働省医薬食品局監視・指導麻薬対策課長通知）

第22章　臨床用原材料細胞のセルバンク

大迫洋平[*1]，金子　新[*2]

1　はじめに

　2014年に再生医療等安全性確保法の施行と，薬事法から再生医療等製品を新たに含む薬機法への改正が行われ，再生医療についての環境・基盤整備が進められているところであるが，京都大学 iPS 細胞研究所（Center for iPS Cell Research and Application：以下，CiRA）においては iPS 細胞[1]の臨床応用へ向けた動きが活発になってきた。2016年6月には CiRA が協力する臨床研究として，他家 iPS 細胞の利用も計画に含む「滲出型加齢黄斑変性に対する iPS 細胞由来網膜色素上皮細胞移植に関する臨床研究」（理化学研究所 CDB，高橋政代プロジェクトリーダー）の実施体制が発表され，一方では CiRA 主導の臨床研究／臨床試験としてパーキンソン病，血液疾患など複数のプロジェクトについて実施へ向けた準備が着々と進みつつある。

　これらのプロジェクトにおいては，2012年度から推進してきた再生医療用 HLA-ホモ iPS 細胞ストックプロジェクト[2]のもと，CiRA 内の細胞調製施設（Facility for iPS Cell Therapy：以下，FiT[注1]）において製造された臨床用 iPS 細胞が移植用分化細胞の原材料として提供される。

　本章では，アカデミアにおける臨床用 iPS 細胞バンク構築の一事例として，CiRA での「iPS 細胞ストック」[注2]構築の取組みをご紹介したい。

注1　2015年5月に再生医療等安全性確保法に基づく特定細胞加工物製造許可取得（施設番号：FA5150001）。
注2　本章では「再生医療用 HLA-ホモ iPS 細胞ストックプロジェクトのもとで構築している臨床用 iPS 細胞のバンク」のことを「iPS 細胞ストック」と表記する。

---

*1　Yohei Osako　　京都大学　iPS 細胞研究所附属細胞調製施設（FiT）　品質部門
　　　　　　　　　　特定研究員
*2　Shin Kaneko　　京都大学　iPS 細胞研究所附属細胞調製施設（FiT）　施設長；
　　　　　　　　　　京都大学　iPS 細胞研究所　増殖分化機構研究部門　准教授

2 再生医療用 HLA-ホモ iPS 細胞ストックプロジェクト

再生医療用 HLA-ホモ iPS 細胞ストックプロジェクト（以下，iPS 細胞ストックプロジェクト）の目的は，臨床用の iPS 細胞を保存し，必要に応じて国内外の研究機関・医療機関に速やかに提供可能とすることにより iPS 細胞を用いる再生医療の早期実現と普及に貢献することである。iPS 細胞ストックの構築にあたっては，他家移植で発生する拒絶反応を軽減し，多くの人への移植を可能とするため，Human Leukocyte Antigen（ヒト白血球型抗原：以下，HLA）ホモ接合体をもつ健常ドナーから提供していただいた血液を原材料として iPS 細胞製造を行っている。なお，試算によれば，75 名の HLA ホモドナー（日本人の約 80％をカバー）を見つけるためには約 6.4 万人もの HLA 型を調べる必要があるが[3]，既に HLA 情報を保有している日本赤十字社，日本骨髄バンク，およびさい帯血バンクの協力により広範囲・迅速かつ効率的なドナーリクルートが可能となっている。iPS 細胞ストックのような「ハプロバンク」の構築にあたって，上記協力の意義は大きい。

現在までに，複数例の iPS 細胞製造が完了し出荷可能な状態となっており，2015 年 8 月には臨床用 iPS 細胞の提供を開始した。今後も，国内で高頻度にみられる HLA ハプロタイプをホモ接合体として有するドナーの組織・細胞から iPS 細胞を製造して iPS 細胞ストックを拡充し，2017 年度末までには日本人の 30％〜50％程度，2022 年度末までには日本人の大半をカバーすることを目標としている。

3 「臨床用原材料細胞のセルバンク」としての iPS 細胞ストック

臨床用 iPS 細胞は最終的な用途に応じて様々な細胞へ分化させてから使用される。これを逆から言えば，既存のさい帯血バンク・生物薬品製造用のセルバンクといった用途の特定されたセルバンクとは異なり，iPS 細胞ストックは最終的な用途が特定されていないことが特徴といえる。細胞加工物製造工程における iPS 細胞ストックの役割を説明するため，国内規制（再生医療等安全性確保法，薬機法）下における iPS 細胞ストックの位置づけを図 1 に示した。図 1 から分かるように iPS 細胞ストックの位置づけは，用途および製造工程の段階に応じて①（特定細胞加工物の）中間体，②出発原料，あるいは③（出発原料の）原材料，の 3 種類に分類される。また，①〜③のどの位置づけで iPS 細胞ストックが利用されるかによって，受ける規制と求められる管理基準も以下のように異なる[4]。

 ① 臨床研究における特定細胞加工物の「中間体」の位置づけで使用される場合，再生医療等安全性確保法の規制対象となる。

 ② 臨床試験（治験）に用いる細胞加工物または再生医療等製品の「出発原料」（いわゆるマスターセルバンク：MCB，ワーキングセルバンク：WCB）の位置づけで使用される場合，再生医療等製品の製造管理及び品質管理の基準に関する省令（GCTP 省令）の規制対

第 22 章　臨床用原材料細胞のセルバンク

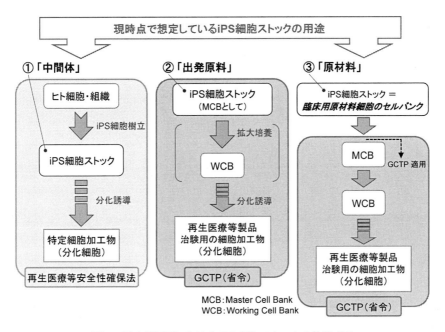

図1　国内規制下における iPS 細胞ストックの位置づけ

象となる。
③　臨床試験（治験）や再生医療等製品の製造に用いられる場合であっても，MCB の親細胞株，すなわち出発原料の「原材料」の位置づけで用いられる場合，iPS 細胞ストック自体は GCTP 省令の規制対象外となる（MCB から GCTP 省令の規制が適用される）。

現時点においては，iPS 細胞ストックは上記①と③を想定して構築されている。換言すれば，iPS 細胞ストックは本章のタイトル「臨床用原材料細胞のセルバンク」としての一面をもつということである。なお，③は GCTP 省令の規制対象外ではあるものの，重要な原材料との認識から，①の再生医療等安全性確保法の規制と同等の管理をしている。

4　FiT における臨床用 iPS 細胞の製造・品質管理

それでは iPS 細胞ストック構築の具体的な中身として「ヒト末梢血由来単核球からの，臨床用 iPS 細胞の製造」を例に，FiT で現在行われている製造から品質管理までの取り組みをご紹介していきたい。さい帯血由来細胞を原料とする製造も行われているが，この場合もドナー適格性の判定手順などに違いがあるものの FiT での製造・品質管理に関してはほぼ同一である。

なお，ここに示されているのは 2016 年時点での情報であって，今後の科学技術等の進歩に伴って変更の可能性がある。

4.1 ドナー適格性の判定

　健常ドナー（ボランティア）から末梢血を提供していただくにあたっては，あらかじめiPS細胞ストックプロジェクトの主旨等を説明し，ドナーからのインフォームド・コンセントを取得している。また，ドナー情報は手順書にしたがい厳重に管理・保護される。その上で，以下①，②を基準として，問診，感染症検査およびHLA検査によってドナー適格性を医師が判定する。なお，iPS細胞は皮膚線維芽細胞などからも樹立可能であるが，末梢血由来単核球を用いる利点として，組織・細胞採取が容易でドナーへの侵襲性がより低いこと，採取方法および採取した組織・細胞による微生物汚染リスクがより低く，iPS細胞製造における無菌操作に適していることが挙げられる。

① 感染症検査：製造用末梢血の採血時，およびウインドウピリオド後の感染症検査で梅毒，HBV，HCV，HIV1/2，HTLV1，パルボウイルスB19，およびサイトメガロウイルスすべてが陰性であること。

② HLA検査：HLA-A/-B/-DRの3座においてそれぞれホモ接合体であること。

4.2 製造に使用する原料等・工程資材

　臨床用iPS細胞の製造に使用する原料等・工程資材について，特記事項を以下にまとめた。

① 末梢血：医療機関（京都大学医学部附属病院，提携医療機関）からFiTに末梢血を持ち込む際には，ドナー適格性判定における検査とは独立して，FiT側でも受け入れ検査の一環として感染症検査（HBV，HCV，HIV1/2，HTLV1）を実施し結果が全て陰性であることを確認している。なお，万一感染症検査の結果が陽性であった場合の封じ込めや感染性廃棄物の処理等の手順も定めてある。

② iPS細胞培養用培地：動物由来成分不含培地を用いており，血清（FBS等），および抗生物質は使用していない。

③ 培養基質（培養容器のコーティング材）：iPS細胞の培養法は，従来のフィーダー法と比較して製造作業・規制対応がより簡易との理由からフィーダーフリー法[5]を採用しており，培養容器（ディッシュやプレート）にコーティングを施すためのラミニンは生物由来原料基準に適合した組換えタンパク質である。

④ 工程資材（ピペット，チップ等）：品質・無菌性保証・安定的供給が可能かなどについて検討を行い，使用する工程資材を選定している。入手可能なものについては三重包装品や10^{-6}の無菌性保証水準（SAL）が確保された製品の採用も進んでいる。

　製造に用いる原料等・工程資材をFiTに受け入れる際には，受け入れ時にロット毎または現品毎に試験成績書（CoA）の確認と，目視による外観の確認を行っているほか，機器分析の導入も予定しており受け入れ検査の拡充を図っている。また，培地をはじめとする特に重要な原料等や工程資材については，供給業者との間で製造・品質管理方法の変更や品質不良に関する情報を速やかにFiTに連絡する旨を定めた取り決め他を必要に応じて締結している。

第22章　臨床用原材料細胞のセルバンク

先に少し触れたが，原料等・工程資材いずれについても，既製品が臨床用iPS細胞の製造に適しているとは限らない。このため，現在用いているものにはCiRAと企業・外部機関との連携のうえで開発された[5]，あるいは仕様が決められた製品も少なくない。iPS細胞製造条件の最適化に向けて，今後もこの種の取り組みは重要であろう。

4.3　製造方法

図2に臨床用iPS細胞製造の概略（簡略化したイメージ）を示した。「今後の幹細胞・再生医学研究の在り方について 改訂版」[6]において，"（著者注：iPS細胞由来分化細胞の）原料となるiPS細胞については（中略），遺伝子解析により危険なプラスミドの残存がないことを確認し，腫瘍発生に関連するゲノム変異に留意する観点から明らかなドライバー変異を有さないことに加え，最もゲノム変化の少ない株を選択する方針"とされているとおり，FiTでは工程内でiPS細胞をクローニング・サブクローニングする過程（後述）でプラスミド残存試験や核型・ゲノム解析を含む工程内の品質評価試験（以下，図2も含めて本章では「工程内品質評価試験」と表記）を実施して，選りすぐった細胞株を最終的にストックする方策を採っている。具体的な流れは，

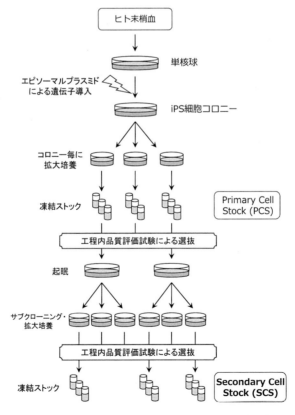

図2　ヒト末梢血由来単核球からの臨床用iPS細胞の製造

およそ以下のとおりである。
① 末梢血からの単核球の分離。
② 末梢血由来単核球へのエピソーマルプラスミド（導入遺伝子：OCT3/4, SOX2, KLF4, L-MYC, LIN28, p53阻害因子）による遺伝子導入[7]。
③ 形成されたコロニーを釣り上げ，コロニー毎に独立した細胞株として拡大培養。
④ 工程内品質評価試験実施のため，凍結ストック（プライマリーセルストック：PCS）を作製。
⑤ 工程内品質評価試験の結果に基づいて選抜した細胞株（PCS）を起眠。
⑥ 起眠した各個の細胞株から，さらにサブクローニングを行い拡大培養。
⑦ 拡大培養の過程で，プラスミド残存が検出されないレベルになったことの確認など，工程内品質評価試験を実施。
⑧ 品質評価試験を含む工程内検査をパスした細胞株の凍結ストック（セカンダリーセルストック：SCS）を作製。

　FiT細胞調製室での培養に要する期間は4～5ヶ月（PCS凍結後の工程内品質評価試験期間を除く），品質管理のための各種試験期間まで含むと，製造開始から出荷まで約1年を要する。SCSの継代数は，iPS細胞樹立（単核球に遺伝子導入してコロニー形成したもの；P1）から起算して9～10代目（P9～P10）である。FiTにおける臨床グレードの製造法でのiPS細胞製造は，ここ数年で開始されたばかりのため，止むを得ないことではあるが長期安定性の裏付けとなるデータは現在進行形（On going）で蓄積することとしている。すなわち，液体窒素気相中にて保管しているSCSの有効期間は暫定値として設定してあり，今後節目ごとに実施する安定性試験の結果によっては有効期間の延長も考慮する方針である。

4.4 品質管理方法

　工程内から製造後にかけて臨床用iPS細胞に対して実施する試験項目（受け入れ検査を除く）を表1に示した。FiTでは例えば継代ごとに実施する「工程内試験」，4.3項で述べた製造工程の節目で実施する「工程内品質評価試験」，製造後のSCSに対して実施する「出荷試験（品質規格）」および「参考試験」のそれぞれについて，表1中の試験から特定の組み合わせで実施している。なお，全ての試験をCiRAで実施するわけではなく，委託契約締結の上で外部機関に依頼している試験も存在する。臨床用iPS細胞（SCS）の出荷にあたっては，FiT品質部門の長（品質保証責任者）が最終的な出荷判定を実施し，出荷「可」とされたiPS細胞が企業・外部機関へ提供されている。

　以下に，試験内容や課題等についての各論を記した。

4.4.1 微生物等検査

　マイコプラズマ否定試験およびエンドトキシン試験は，日本薬局方に準拠／参考とした方法にて実施している。無菌試験については全製造工程を通じての無菌性を確保しつつコスト・迅速性

第 22 章　臨床用原材料細胞のセルバンク

表 1　臨床用 iPS 細胞に対する試験項目

分類	試験項目
微生物等検査	無菌試験
	マイコプラズマ否定試験
	エンドトキシン試験
	ウイルス試験
取り違え防止	HLA 検査
	STR 解析
細胞特性解析	細胞形態
	増殖速度
	生存率・起眠率（細胞数）
	未分化マーカー発現
遺伝子解析	プラスミド残存
	核型
	SNV（一塩基多様性）/Indel（短い挿入・欠失）
	CNV（コピー数）

との兼ね合いを考慮し，日本薬局方を参考とした方法か，あるいは簡易法（いわゆるボトル培養法）を検体の種類・工程の段階に応じて使い分けている。

　SCS に対するウイルス試験は，ドナー適格性判定および受入検査で主要ウイルスの試験を実施していること，製造に用いる生物由来原料（末梢血，ラミニン）はいずれも生物由来原料基準適合であること，フィーダー細胞や FBS 等は使用していないことに加え，想定している iPS 細胞ストックの管理レベル（現時点では iPS 細胞ストックそのものは MCB あるいは WCB としての用途は想定していない。3 節，および図 1 参照）を勘案し，ICH Q5A[8] にて MCB に対して実施すべしとされている種々の試験法ではなく，現時点では NAT 法での実施としている。

　なお，上記の微生物等検査は iPS 細胞ストックプロジェクトでの実施例であるが，FiT では別のプロジェクトとして臨床試験に使用可能な iPS 細胞 WCB の製造も行っている。この場合，汚染検査（無菌試験・マイコプラズマ否定試験・エンドトキシン試験）は日本薬局方準拠，ウイルス試験については，上流の MCB あるいは FiT で製造した WCB に対して ICH Q5A 準拠で実施の方針としている。このように，プロジェクト毎の目的に応じた適切な製造・品質管理レベルが求められる点には留意が必要である。

4.4.2　取り違え防止

　由来となった HLA ホモドナー単核球との一致を確認するため，樹立した iPS 細胞について HLA 検査と STR 解析を行う。なお，取り違えおよび交差汚染防止に関して工程管理の面では，細胞加工物や原料等をバーコードにて識別・管理可能な製造支援システムが導入されている。また，FiT は施設規模と製造件数の兼ね合いから 1 室の細胞調製室を 1 ドナー由来の iPS 細胞製造専用としている（製造期間終了後にチェンジオーバー）。製造件数が今後増大していくとすれば，アイソレータシステム等を活用した 1 室での複数ドナー細胞製造も視野に入れる必要があろう。

4.4.3 細胞特性解析

iPS細胞のコンディションを把握するため細胞形態の観察や増殖速度の算出等を実施する。分化しつつある細胞株や，増殖が極端に遅い細胞株は製造中止，あるいは出荷不可となる場合もある。これらはラボレベルの細胞培養でも日常的に行われる作業ではあるが，例えばゲノム異常といった他の事象との相関の可能性も考慮し，注意深くデータを蓄積しているところである。細胞形態の評価については，現状では熟練技術者の目視（顕微鏡観察）による判断に委ねているが，顕微鏡と連動した画像解析技術による客観的評価システムの開発も共同研究として開始されている。

細胞特性解析において未分化マーカー発現解析は実施しているものの，三胚葉への分化能（多分化能）は現時点では試験していない。これは以下の理由による。まず，iPS細胞は多分化能を有するといえど，細胞株毎の多分化能は均一ではなく偏りがある[9]ことが知られている。また，iPS細胞ストックプロジェクトのように用途を特定せず幅広い領域に細胞の提供がなされる場合，提供先が求めるのは目的とする最終製品（分化細胞）への分化能に優れたiPS細胞株である。従って，製造の過程でクローニング・サブクローニングによって1ドナーから複数の細胞株を樹立して構築されたiPS細胞ストックでは特に，ある一定の基準を定めたうえで個々の細胞株に対して一律の多分化能試験をするよりも，最終的な用途に対する分化能を試験するほうが合理的かつ効率的である。実際，iPS細胞ストックプロジェクトでは，提供を予定している機関に複数株の評価用iPS細胞を事前配布し，目的細胞への分化能を含む予備的検討を実施してもらった上で，目的に適った（すなわち目的細胞への分化能など予備試験成績が良好であった）細胞株を正式に提供する方法を採っている。

4.4.4 遺伝子解析

2016年5月に纏められた「特定認定再生医療等委員会におけるヒト多能性幹細胞を用いる再生医療等提供計画の造腫瘍性評価の審査のポイント」[10]においては，原材料としての多能性幹細胞に求められる安全性等について下記①～③（以下，文献10の表記を借用し「ゲノム所見」）が重視されている。

① 核型異常
② 腫瘍関連遺伝子（Cosmic census＋Shibata list[11]）のSNV/Indelおよびコピー数異常（CNV）を含む構造異常
③ 腫瘍化促進の可能性ある外来因子の有意な残存

FiTにおいて実施する臨床用iPS細胞に対する遺伝子解析試験は，以前から網羅性を高めるため全ゲノム解析を導入しており文献10において実施が推奨されている内容との共通性は高い。

遺伝子解析試験は4.3項や図2に示した工程内品質評価試験においても重要な位置を占めているが，一方で，その試験方法についてはCiRA・協力機関において継続的な検討・開発・改良が続けられているものも多い。また，結果を評価するにあたって必要とされる科学的知見も日進月歩である。このため，明らかな異常が検出された場合は別として，現時点では明確な規格値の

第 22 章　臨床用原材料細胞のセルバンク

設定は困難なことが多く,必要に応じて専門家(研究者)のアドバイスを求めながら評価を行っている。文献 10 をはじめ数多くの指針・ガイダンスで言及されているように,現時点での最新の科学的知見に照らして iPS 細胞の安全性等に疑義を与える結果か否か,提供先における iPS 細胞の用途(分化細胞の種類,投与量,移植部位ほか)は何か,などをリスク・ベネフィットまで含めて総合的に考慮したうえでの判断が求められる試験項目といえる。

　しかし,今後の iPS 細胞を用いた再生医療の普及,特に産業化の観点からは,たとえ規格化に至らなくとも管理可能な特性に落とし込むことができれば有益であるし,望ましい。医薬品における異物管理の場合,①異物を減らす工夫をする,②異物低減に限界がある場合,残留していても製品品質に影響のないことを証明する,という考え方がある。一方で iPS 細胞に関しては,ゲノム所見に異常を生じさせる要因(原料等,製法,手技など)は何か,どの遺伝子に/どの程度の異常があると有害事象が発生するかは未だ十分に解明されていない。医薬品と比較して細胞加工物は不均一性が高いという困難はあるものの,①ゲノム所見への影響を可能な限り低減した iPS 細胞製造法の確立と,②(ゲノム所見に異常なしが最も望ましいとした上で)検出された異常の品質への影響を評価するための科学的知見や技術のさらなる蓄積,この 2 点は急務と考えられる。

5　おわりに

　本章では CiRA における iPS 細胞ストック構築の事例を紹介してきた。最後に視野を広げて,臨床用原材料細胞バンクに関する製造・品質管理の国際動向と,国内外の臨床用多能性幹細胞バンクの話題に少し触れておきたい。

　臨床用原材料細胞バンクに関する製造・品質管理については国際協調が始まっており,英国の National Institute for Biological Standards and Control(NIBSC,後述する UK Stem Cell Bank の母体組織)を中心とする International Stem Cell Banking Initiative(ISCBI)によって品質・機能評価のガイドライン[12]が作成されている。日本においてもこのガイドラインを基調とし,国内事情に合わせて修正を加えた邦訳の解説・ガイダンスが公表される見込み[13]であり,iPS 細胞ストックを擁する CiRA としても今後の動向を注視しているところである。

　国内の臨床用多能性幹細胞バンクに関する話題としては,京都大学再生医科学研究所,ならびに国立育成医療研究センター研究所で臨床用 ES 細胞バンクの構築に向けた取り組みがこのほどスタートした。国外の臨床用多能性幹細胞バンクの代表例としては,米国の WiCell Research Institute,および英国の UK Stem Cell Bank が挙げられる。両バンクとも,それぞれに多能性幹細胞の製造・品質管理の標準化を含めたバンク事業を展開しているのが特徴である。このほか,世界各国の臨床用 HLA ハプロタイプホモ iPS 細胞バンク(ハプロバンク)の情報をデータベースとして集約・管理する組織として Global Alliance for iPSC Therapies(GAiT)が結成されており,ハプロバンクの標準化と国際協調にあたっている(CiRA もオブザーバーとして参

加).一方で,海外からは cGMP 準拠とされる iPS 細胞[14]の提供が開始されたとのニュースも聞こえてきており,臨床用原材料細胞の供給元となるセルバンクについて,国際協調と国際競争が今後表裏一体をなして進行していくことを予感させる。これは再生医療・細胞治療業界全体にとっても言えることであろう。

CiRA では 2030 年までに達成を目指す 4 つの長期目標[15]を策定しており,その第 1 番目に「iPS 細胞ストックを柱とした再生医療の普及」を掲げている。目標達成までには,iPS 細胞ストックに関して本章で述べてきた話題―ドナーリクルート,製造・品質管理―それぞれで克服しなければならない課題がこれからも出てくるであろう。"再生医療の普及"のためには必定,最終製品(分化細胞)の品質確保への取り組みも必要であろうし,他機関からの大規模な製造・品質管理業務受託や現時点では対応していない GCTP 省令の規制下での iPS 細胞ストック構築も,将来的には求められるかも知れない。いずれにせよ,本書のテーマである「細胞加工物評価技術」がますます重みを増してくることは間違いない。iPS 細胞に関する 2010 年の調査資料[16]によれば"日本は品質管理(含技術開発)に関わる研究者層が欧米に比べて薄い懸念がある","米国,英国に見られるようなバンク機能と品質管理技術の開発機能が一体化した管理組織の必要性も含めて検討することが望まれる"とされている。CiRA 設立と時期を同じくして提起されたこの問いかけが,2030 年へ向けて解決されていくことに期待したい。

最後に,CiRA を含むアカデミアの得意とする世界最先端の研究が臨床応用や産業化に結実すること,再生医療・細胞治療の業界全体が国際協調と競争の荒波を乗り越えて,今後発展していくことの 2 つを願って,結びの言葉とさせていただきたい。

謝辞
本プロジェクト全体の指揮を執られる山中伸弥所長をはじめ,iPS 細胞ストックプロジェクトの推進を担当しておられる高須直子副所長ならびに医療応用推進室の皆様,本稿執筆にあたってご指導・ご助言くださいました藏永伊織副施設長,吉田信介特定研究員,建田幸子特定研究員ほか FiT 関係者,また,製造・品質管理の現場を日々支えてくださっているスタッフの方々に,この場をお借りして心より御礼申し上げます。

文　　献

1) Takahashi K *et al.*, *Cell*, **131**, 861 (2007)
2) 再生医療用 iPS 細胞ストックプロジェクト, http://www.cira.kyoto-u.ac.jp/j/research/stock.html
3) Okita K *et al.*, *Nat. Method*, **8**, 409 (2011)
4) 吉田信介ほか, 再生医療のための細胞製造ハンドブック, p.101, シーエムシー出版 (2015)
5) Nakagawa M *et al.*, *Sci Rep.*, **4**, 3594 (2014)
6) 文部科学省, 今後の幹細胞・再生医学研究の在り方について 改訂版, 平成 27 年 8 月,

http://www.lifescience.mext.go.jp/files/pdf/n1579_01.pdf
7) Okita K *et al.*, *Stem Cells*, **31**, 458 (2013)
8) ICH (International Conference on Harmonisation of Technical Requirements for Registration of Pharmaceuticals for Human Use) Q5A, Viral Safety Evaluation of Biotechnology Products Derived from Cell Lines of Human or Animal Origin (1999)
9) Bock *et al.*, *Cell*, **4**, 439 (2011)
10) 厚生労働省, 特定認定再生医療等委員会におけるヒト多能性幹細胞を用いる再生医療等提供計画の造腫瘍性評価の審査のポイント, 平成28年5月, http://www.mhlw.go.jp/file/05-Shingikai-10601000-Daijinkanboukouseikagakuka-Kouseikagakuka/0000125892.pdf
11) 独立行政法人医薬品医療機器総合機構, iPS細胞等をもとに製造される細胞組織加工製品の造腫瘍性に関する議論のまとめ, 平成25年8月, http://www.pmda.go.jp/files/000155505.pdf
12) Andrews P W *et al.*, *Regen. Med.*, **10** (**2 Suppl**), 1 (2015)
13) 佐藤陽治, 公益財団法人食品農医薬品安全性評価センター第23回学術講演会資料, 平成28年2月, https://www.anpyo.or.jp/images/pages/academic_lecture/23kouenkai/23-sato.pdf
14) Baghbaderani B A *et al.*, *Stem Cell Reports*, **5**, 647 (2015)
15) CiRAの新たな目標—2030年に向かって, http://www.cira.kyotou.ac.jp/j/about/director.html
16) 独立行政法人科学技術振興機構研究開発戦略センター, 国際調査比較報告書, 平成22年3月, http://www.jst.go.jp/crds/pdf/2009/GR/CRDS-FY2009-GR-03.pdf

再生医療・細胞治療のための
細胞加工物評価技術

2016年10月27日　第1刷発行

監　　修	佐藤陽治	（T1027）
発 行 者	辻　賢司	
発 行 所	株式会社シーエムシー出版	
	東京都千代田区神田錦町1-17-1	
	電話 03(3293)7066	
	大阪市中央区内平野町1-3-12	
	電話 06(4794)8234	
	http://www.cmcbooks.co.jp/	
編集担当	伊藤雅英／町田　博	

〔印刷　倉敷印刷株式会社〕　　　　　　　　　　Ⓒ Y. Sato, 2016

落丁・乱丁本はお取替えいたします。

本書の内容の一部あるいは全部を無断で複写（コピー）することは，法律で認められた場合を除き，著作者および出版社の権利の侵害になります。

ISBN978-4-7813-1185-2　C3047　¥74000E